for Co-medicals
コメディカルによる

バイタル異常・急変・ME機器での
アラームサインへのアプローチ

緊急治療を要する疾患の病態生理と薬物治療

小野寺 憲治 編集

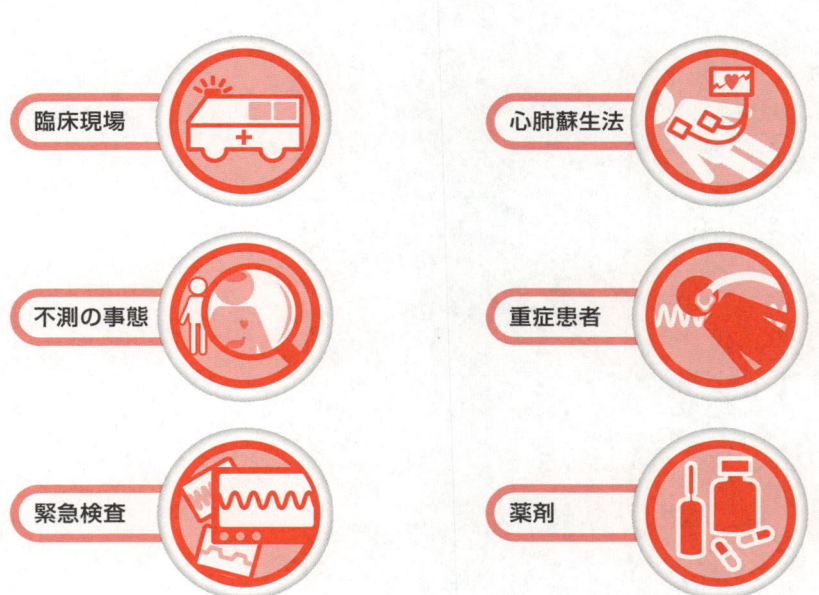

- 臨床現場
- 不測の事態
- 緊急検査
- 心肺蘇生法
- 重症患者
- 薬剤

薬事日報社

＜はじめに＞

－急変を始めとするパニックケースにおける
チーム医療の基本知識を身につけよう－

　最近の医療では，医師とコメディカル（薬剤師，看護師，臨床検査技師など）がチームを編成して対処しなければならないほどに医療技術が高度先端化してきている。チーム医療を円滑に実行させるためには，各チームのコメディカルが共通の目的意識とともに，医療知識と技術を修得していることが求められる。救命救急センター・ICU入室の疾患において，患者の身体からのバイタルサイン，ME機器の警戒音（臨床検査値の異常），患者が訴える臨床症状などさまざまに発信される「アラームサイン」を見逃してはならない。急変直後の処置の迅速さによって予後が大きく左右されるので，速やかな判断のうえ適切な処置を行うことが重要である。

　本書では，緊急に治療を要する疾患や急変時の症状に対して，いかに速やかに検査し，病態生理を理解し，疾病を鑑別する能力を身に付け，チーム医療を行うスタッフの一員として適切な治療に貢献出来るように，画像，写真を多用してわかりやすく解説したい。

　すなわち，看護師，臨床検査技師，薬剤師にそれぞれのパートナーの仕事を理解し，アラームがなったいざという時に対処できる能力の養成に役立つように，各執筆者の英知を結集した。特に，緊急を必要とされる疾病の病態生理とそれに用いる薬剤についての知識を網羅している。コメディカル（看護師，薬剤師，臨床検査技師など）の卒後研修用のためと，加えて，本書は6年制大学の薬学部の，医学概論，病態生理，臨床検査学，薬物治療学の講義用テキストとして意識して作られたものである。

平成22年4月4日

小野寺憲治

目　次

はじめに 3

第1章　コメディカルが知っておきたい臨床現場での基礎知識
　　　　−特に日本における救急医療の変遷と展望− 12
1.1　医の倫理について 12
1.2　救命救急ガイドラインの整備について 14
1.3　日本における救急医療システムの変遷について 14
1.4　システムの問題点 16
　　1.4.1　小児救急医療・耳鼻科救急医療・眼科救急医療・切断指の問題 16
　　1.4.2　患者の理解不足の問題 16
　　1.4.3　救急システムの施設による分類 17
　　1.4.4　ERドクター（ER専門医）の数が少ない 18
　　1.4.5　救急車による患者搬送の問題点 18
1.5　救命救急センター・ICU入室の疾患 20
1.6　ICU，CCU，NCUとは何か 20
1.7　急変および不測の事態（パニックケース）およびドクターコールの内容 21
1.8　コメディカルによる救急医療へのアプローチ
　　　−コメディカルの職能と救急医療への貢献方法について考えてみよう− 23
　　1.8.1　チーム医療におけるコメディカルの役割分担と環境作り 23
　　1.8.2　プレホスピタル、救急救命士の救急業務の高度化 23
　　1.8.3　臨床検査技師，診療放射線技師と緊急検査 24
　　1.8.4　看護師、救急看護師の展望 25
　　1.8.5　看護記録作りと家族への連絡 26
1.9　救命救急と薬剤師 26
　　1.9.1　手術室への薬剤師の進出 27
　　1.9.2　ファーマシューティカルケアの実践 27
　　1.9.3　中毒専門家としての薬剤師 28
　　1.9.4　災害との関わり 29
1.10　終わりに 29

話題　1）臨床工学技士とは 31
話題　2）呼吸療法認定士とは 32

第2章　コメディカルが知っておきたい病棟における不測の事態（急変）の予知とその対応 34

- 2.1　気になる症候，病状から診断する急変および不測の事態 34
- 2.2　顔貌から判断する急変 35
- 2.3　眼球運動と瞳孔の異常から判断する急変 35
- 2.4　寝姿や動作から判断する急変 36
- 2.5　胸痛から判断する疾患 37
- 2.6　頭痛から判断する疾患 38
- 2.7　腹痛から判断する疾患 38
- 2.8　悪心，嘔吐から判断する疾患 39
- 2.9　薬によってひき起こされる急変と予防対策 39
  - 2.9.1　入院時などに薬によって引き起こされる急変と対策 40
  - 2.9.2　抗生物質によるアナフィラキシーショック 40
  - 2.9.3　抗不整脈薬によるQT延長 41
  - 2.9.4　鎮痛薬（モルヒネ）による呼吸抑制 42
  - 2.9.5　睡眠薬・抗不安薬の投与によるベッドからの転落・転倒 42
  - 2.9.6　横紋筋融解症 43
  - 2.9.7　皮膚粘膜眼症候群（スチーブンス・ジョンソン症候群） 43
  - 2.9.8　糖尿病のシックデイに起こりやすい昏睡症状 44
- 2.10　医療情報のシステムに精通しよう 45
- 2.11　薬剤師によるリスクマネージメントと予防対策（プレアボイド活動） 45

第3章　緊急検査，バイタルサインの異常のチェックとME機器でのアラームサイン 52

- 3.1　急変時の検査の流れ 52
- 3.2　バイタルサインの異常のチェックとその測定 56
  - 3.2.1　意識のチェックポイント 57
  - 3.2.2　呼吸のチェックポイント 58
  - 3.2.3　脈拍のチェックポイント 59
  - 3.2.4　血圧のチェックポイント 60
  - 3.2.5　体温のチェックポイント 60

3.3　急変時によく使われる緊急検査とパニックバリュー 61
　　3.3.1　パニックバリューとは 61
　　3.3.2　急変時に利用される緊急検査 61
　　3.3.3　各疾患の急変時の検査 66
3.4　ME機器でのアラームサインとそのチェック 67
　　3.4.1　アラームに対する心構え 67
　　3.4.2　医療機器の警報装置（アラーム）に関するアンケートから考える 67
　　3.4.3　心電図モニタのアラーム 69
3.5　心電図・波形の読み方，見極め方，致死的不整脈とは 74
　　3.5.1　刺激伝導系 74
　　3.5.2　心電図の基本波形 75
　　3.5.3　心電図の測定方法 75
　　3.5.4　不整脈arrhythmia 76

話題　3）メタボリックシンドロームについて 79

第4章　急変時に必要とされる物品，器具および心肺蘇生法 84
4.1　ドクターカーの装備、ヘリの装備 84
4.2　急変時に必要とされる物品、器具 84
4.3　心肺機能停止とバイタルサイン 86
4.4　心肺蘇生法の概念 87
4.5　ガイドライン2000と国際コンセンサス2005 88
4.6　心肺蘇生に必要とされる手技 89
　　4.6.1　傷病者発見時の初期対応 89
　　4.6.2　Bystander CPR 89
　　4.6.3　除細動の適応とAED 93
4.7　1次救命処置から2次救命処置への移行 96
　　4.7.1　救命の連鎖 96
　　4.7.2　Primary ABCD survey 96
　　4.7.3　Secondly ABCD survey 97
　　4.7.4　国際コンセンサス2005に準じた成人の2次救命処置のアルゴリズム 98
　　4.7.5　感染防御の重要性 101

4.8　心臓ペーシングの適応 101
4.8.1　経胸壁ペーシングの設定 101
4.8.2　経胸壁ペーシングの注意 102
4.9　小児および乳児の心肺蘇生で留意すること 102
4.9.1　Phone Fast 102
4.9.2　徐呼吸と徐脈への早期対応 103
4.9.3　胸骨圧迫の深さと方法 103
4.9.4　胸骨圧迫と人工呼吸の比率 103
4.9.5　AEDと除細動に対する規制 103
4.9.6　2次救命処置 103

話題　4）胸骨圧迫のみのCPR（心肺蘇生法）
　　　　　－アメリカ心臓協会声明2008とオーストラリア蘇生協議会の対応－ 104

第5章　重症患者の全身管理の基本 108
5.1　呼吸管理 108
5.2　循環管理 108
5.2.1　循環管理のための指標 109
5.2.2　ショック時の薬物の使用 111
5.3　体液，電解質の管理の基本 112
5.3.1　輸液の基礎 112
5.3.2　輸液の実際 115
5.4　栄養管理 117
5.4.1　侵襲に対する生体反応と代謝変動 118
5.4.2　栄養評価 118
5.4.3　栄養法の選択 119
5.4.4　投与熱量と血糖値管理 119
5.4.5　蛋白・アミノ酸投与量 120
5.4.6　急性期における脂質投与 120
5.4.7　免疫栄養療法 121
5.5　血液浄化法について 122
5.6　輸血療法 130

5.7　院内感染対策 133
　　　　5.7.1　感染制御への取組み 133
　　　　5.7.2　感染からの防御方法 135
　　5.8　術前および術後の精神的ケアと留意点 136

話題　5）脳低温治療のための全身管理システム 140
話題　6）経口挿管された食道癌手術患者などにおける人工呼吸器関連肺炎 VAP：
　　　　 ventilator-associated pneumonia予防のための口腔ケアの有用性 143
話題　7）栄養サポートチームNSTの現状と展望、薬剤師の関与について 144
話題　8）感染制御専門薬剤師とその認定資格について 147

第6章　救急および重症患者の全身管理に用いる薬剤　. 150
　　6.1　緊急対応を要する循環病態とその薬物治療 150
　　　　6.1.1　心停止の補助治療とカテコールアミン 150
　　　　6.1.2　ショックに対する薬物治療 151
　　　　6.1.3　緊急を要する不整脈とその薬物治療 154
　　6.2　アテローム血栓症に対する薬物治療 156
　　　　6.2.1　狭心症に対する冠血管拡張薬 156
　　　　6.2.2　心筋梗塞および脳梗塞に対する血栓溶解薬 157
　　　　6.2.3　脳浮腫治療 158
　　　　6.2.4　脳保護療法 159
　　　　6.2.5　脳梗塞時の合併症対策（嚥下性肺炎治療薬） 159
　　6.3　呼吸困難を起こす疾患 160
　　　　6.3.1　急性肺塞栓症 160
　　　　6.3.2　肺水腫，ALI・ARDS 160
　　　　6.3.3　急性喘息発作治療 161
　　　　6.3.4　急性間質性肺炎（特発性間質性肺炎の急性型） 162
　　　　6.3.5　その他の呼吸興奮薬 163
　　6.4　電解質異常に対するアルカリ化薬，電解質補充 163

- 6.5 消化器系薬剤 164
  - 6.5.1 悪心・嘔吐・腹痛 164
  - 6.5.2 ストレス潰瘍 165
  - 6.5.3 急性膵炎 165
  - 6.5.4 急性肝不全 166
- 6.6 神経系薬剤（鎮痛薬を含む） 166
  - 6.6.1 疼痛 166
  - 6.6.2 発熱 167
  - 6.6.3 痙攣（けいれん） 167
  - 6.6.4 不穏・不眠・全身麻酔・精神異常 168
  - 6.6.5 その他（重症筋無力症の診断） 169
- 6.7 抗生物質 169
  - 6.7.1 よく使われる抗生物質 170
  - 6.7.2 MRSA対策 174
- 6.8 解毒薬 175
  - 6.8.1 有機リン剤中毒解毒薬 175
  - 6.8.2 シアン中毒解毒薬 176
  - 6.8.3 ベンゾジアゼピン受容体拮抗薬 176
- 6.9 その他の薬剤 177

話題　9）抗凝固薬あれこれ 179

付録　死の定義と判定 181

第1章

コメディカルが知っておきたい臨床現場での基礎知識
――特に日本における救急医療の変遷と展望――

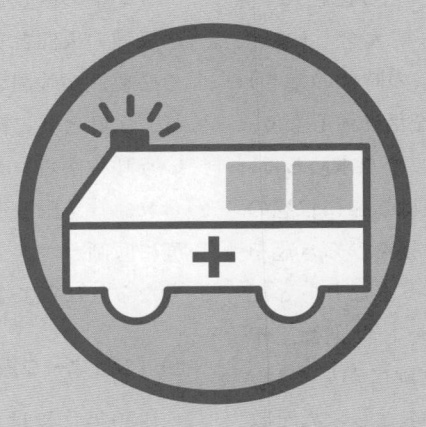

第1章 コメディカルが知っておきたい臨床現場での基礎知識
― 特に日本における救急医療の変遷と展望 ―

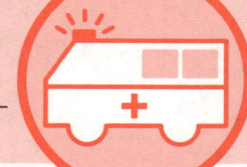

1.1 医の倫理について

a)「ヒポクラテスの誓い」と「医は仁術なり」

医の倫理に関しては，これまで西洋では古代ギリシアのヒポクラテス学派の考えが踏襲されてきていた。これは，人間愛と技術愛を基本とした医師の職業的倫理であり，「我が力，我が誠をもって患者のために尽くす」というヒポクラテスの言葉として伝えられている。この影響力の現れとして，欧米では医師資格を得た新人が医師による専門職の団体に加入する際に，この「ヒポクラテスの誓い」を宣誓する習わしがあった。

一方，東洋では伝統的に「医は仁術なり」とされてきた。広辞苑では「医は仁術なり」について，「医は，人命を救う博愛の道である」と説明されている。この「医は仁術なり」は，中国の明の時代における「古今医統大全」からの引用である。「古今医統大全」には，陸宜（りくぎ）公（唐の徳宗の時代の宰相）の言葉として，「医は以て人を活かす心なり。故に医は仁術という。疾ありて療を求めるは，唯に，焚溺水火に求めず。医はまさに仁慈の術に当るべし。すべからく髪をひらき冠を取りても行きて，これを救うべきなり」と記載されている。これらを敷衍した正徳三年（1713年）の貝原益軒の養生訓においては，「医は仁術なり。仁愛の心を本とし，人を救うを以て志とすべし。わが身の利養を専ら志すべからず。天地のうみそだて給える人を救い助け，萬民の生死をつかさどる術なれば，医を民の司命という，きわめて大事の職分なり」などと記載されている。

このように西洋と東洋に共通する医の倫理は，患者の立場に立脚した博愛の精神が基盤となっている。

b) 父権主義の台頭

医療は「ヒポクラテスの誓い」や「医は仁術なり」を継承する一方で，各時代背景により，家父長的思考（父権主義：paternalism パターナリズム）の影響を受けた。医術は専門職であるため，専門家である医師に任せる重要性が強調された一方で，親が子を思う気持ちで患者に尽くす姿勢が強調された。しかし，近年の医療技術の高度専門化に伴い，現在の医療体系では医師がすべての内容を賄うことは不可能である。さらに，リスクマネージメントの観点から，医師のみならず，多数の職種の人間とチームを形成し医療を遂行する必要性が強調されるようになった。現在では，医師と共に働く職種はパラメディカルという呼称からコメディカルという名称に改められ，救急医療をはじめとする急性期管理医療に医師とコメディカルによるチーム医療がもたらされるようになった。

c)「ジュネーブ宣言」と「医の国際倫理綱領」

1980年代には，カナダ医師会（1984年），ドイツ連邦医師会（1985年），フィンランド医師会（1988年）などの多数の世界医師会加盟国が，「医の倫理綱領」と「職業倫理規範」

を改めた。その際，各国の医師会は，1948年第2回世界医師会総会で規定された「ジュネーブ宣言」を参照し，その内容を踏襲した。「医の国際倫理綱領」は，(1) 医師は個人および社会に対して専門的行為について常に最高水準を維持するべきである，(2) 医師は利益を得るという動機に影響されずに職務を遂行しなければならない，(3) 医師は患者や同僚医師に誠実に接し，その権利を尊重すること，(4) 患者の秘密を守ることの4点を強調している。この4点のうち，「利益目的の否定」は，「守秘義務」と共に，「ヒポクラテスの誓い」や「医は仁術なり」と共通の考えである。

本邦においても同時期の1980年代に，上述の「医の倫理綱領」が社会に定着した。被護者として父権的に患者を捉えるのではなく，あくまでも医師と患者を対等の立場と捉え，患者の意思を尊重する立場に医師は立脚した。医師のこれまでのパターナリズムに基づく医療は見直されるようになった。

平成12年2月2日の日本医師会会員の倫理向上に関する検討委員会の答申「医の倫理綱領・医の倫理綱領注釈」においても，「医学および医療は，病める人の治療は当然のこととして，人びとの健康の維持もしくは増進を図ることを目的とし，医師は人類愛を基にすべての人に奉仕するものである」（前文）とされ，以下の綱領が掲げられた。

① 医師は，生涯学習の精神を保ち，つねに医学の知識と技術の習得に努めるとともに，その進歩と発展に尽くす。
② 医師は，この職業の尊厳と責任を自覚し，教養を深め，人格を高めるように心掛ける。
③ 医師は，医療を受ける人びとの人格を尊重し，やさしい心で接するとともに，医療内容についてよく説明し，信頼を得るように努める。
④ 医師は，互いに尊敬し，医療関係者と協力して医療に尽くす。
⑤ 医師は，医療の公共性を重んじ，医療を通じて社会の発展に尽くすとともに，法規範の遵守および法秩序の形成に努める。
⑥ 医師は，医業にあたって営利を目的としない。

これらのことは，医師とともに，チーム医療に参与するコメディカルの使命である。この倫理綱領前文，あるいは第3項の「医師は医療を受ける人びとの人格を尊重し，やさしい心で接するとともに，医療内容についてよく説明し，信頼を得るように努める」，第6項の「医師は医業にあたって営利を目的としない」には，「医は仁術なり」の言葉は使われていないものの，「医は仁術なり」の精神が脈々として継受されている。コメディカルも，「医は仁術なり」を心得，絶えず上述の目標に向けて努力する必要がある。

d) インフォームド・コンセントについて

インフォームド・コンセント（informed consent）とは，情報提供による同意であり，医師が患者に対して，治療内容と意義，危険性や，その後の推移や治療費用などについて，分かりやすく十分に説明し，患者から治療の同意を得ることをいう。インフォームド・コンセントの概念は米国から本邦に導入され，1990年には日本医師会の「生命倫理懇談会」でもその重要性が承認されている。その後，1997年の医療法の改正に際しては，医療法上の医師の努力義務としてインフォームド・コンセントが明記され，患者の自己決定権とインフォームド・コンセントの尊重の概念が本邦においても定着するようになった。

現在の医療技術の進歩により，人工臓器に

よる延命が可能となったことは，救急医療におけるインフォームド・コンセントを複雑にさせている。気管挿管，人工呼吸，経皮的心肺補助装置，持続濾過透析，人工膵臓など，さまざまな補助臓器が臨床導入される過程で，その導入や離脱に対してのインフォームド・コンセントが必要とされる。しかし，患者救命の急性期には，このようなインフォームド・コンセントを得ることができない場合も多く，まず救命の方が急がれる場合も多いのが実状である。

このように，現代の医療における問題点は，救急医療に集中していることが多く，医療従事者としてそのシステムとその問題点について考えておく必要がある。

1.2 救命救急ガイドラインの整備について

救急医療では，システムの最適化がきわめて大きな効果をもたらす。患者の重症度に加えて，処置までの緊急性の評価が，救急医療には最も要求される。このような緊急性の評価と実践の必要性に基づき，プレホスピタルケア（傷病発生から病院搬送までの間に行う処置）の高度化，基本的診療や教育プログラムの標準化，初期臨床研修改革などが強調されるようになっている。

2006年6月下旬に，一般市民向けの救命救急ガイドラインが発行された。この2006年ガイドラインは，一般市民が行う心肺蘇生法（CPR：cardiopulmonary resuscitation）において，これまでのものとの大きな変更点が存在する。すなわち，迅速な通報と心臓マッサージのみを行うだけでもよいと簡易化された。このような変更はこれからも常に行われると考えられ，コメディカルは新しい良きものを取り入れるよう，自己学習を継続する必要がある。

プレホスピタルで行われる1次救命処置は，心肺蘇生法の基本であり，何の器具や道具を用いずに行うことができるという特徴がある。その目的とするところは，呼吸および循環停止または機能不全をできるだけ早期に認識し，呼吸停止患者では緊急の人工呼吸を，心停止患者では心肺蘇生法を行うことにある。救命のための人工呼吸や心肺蘇生法を行う最大の目的は，脳に十分な酸素を送ることにある。素早い一次救命処置を早期に開始することが傷病者の社会復帰への鍵となる。

一方，2003年には，ハチ刺傷によるアナフィラキシーショック症状を緩和するための自己注射器「エピペン注射液0.3mg」が，市民レベルでも主治医の処方により入手できるようになった。主成分はアドレナリンであり，アナフィラキシーの徴候や症状を感じたときに速やかに大腿部へ自己注射すると，ショックや気道浮腫などの症状を軽減させる効果がある。2004年7月には更に，一般市民に自動体外式除細動器（AED：automated external defibrillator）の使用が許可され，市民の集う公共施設，学校などに広くAEDが設置されるようになった。このような，一般市民によるAEDの使用が認められたことにより，救命救急に関する医療技術が，プレホスピタル・ケアの現場に広がりつつある。これを「広く」かつ「正しく」普及させるには，医師のみならず，コメディカルの力が必要となる。

1.3 日本における救急医療システムの変遷について

現在の，わが国の救急システムは，重症度に応じて1次・2次・3次の救急患者を対象とする救急医療施設と，これら医療機関と救急

第1章 コメディカルが知っておきたい救急の基礎知識

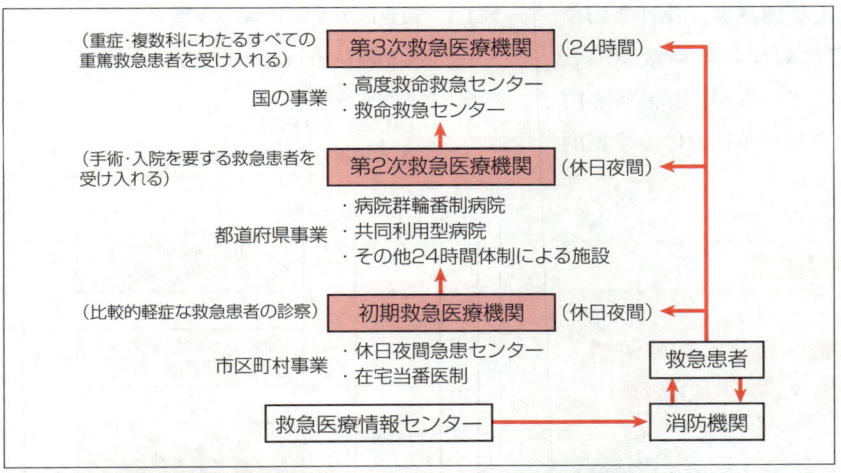

図1.1 我が国の救急医療体制図（平成10年6月1日厚生省健康政策局）
初期救急医療機関：外来診療によって救急患者の医療を担当する医療機関であり，救急医療に携わることを表明する医療機関。
2次救急医療機関：入院治療を必要とする重症救急患者の医療を担当する医療機関。24時間体制で救急患者に必要な検査，治療ができること（病院群輪番制病院は当番日においてその体制を有すること），救急患者のために優先的に使用できる病床または専用病床を有することなどが要件。
3次救急医療機関：2次救急医療機関では対応できない複数の診療科領域にわたる重篤な救急患者に対し，高度な医療を総合的に提供する医療機関。救命救急センターと呼ぶ。重篤な救急患者を，常に必ず受け入れることができる診療体制をとること，集中治療室（ICU，CCU）を備え，24時間体制で重篤な患者に対し高度な治療が可能なことなどが要件。

現場，消防組織を結ぶ救急医療情報センターの設置が，急速に進んでいる。この体制を重症者転送システムと呼ぶ（**図1.1**）。

○1次救急医療：外来で対応し帰宅できる患者を対象とし，緊急度と重症度をトリアージ（仕分け）し，主に軽症に対応する救急医療
○2次救急医療：入院による経過観察と治療の追加を必要とし，中等症に対応する救急医療
○3次救急医療：重症度のみならず緊急性を要する重症病態に対応し，集中治療機能を持つ高度救命救急医療

救急自動車を利用した救急医療システムは，1963年（昭和38年）に，急増する交通外傷に対応する目的で，消防法の改正により，全国市町村の消防単位による救急搬送業務として開始された。1960年代に外傷患者ケアを担当する救急病院の整備が必要になった背景には，マイカーの急激な増加や高速道路の発達に伴う交通事故件数の増加が挙げられる。

なお，現在でも急性アルコール中毒患者をはじめとする夜間や休日の救急患者の「たらいまわし」事例が頻発し，救急医療システムはなお社会問題として残存している。

1960〜70年代には，外科診療を中心とした2次救急病院が数多く開設されたが，その多くは私的な救急病院だった。これらの救急医療システムを整備すると共に，外傷学，蘇生学などの急性期生体侵襲学の発展を目的として，1973年に日本救急医学会が設立された。

現在は，多発外傷，広範囲熱傷，急性薬物中毒，重症感染症などに対する救命救急センターが全国に整備されているが，救急科専門医は未だ少なく，世界レベルにおける学術的発展も低い。

1.4 システムの問題点

1.4.1 小児救急医療・耳鼻科救急医療・眼科救急医療・切断指の問題

外傷に対する救急医療が1960年代に稼動し始めたことに比較して，急性心筋梗塞などの心血管系患者，小児や眼科・耳鼻科領域の救急患者に対する救急医療システムの整備は遅れていた。近年，高齢化や生活習慣の欧米化により，アテローム性疾患である心筋梗塞や脳卒中の罹患率が増加している。循環器領域は，循環器内科医を中心として，急性期冠不全症候群の受け入れシステムを整え始めており，冠動脈疾患治療部（CCU：coronary care unit）を整備する循環器系2次救急医療機関が増えてきている。これに比較して，小児科医の不足に伴う小児救急医療の限界，耳鼻科や眼科領域の夜間診療不足，切断指受け入れ病院の希少状態が，2000年代後半の問題点として残存している。

1.4.2 患者の理解不足の問題

患者によっては自分が軽症なのか重症なのかの判断ができないため，とりあえず救急車を呼ぶという問題が残存している。歯が折れたというだけで，救急車を要請する患者も多い。夜間急病センターのように，1次救急医療として24時間体制で地域に根付き，1次，2次，3次をトリアージする医療機関は各地域に必要とされるものの，必ずしもすべての地

表1.1 救急医療システムの分類

1. 集中治療型（critical care型）
2. 救急初期治療型
   ・ER型またはED型
   ・各科相乗り型

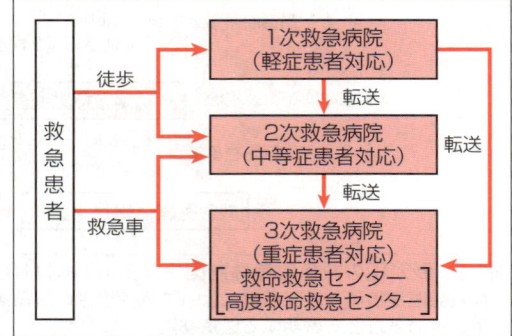

図1.2 集中治療型システム（従来のシステム）
集中治療型救急システムでは，1次救急病院が軽症患者対応，2次が中等症患者，3次が重症患者に対応する。施設により対応する患者が異なり，1次救急病院に2次や3次の患者が来院したなどの場合には，2次や3次の施設に転送（紹介）するのが原則である。しかし，軽症にみえるが実は重症というケースを正確に診断しにくいことや，そのためにたとえば重症と確定されない患者は高次施設が必ずしも引き受けてくれないなどの問題点がある。
（日本救急医学会ER検討特別委員会ホームページより）

域に整備されていない。1次，2次，3次をすべて賄おうとする本邦の医療機関では，十分な医師の確保が必要となってくるが，労働基準に違反する医師の過剰労働が問題となっている。また，研修医に任される業務内容が多くなることにより，医療事故につながる危険性も指摘されている。地域の基幹病院は2次，3次救急医療と同時に，1次救急医療をまかなう場合が多いものの，その体制は一部の医師の献身により支えられているのが実状である。119番救急指令センターにおける救急患者受入コーディネーターの設置も必要であり，2008年より47都道府県に約7億円の厚生労働省予算が計上されているが，電話による医師の救急車要請評価機構は発展途上にあ

第1章　コメディカルが知っておきたい救急の基礎知識

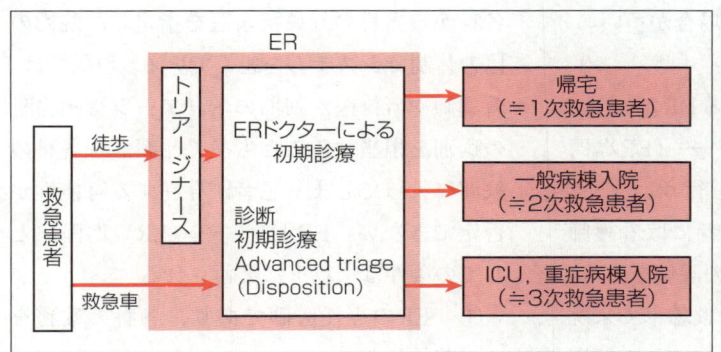

図1.3　ER型救急システム
ERで働くERドクターは，すべての科の初期診療（診断・初期治療・帰宅か入院かの判断等）を行う。徒歩で来院の患者にはまずトリアージナースが対応する。救急車で来院の患者は，すぐにERドクターの診療を受けることになる。救急科専門医は初期診療後，入院が必要な患者はすべて各担当科に振り分け，入院後の治療や手術には基本的には関与しない。
（日本救急医学会ER検討特別委員会ホームページより）

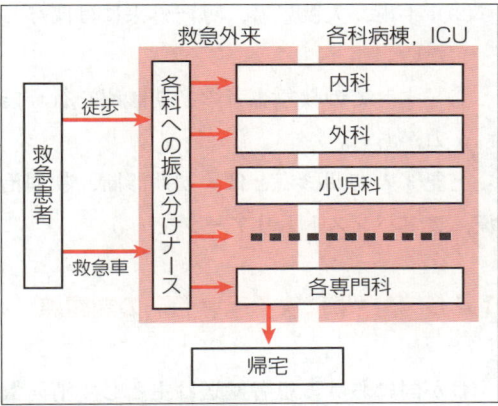

図1.4　各科相乗り型救急システム
各科相乗り型救急システムの特徴は，最初に救急外来で患者に対応した者（看護師，研修医など）が，その患者を各担当科（担当医）に振り分けるところから始まることである。このシステムにおける各科の救急担当医は，自分の専門科の救急患者のみに対応する。この点が，すべての救急患者の初期診療に対応できるERドクターを有するER型との違いである。
（日本救急医学会ER検討特別委員会ホームページより）

る。以上において，コメディカルのさらなる参与が期待される。

1.4.3　救急システムの施設による分類

本邦の救急システムは，施設によって大きく分けると「集中治療型（critical care型）」と「救急初期診療型」の2つに分けられる。さらに，「救急初期診療型」は，「ER型またはED型（ER：emergency room or ED：emergency department」と「各科相乗り型」の2つに分けることができる（**表1.1**）。

- 「集中治療型（critical care型）」は，主に重症患者（3次救急患者）の緊急治療を目的として発展したものであり，従来の日本の救急医療システム（**図1.2**）における1次〜3次救急医療の仕組みを考えるとわかりやすい。このシステムにおける3次救急病院の役割は，救急初期診療におけるトリアージではなく，重症患者の診療に集中する点にある。3次救急病院が対応する救急患者は全救急患者の5％以下であるが，ここがまさに救命医療の基幹病院として位置付けされている。
- 「ER型」（**図1.3**）は，北米のERで行われている救急外来システムを踏襲しているため，ER型と呼ばれる。基本的にすべての救急患者に対応する救急初期診療型といえる。救急科専門医により，すべての科の初期診療を行い，緊急度と重症度にあわせて入院先を決定する診療とトリアージを目的とした外来である。
- 「各科相乗り型」（**図1.4**）は，わが国の1次，2次救急医療施設で比較的多くみられる救急医療体制である。救急科専門医に加えて，単科専門医が自分たちの科の救急初期診療

から病棟治療までを担当する場合が多い。

すべての救急患者に対応するER型では，基本的に，ERで働くERドクター（ER専門医）がすべての科の初期診療を行う。また，歩いて来院されるwalk inの患者には看護師がトリアージ対応をし，緊急性の評価をする。緊急性があると判断されれば，救急車で来院の患者と同様に，緊急にERドクターの診療を受けることになる。ERドクターは初期診療後，入院が必要な患者を各診療科に振り分け，入院後の治療や手術などには関与しないことが多い。ERドクターが行う救急初期診療の中心は，診断，初期治療，アドバンストトリアージ（advanced triage/disposition）にある。このアドバンストトリアージとは，救急患者の方向性の診断であり，帰宅させるのか入院させるのか，入院が必要であるならば，どの科にどの時点で委託するかの決定をさす。

一方，各科相乗り型救急システムは，1か所の施設で各科の救急担当医を集めて救急患者に対応するシステムである。各施設で対応可能な科の救急患者を受け入れることになる。患者入院の際には，救急外来で担当した主科がそのまま入院後の担当となる。この型は前述した「ER型」と異なり，救急外来では全救急患者を横断的に初期診療するシステムにはなっていない。本邦の現状の救急医療システムは，この各科相乗り型が最も多く，未だ，整備途上の段階にある。

1.4.4 ERドクター（ER専門医）の数が少ない

日本では，ERドクター（ER専門医）の養成はこれからの課題である。「各科相乗り型」では現状としてERドクターが不在であり，各科から当日の救急担当医を指定し，院内の協力体制でシステムを組んでいる。現状では，看護師や研修医が初期のトリアージや担当科の選別を担当することも多く，誤診や各科の狭間に入ってしまう患者が存在する可能性が否定できない。ERドクター（ER専門医）としての条件は，以下に集約される。

① ERの専任医師であり，各科の業務を兼任しない。
② 手術，入院患者，専門外来には関与しない。
③ すべての救急患者の初期診療を行う能力がある。

上記③の初期診療とは，初期診断，初期治療，アドバンストトリアージをいう。

1.4.5 救急車による患者搬送の問題点

わが国における患者搬送は主として消防機関が救急車を運用して実施している。1986年には，救急業務の対象範囲と患者が医師の管理下に置かれるまでの応急処置が明文化された（消防法第2条9項および同法施行令第42条）。現場から病院搬入までの病院前救急医療は，医師や看護師の存在しない医療空白状態である。従来，病院にたどり着くまでに病態が急変したら助からないと考えられており，救急救命士では病院到着まで状態を安定させうる手段がない。しかし，医師や看護師が搬送過程で救命士とドッキングできれば，preventable cardiac deathを回避できる可能性がある。

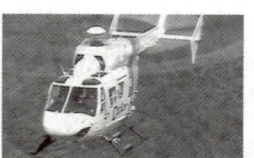

●ドクターヘリ

表1.2 救急患者1万例の主な症状上位60

発熱	1,895	性器出血	77	腹部不快感	38	胸部圧迫感	16	粗景部腫瘤	10
腹痛	849	咽頭痛	64	四肢痛	35	血尿	15	耳漏	10
発疹	333	胸痛	64	嘔気	34	血便	15	鼻汁	10
呼吸困難	274	疲労	60	掻痒感	29	嗄声	15	乳房痛	9
嘔吐	272	動悸	56	不整脈	25	鼻出血	15	食欲不振	8
下痢	232	胸部不快感	52	臀部痛	24	ショック	13	精神異常	8
咳嗽	215	喘鳴	51	歯痛	23	腹部膨満	13	不眠	7
意識障害	195	咽頭部不快感	51	下血	20	胸内苦悶	13	悪寒	7
頭痛	144	四肢運動障害	45	尿閉	20	乏尿	10	陰部痛	7
けいれん	124	吐血	41	排尿痛	18	頻脈	10	頸部腫瘤	6
腰痛	86	めまい	40	失神	17	喀血	10	黄疸	6
耳痛	82	四肢のしびれ	40	頻尿	16	陰茎痛	10	いらいら感	6

(川崎医科大学救急部)

　近年，救急医や看護師が現場へ向かう手段として，ドクターカーやドクターヘリ事業が活発化している。2004年の時点で全国7箇所の救命救急センターに病院常駐型ドクターヘリが配備され，その他の地域でも消防防災ヘリを使ったピックアップ型ドクターヘリの運用が徐々に増えている。ドクターヘリは，救急専用の医療機器を装備し，救急医療の専門医師と看護師が搭乗した救急医療専門のヘリコプターである。消防機関等からの出動要請により救急現場に向かったドクターヘリは，現地から救命救急センターに患者を搬送。この間に患者の救命救急医療を行うことができる。救急の専門医師や看護師が搭乗したヘリが現場で治療を開始することで，救命率の向上が図られるほか，へき地における救急医療体制の補充，災害時の医療救護活動の充実が可能となる。

　ドクターヘリは毎日の運航を予定するものの，有視界飛行での運航のため，出動時間は午前8時30分から日没前30分までとなっており，さらに，悪天候で視界不良の場合には，この時間内であっても飛行できない拘束がある。ドクターヘリの出動要請には，以下の4つが対象と考えられる。

① 生命の危険が切迫しているか，そのような可能性がある内因性および外因性患者。
② 重症熱傷・多発外傷・四肢切断等の特殊救急疾患の患者。
③ 救急現場で緊急処置に医師を必要とする場合。
④ 長時間の搬送が予想される重症患者。

　ドクターヘリ事業は，2008（平成20）年1月22日までに累計12都道府県13機で事業が実施されており，平成19年6月27日には，ドクターヘリの全国的配備を目的とする議員立法も可決されている。半径50kmレベルをカバーするドクターヘリ事業により，救急隊と3次救急医療機関を直接的かつ広域的に結びつけることが可能である。この方式が全国的規模で展開されることが望まれるが，運営費として1ヶ所あたり年間約1億7000万円の維持費用が必要であり，国とともに各都道府県の予算配分が見直される必要がある。

1.5　救命救急センター・ICU入室の疾患

　救急患者1万例の症状の上位は発熱，腹痛，発疹，呼吸困難などさまざまである（**表1.2**）。それら救急車でかけつけた患者や入院中の急変の中で，最も重篤なものが，心肺停止（CPA）である。

　心肺停止に至りやすい救命救急センター・ICU入室の主な疾患としては，①心疾患：心不全，心筋梗塞，狭心症，致死的不整脈，心タンポナーデ，解離性動脈瘤破裂，②脳疾患：くも膜下出血，脳内出血，脳梗塞，脳炎，髄膜炎，③呼吸器疾患：呼吸不全，肺炎，重積性気管支喘息発作，肺塞栓，緊張性気胸，④代謝疾患：糖尿病性昏睡，低血糖発作，肝性昏睡，⑤腎機能障害，腎不全，脱水，電解質異常，高K血症があり，⑥腹膜炎，腸閉塞，食道静脈瘤破裂，胃，十二指腸潰瘍（大量出血）——などであり，外傷によるものでは，多発骨折，熱傷，硬膜外血腫，硬膜下血腫，緊張性気胸，肺挫傷，気管支断裂，脾破裂，肝破裂，腸間膜動脈断裂などがある。その他に，急性薬物中毒，溺水，熱射病，低体温などがある。心肺機能停止状態では，患者の転倒直前の動作の観察が重要である。すなわち，心筋梗塞であれば突然の胸部絞扼感や左肩痛，くも膜下出血であれば激しい頭痛などである。状態の急変時には，患者の主訴を素早く評価し，急変をいち早く見つけ出すことが必要である。

　患者の急変時に，まず最初に確認（診断）すべきは，バイタルサインである。とりわけ，①意識，②呼吸，③脈拍，④血圧，⑤体温の異常を察知することが必要である。次に大事なのは，症状に応じた対応の仕方を学ぶことであり，(1) 外科的治療を優先するのか，(2) 薬物治療を行うかの選別である。状況に応じて，障害の程度と緊急性を判断した適切な処置が行われなければならない。

1.6　ICU，CCU，NICUとは何か

　集中治療部（ICU）は，内科系，外科系を問わず，一般病棟では救命困難な重症患者を全身管理目的で入室させる。一般病棟での治療環境とは異なり，さまざまなモニターや生命補助手段を駆使した，(1) 呼吸管理，(2) 循環管理，(3) 腎保護管理，(4) 体液・栄養管理が施行され，原疾患の治療と共に全身性炎症を軽減するための高度医療が行われる。すなわち，各科の協力による集学的治療の実施と人工呼吸器や持続心電図モニターなどをはじめとするさまざまな装置を使用した昼夜の区別ない管理と看護が，ICUでは行われる。対象疾患は，急性呼吸不全，循環不全，重傷熱傷，多発外傷，大手術後における全身性炎症反応症候群と多臓器不全患者MOF（multiple organ failure）などである。その収容患者は，外科系ICUであれば大手術後や重篤な合併症を有する術後患者であり，内科系ICUであれば内科疾患の急性増悪や救急搬入症例が含まれる。多臓器不全とは，主要臓器がほぼ同時に機能不全に陥る病態であり，多くの場合，初期病態に加えて感染症による全身性炎症が増悪因子として働いている。近年は，これら従来の患者管理に加え，生体からの肝臓移植後・肺移植後，あるいは移植を前提とした患者の全身管理といった移植関連患者を管理するICU施設も多い。通常の多臓器不全患者に比べ，移植後の患者では，免疫力の低下に伴う感染症合併のリスクが高まる。

　ICUの入室患者は，その生体ストレスに合わせた適切な鎮静を行うため，看護師が，ケアープランを立案し，清拭・歯磨き・洗髪などの清潔援助を施行している。このような

ICU滞在中の患者さんや御家族の精神的サポート，身体的ケアや設備の充実（バイオクリーンルームの拡充）が重要視されている。

また，新生児特定集中治療室（NICU：neonatal intensive care unit）は，超低出生体重児，低出生体重児や疾患のある新生児を集中管理する部門である。新生児特定集中治療室の施設基準として，常時医師が治療室内に勤務しており，当直は他病棟との兼任でないことや，患者数に対しての床面積，バイオクリーンルームであることなどが求められている。このため，新生児特定集中治療室を有する病院では，産科や小児科からは独立した新生児科（または未熟児科）という診療科として起動していることが多い。

さらに，冠動脈疾患治療部（CCU：coronary care unit）とは冠動脈疾患を中心に治療にあたる場所である。急性冠症候群では1時間以内に治療にあたることが可能なシステムが必要である。このような施設も，地域の基幹病院に設置されるようになってきている。

1.7 急変および不測の事態（パニックケース）およびドクターコールの内容

救急医療は，急の病気，突発的な事故や自然災害などにより，緊急にしかも適切な処置を施さないと，症状の悪化と生命の危険が及ぶ傷病者に対する医療を指す。一方，急変および不測の事態とは，慢性疾患などで加療中に，臨床の経過の予想が大きく外れ，バイタルサイン（脈拍，呼吸，体温，血圧，意識といった生命の基本的な情報）の変化を伴う生命の危機状態を指す。

救急医療制度の分野でも，医師が患者のケアを単独で行うのではなく，医療関連諸職種が，役割を分担して当たるチーム医療を行うことが推奨されている。この医療チーム内で，看護師は，救命処置による患者の生命維持を支援し，バイタルサインのモニタリングと継続観察を行い，気になる症状，症候から急変のまえぶれを察知し，医師を始めとするチームへの情報提供，患者および家族への精神面のケアとサポートなど多岐にわたる業務を担う。また，臨床検査技師は，患者の臨床検査を行う。臨床検査は，検体検査と生理機能検査に大別される。いずれの場合も，検査結果がタイムリーに医者に報告されないと，不幸な出来事が起こる場合がある。それゆえ，各病院では，一定の異常値を特定の検査項目にあらかじめ設定しておき，緊急事態に備える体制をとっている。たとえば，獨協医大の越谷病院では，検査を行い，異常な値が検出されたらただちに院内コールで検査依頼医を呼び出し直接報告することを原則としている。もし，連絡が取れない場合は同じ診療科の医師に報告する体制をとっているという。

臨床検査において，得られた検査結果が正常なのか異常かを判定するには，いくつかの基準があり，基準値をはるかに超え，緊急処置をとらなければならないほどの重篤な状態を示す検査値をパニックバリューといい，ただちに治療処置の必要な値である。たとえばASTが5,000U/Lを超えたような場合には，劇症肝炎で死亡する危険性が高い。また，生理機能検査は，患者と直接対面して行うために，さまざまな事態に遭遇する。すなわち，患者の病態の急変による身体の異常，痙攣，ひきつけなど，さらに検査所見が悪く，直ちに治療や投薬が必要となるケースなどである。患者にとって不利益が生じる不測の事態を，〆谷はパニックケースと呼んでいるが，まだ一般的ではない。この不測の事態には患者の病気が急変を起こした場合や緊急に治療が必要な検査所見が得られた場合，機器類の

トラブル（輸液ポンプが正常に動作しなかったりしてアラームがなるような状態）や検査技師の過失によるトラブル，患者からの苦情を処理する場合などが含められている。各病院によって，パニックケース時の検査技師の対応マニュアルが整備されている。いずれの検査においても，パニックバリューが得られた場合は，医師を始めとするチームへの状況伝達を迅速，確実に行う必要がある。

ところで，薬剤師は薬の専門家として，適切な薬物治療ができるようなファーマシューティカル・ケアを実践することと，薬によって急変が起こる可能性があるので，その予防と対策を練っておくことが必要である。また，薬・毒物中毒，副作用などのリスクに対するマネージメントも行い（第2章参照），医師にアドバイスすることを始めとして，そのチームのための指導・研修などの環境作りを行うべきである。このようなチーム内の連携によりよい医療行為が行われるのである。

医師，看護師以外のコメディカルが，患者の急変に遭遇したならば，まず，当然のこととして，医師（ドクターコール）や看護師に緊急連絡をする。また，転倒事故など患者の身体に関わる医療事故も緊急コールの対象となる。その際には，①患者背景（氏名，年齢，疾患等），②事実（急変の内容），③経過（時間経過とバイタルサインの変動など），④現状（対処の内容，現在の状態）——などを的確に伝える必要がある。

一方，ドクターコール後には，患者の状態を観察する。まず，医師，看護師が来るまでに確認すべきは，バイタルサインである（第2章参照）。とりわけ，①意識，②呼吸，③脈拍，④血圧，⑤体温の異常——を察知することである。また本人，家族などから急変時の状況などを聞き（問診），重篤度を判断する。疾患には特有な症状・徴候，前ぶれがあるので，心電計やX線装置がなくても，おおよその病名診断ができるよう自分を訓練しておく必要がある。また，頭部の損傷がない場合には，処置や全身の観察が行いやすいように患者の体位を仰臥位にする。もし，心肺停止に至ったらただちに心肺蘇生，応急手当を行い，医師らに引き継ぎ，それまでの経過を報告する。医師，看護師が来たら，これら知りえた患者情報をもれなく伝達する。

医師，看護師であれば，患者の表情，胸郭の動き，体位を観察（視診）し，状況に応じた，障害の程度を判断した適切な処置を行うべきである。すなわち，(1) 外科的治療を優先するのか，(2) 薬物治療を行うかの選別が行われるべきである。

いずれにしても，医師を中心として緊急あるいは急変の状況を予測して，その時点でで

> **MEMO**
>
> **ASTとALT**：これまでGOT（グルタミン酸オキザロ酢酸トランスアミナーゼ），GPT（グルタミン酸ピルビン酸トランスアミナーゼ）と呼ばれていた酵素名称が，国際生化学連合会（IUB）命名委員会の勧告（1978年）により，日本でもAST（アスパラギン酸アミノトランスフェラーゼ），ALT（アラニンアミノトランスフェラーゼ）という標準化名称で呼ばれるようになった。AST（GOT）とALT（GPT）は，共にアミノ酸の合成に必要な酵素で，臓器に障害が起きて細胞が壊れると，その細胞に含まれていた酵素として血液中に流出する（逸脱酵素）。そのため，酵素であるASTやALTの血中濃度を測定することにより，臓器での炎症や障害の指標となる。ASTは，肝，心筋，筋に含まれており，AST＞ALTで上昇するのは，劇症肝炎，早期急性肝炎，自己免疫性肝炎，肝硬変，肝癌，うっ血肝，アルコール性肝障害，心筋梗塞，骨格筋疾患，溶血性疾患などである。一方，ALTはASTより肝臓特異的で，ALT＞ASTとなるのは，急性肝炎，慢性肝炎，脂肪肝，甲状腺疾患などである。

表1.3 急変時の体制づくりのポイント

- 普段から急変対応に必要な知識や心肺蘇生技術を習得しておく。
- 急変が起きた場合の医療スタッフや患者との連絡体制を整備・認識する。
- 急変事例のフィードバックを行い，情報や経験の共有化を図る。
- 突然の急変でパニックにならないためにイメージトレーニングを積んでおく。

きる最も確実で簡単な方法を使って，診断・応急手当ができるよう訓練されていなければならない（表1.3）。加えて，薬剤師やコメディカルは，従来型思考によるそれぞれの「職能」の枠組みにこだわらず，救急救命医療の現在および将来において何をすべきか，何ができるか考えるべき時期がきているのである。

1.8 コメディカルによる救急医療へのアプローチ
コメディカルの職能と救急医療への貢献方法について考えてみよう

1.8.1 チーム医療におけるコメディカルの役割分担と環境作り

救急医療や急変対応の場合，外傷性の救急患者であれ疾病の救急患者であれ，各専門医間の連携とコメディカルとのチームワークが大切であり，協調して，それぞれの役割を実践することが重要となる。医師は，当然ながら，突然の患者搬入に対して，患者の意識不鮮明，乏しい患者情報下というような悪条件の中で，すばやい判断と的確な処置技術が要求される。生命を確保すること，生理的機能を正常範囲に維持すること，苦痛の軽減が，治療上優先される点である。

救急外来での初期判断と初期治療を担当する救急医は，日進月歩で発展する各科専門的知識の習得を絶えず極めなければならないのは当然である。しかも，患者側は，正しい病態把握と適正な初期治療が行われ，時期を失せず専門医（外傷外科医は救急医ではなく一専門医である）が常時バックアップの役目を果たしている最善の治療に引き継がれることを望んでいるのである。

患者の急変に遭遇した場合は，「今，何を最優先すべきか」を判断し，手際よく迅速に行動することが求められる。原則として，第一発見者は患者のそばを離れずに応援を呼び，応援がくるまで一次救命処置を行う。逆に，自分が第一発見者ではなく応援に駆けつける立場なら，救急カートや除細動器，心電図モニタなどを手分けして患者のところへ持ってゆく必要がある。そのために，これらの救命に必要な物品の配置を把握すると共にそれら器具の定期点検も必要である。

1.8.2 プレホスピタル，救急救命士の救急業務の高度化

救急救命士法が，平成3年（1991年）公布され，プレホスピタルケア体制の整備向上が図られた。「救命の連鎖」に象徴されるように，救急医療は患者が病院に到着する前からすでに始まっている。

平成15年4月からあらかじめ与えられた包括的指示に従って救急救命士が心肺機能停止傷病者に除細動を行うこと（いわゆる指示なし除細動）が実施されたのをはじめとして，救急救命士による救急業務の高度化がやつぎばやに進められつつある。救急救命士による気管挿管は，平成16年7月から医師の管理体

制のもとで，必要な講習・実習の修了など，諸条件を満たした救急救命士が気管挿管によって気道を確保できるようになった。ただし，原則として成人の心肺機能停止状態および呼吸機能停止状態の傷病者を対象とし，バッグ・バルブ・マスク換気では不十分な場合に限られている。気管挿管には医師の具体的指示が必要であり，その詳細な業務プロトコールが示されている。ついで，平成18年4月から医師の管理の下で，救急救命士による薬剤の投与が始まった。それゆえ，救急救命士の行う医療行為あるいは医療的判断については，通信による直接的な指示・助言による，気道確保，除細動器の使用に加えて，1剤ではあるが，アドレナリンの投与が認められるようになった。また，教育・研修・検証を含めた間接的サポートを組み合わせてその質を担保する新たな仕組み，すなわちメディカル・コントロール体制が，2003年から全国的に稼働し始めた。

救急隊員の本来の仕事は，急病患者をすばやく収容先病院に運ぶことである。この際，搬送先をどのように選択するのがよいのか，標準的な選択基準もなく，救急病院の情報が市民や消防に公開されていないので判断に難渋する。緊急性の高い心血管系救急患者や小児や内科を含む疾病救急患者に対する判断は，外傷のトリアージでは対応できなくなり，初期，2次，3次の機能分類では整合性がつかなくなってきている。疾病救急患者は，一見バイタルが安定しているように見えても，急変するのが問題となる。このような救急現場での，傷病者の判断，処置，病院選定を救急隊員に任せた救急体制に問題が指摘されている。

1.8.3 臨床検査技師，診療放射線技師と緊急検査

救急患者が搬送されてきたならば，まず身体評価のための検査が行われるであろう。これには，レントゲン・CT（X線コンピューター断層診断装置）・MRI（核磁気共鳴画像診断装置）などを扱う診療放射線技師，血液や細菌検査・心電図や脳波などの検査を行う臨床検査技師が関与する。

次に重傷であれば集中治療室にて生命の維持を行えるような体制で各種手術が施される。手術に用いられる麻酔器・モニターその他多くの機器や設備の準備・点検，血液浄化業務や呼吸・循環管理をするための人工呼吸器とその関連機器，循環管理においては心停止の蘇生のための除細動器，心不全を起こした心臓の補助のための大動脈バルーン・パンピング（IABP），経皮的心肺補助（PCPS），左心補助（LVAD）などの機器の操作の補助，保守・点検（臨床工学業務）については看護師が行っていた。しかし，看護師の不足のために本来の独占業務である患者看護や診療補助業務に専念させるために，機器の操作を臨床工学技士に行わせている場合が多い。救急看護に関しては，1996年から施行されている。ここでいう『臨床工学技士』は，病院で働き，生命維持管理装置の操作及び保守点検を行うことを業とする医療機器の専門医療技術者である。臨床工学技士は今後益々増大する医療機器の安全確保と有効性維持の担い手としてチーム医療に貢献している。

一方，臨床検査技師は，検体検査（微生物

> **MEMO**
> トリアージ：医療でいう場合は，救急医療や災害医療において，多数の傷病者を重症度と緊急性によって選別し，治療の優先順位を決定するシステム。

学的検査，血清学的検査，血液学的検査，病理学的検査，寄生虫学的検査，生化学的検査）を行うが，医師の監督の下に，法令で定めた生理学的検査（体表誘導による心電図検査，心音図検査，頭皮誘導による脳波検査，針電極を除く筋電図検査，眼振電図検査，重心動揺計検査，基礎代謝検査，呼吸機能検査，脈波検査，熱画像検査，超音波検査，磁気共鳴画像検査，眼底写真検査，毛細血管抵抗検査，経皮的血液ガス分圧検査）や検査のための20mL以内の静脈採血ができる。また，臨床検査のうち緊急性のある検査を正確かつ迅速に行う能力を有する者として，日本臨床検査医学会が平成3年に導入した緊急臨床検査師という認定資格制度がある。ここでいう緊急検査とは救急検査と同義語であり，各センターにより独自の測定セットが決められているようである。これから求められる臨床検査技師としては，検査データの評価・選択に関する医師へのアドバイスが出来て，新しい検査科学技術を確立することである。

1.8.4 看護師，救急看護師の展望

看護師は，看護師免許をもって，医療，保健福祉の現場で，主に看護を行う医療従事者（コメディカル）の呼称である。一般には，何らかの健康問題を抱えた人々に対する日常生活上の援助や教育的関わり，医師・歯科医師が患者を診療する際の補助，疾病の予防や健康の維持増進のための援助など行う。

さらに，日本看護協会認定看護師制度が定める看護師の上級資格がある。これは，救命救急を目的とするケアを行う者で，法的にも，臨時・応急の手当に限り，医療行為をすることが許されている救急看護師という資格である。救急看護師は，①現場では救急医ならびに救急救命士とのチームの一員として，身体評価，DNR（do not resuscitate，蘇生をするなの意）を含むトリアージ，搬送中の病状安定化，防ぎ得た死（preventable death）の回避，家族へのケアと調整等，②救急外来では診療補助としての役割，家族への精神的支援，③消防では指令課員への補助として傷病者の情報収集，無線を通じての患者への援助，病院間調整役──など，①現場，②救急外来，③消防本部の"救命のトライアングル"の中に多々活躍の場がある。そのほか，リスクの高い患者退院時の家族への自動体外式除細動器の取扱い指導を含めての心肺蘇生教育，ACLS（2次救命処置）インストラクターの養成等，あるいは自主的な関わりで退院まで患者の一連の経過を観察することも可能である。

しかし，救急看護師に対し，既存の呼吸療法認定士，重症集中ケア認定看護師，手術部看護師等と整合性の取れない専門性の重複育成がなされており，制度の単一化と独自の救急看護学の体系化が待たれる。

MEMO

緊急検査：緊急に来院した外来患者，容態が急変した入院患者に対して，救急・救命措置を行うために不可欠な検査である；早期治療の方向付けを行うためで，検査項目は多岐にわたる。血球計算，尿検査，血液化学（電解質，グルコース，尿素窒素，クレアチニン，アンモニア，クレアチンキナーゼ：CK，AST：GOT，ALT：GPTなど），血液ガス，単純X線，超音波，CT，MRI，内視鏡，心電図など診断および緊急な治療に不可欠な検査項目に限られていることが多い。
救急検査：病気の診断よりも生命維持に目標をおいた検査，組織における酸素欠乏からの救出のために行うもので，ベッドサイド検査である。

表1.4 急変時の記録

患者発見時に記録すべき項目	時間		患者処置時に記録すべき項目	時間
	場所			救急処置の内容 （気道確保，気管挿管，酸素投与，静脈路確保など）
	発見時の状況 （姿勢・体位・顔色など）			処置中の患者の状態
	バイタルサイン （意識・呼吸・脈拍・血圧・体温）			留置したチューブ・カテーテルのサイズ
	主訴，随伴症状			投与した薬剤 （時間，投与量，投与方法）
	対応と処置			実施した緊急検査

1.8.5 看護記録作りと家族への連絡

看護記録

看護師による看護は刑罰を伴う法的責任があり，看護記録は実践した内容を証明する重要な証拠となる。さらに，看護提供者は，看護記録自体が法的な責任を帯びていることを自覚して記載していくことが求められる。看護記録をとる目的は，「患者への最良のケアを提供するため」であり，実施時刻と共にケアの内容や観察した事項をケア提供者自身が記録すると厚生（労働）省通知「基準看護・基準給食及び基準寝具設備の承認に関する取り扱い（健康保険法発111号）」，「実施上の留意事項（健康保険法発100号）」で規定されている。看護師以外のコメディカルが看護記録を記載する法的義務はないが，医師への引継ぎや急変患者の観察という意味からも看護記録に準じた記録を行う必要がある。

また，急変時の家族への連絡は，以下の点を考慮して速やかに行う。薬剤師などの職種では，直接連絡をすることはないが，頭に入れておくべきである（**表1.4**）。

① いつ，どこで，どの様な状況になったか。

② どのような対処をし，その結果どのようになったか。

③ 今後の予測

④ 起こっていることの深刻さ

⑤ 家族に来て頂くかの判断と相談

1.9 救命救急と薬剤師

病院が救命救急センターに認定されるには，施設専用のICU等の整備と，スタッフ（医師，看護師，検査技師）の配置が義務づけられているが，薬剤師を配置せよとの規定はない。一方，薬学教育の旧4年制の薬剤師は，一部を除いて，院内薬局で，薬の処方に従った調剤と服薬指導を主たる業務としている。しかし，医薬分業化に加え，薬剤師の医療チームへの参加が義務づけられた現在，医療チームの一員として，感染制御やがん治療などに特化した薬剤師の業務を行おうという動きがある。

救急医療については，救命救急センターにある薬剤部（杏林大学医学部や昭和大学など）では，薬剤師も医療チームの一員として頑張っているが，残念ながら組織だった動きはいまのところみられない。

1.9.1 手術室への薬剤師の進出

　救命救急センターや医学部附属病院での救急室や集中治療室において，薬剤部とは別に救急常備薬として，すぐ使う薬品類を確保し管理しているところが多い。また，医師が同乗する救急車やヘリコプターには，レスキューセットとして常備されている。これらは，もっぱら緊急時に際して使用される循環系を中心とした薬剤である。したがって医師のみならず，医療従事者全員が救急で用いる薬剤の種類とその特質について熟知している必要がある。薬剤師は，薬品リストを作成して期限切れがないか，欠品があるか管理点検を行うだけでなく，救急常備薬の適応，薬効，用量，副作用，効果判定に要する時間など，薬剤を「医療チームが使いこなす」ための教育，啓蒙を普段から行うのが仕事である。そもそも医療チームの一員として薬剤師がその職能を発揮するのは，ファーマシューティカルケアであり，緊急時こそ医師は，薬剤使用時の適正な選択，薬液の調整，投与量の確認，投与ルートの確認などに関して，薬剤師に意見と協力を求めてくるであろう。

　仙台市の病院において，看護師による筋弛緩薬の不正使用により，患者が死亡する等の事件が発生したことはまだ記憶に新しい。このことにより，2001年厚生労働省通知および文部科学省通知により，特に筋弛緩薬をはじめとする毒薬・劇薬の保管管理の徹底が義務付けられた。これを受け，都市部の一部の大学病院などで，手術室内の医薬品保管・運用体制を全面的に見直し，中央手術室内にサテライトファーマシーを開設し，そこに薬剤師を常駐させるなどして医薬品の一元管理体制が開始された。これは，主たる目的が医薬品在庫管理の適正化と盗難・紛失・不正使用の防止であり，薬剤師にとってチーム医療の一員として貢献出来る絶好のチャンスである。実際，昭和大学救命救急センターの薬剤部では，チーム医療の実践として，その時点において患者の状態に適した薬剤の投与量・投与方法・剤形選択の情報をはじめ，投与薬剤と患者の状態変化との関連性の有無，薬剤の効果と有害作用のモニタリングの結果などを朝のカンファレンスで主治医を含めたチームに伝え，当直医への申し送りを主とした夕方のカンファレンスで新しい問題点などを協議するという。加えて，薬剤師が直接病棟で患者の治療状況を把握することにより，速やかな情報提供と対応を可能にしているという。

1.9.2 ファーマシューティカルケアの実践

　薬剤投与は，経口投与，皮下注射や筋肉注射による循環不全が存在すれば，血流低下のためにあてにすることはできない。したがって患者が重症となるほど静脈内投与が基本となる。錠剤などの製剤を粉砕して，点滴液などに溶解して投与することも考えられる。たとえば，塩酸ドパミンを点滴静脈注射する際には，点滴液にブドウ糖含有のためブドウ糖投与が好ましくない患者には，他の希釈剤（生理食塩液など）で希釈した塩酸ドパミンを使用する配慮が必要である。しかも，炭酸水素Naのようなアルカリ性薬剤と混合不可（pH8.0以上で着色）であるというようなことは薬剤師が一番理解していることである。

　また，粘液水腫性昏睡では薬剤の腸管からの吸収が極めて悪く，したがって甲状腺ホルモンは静脈投与が原則である。しかし，本邦では静脈用製剤が市販されていないため，医療施設で調剤する必要がある。市販の錠剤を滅菌操作により溶解し，$3\mu m$のフィルターで吸引濾過して注射剤を作成し，L-トリヨードサイロニン（チロナミン）$5〜10\mu g$を12

時間ごとに静注，その後，L-サイロキシン（チラジンS）100μg連日静注して，成果を挙げた例が報告されている。しかし，薬によっては，水に溶解性の悪いものや溶解補助薬が必要なものもある。また，静脈から投与できない溶解補助薬（懸濁液）もあり，この場合薬に精通していない者では，静脈から投与して血管詰まりなどの事故を起こしかねない。薬剤師の知識と製剤の技術が生きる場面であろう。

ただし，投与速度が速いと，急激な血中濃度の増加がおこり，副作用がでやすい。静注投与事故を防ぐためには，時間（数分〜5分）をかけて注入するか，機械（持続注入ポンプなど）を使い，確実な投与を行うことが大事である。

気管支喘息の重責発作時にアミノフィリン注射剤を用いるが，15〜30分かけて静注する。これは体循環に入ってから組織に分布する間のラグタイムを要するためである。ボーラス（Bolus）静注（急速静注）では臨床的に好ましくない血中濃度に上昇し，不整脈や心停止などを起こす可能性がある。アミノフィリンはテオフィリンの溶解補助としてエチレンジアミンとの複塩であり，アルカリ性を呈する。そのため，塩酸塩（酸性によりテオフィリンが析出），金属化合物（エチレンジアミンとの反応物生成）との配合を避ける。

エチレンジアミン配合の欠点を改良するため，経口製剤のテオフィリン（TH）を点滴静注用製剤に変更した新投与経路医薬品テオドリップ®が，日研化学によって開発されている。著者らの研究では，静脈内投与したときの投与速度による薬物動態に及ぼす影響を9人の健常成人で確認すると，4.8 mg/kgのテオドリップ®を，15分間または30分間かけて静脈内投与したCmaxは，それぞれ10.8±1.1 μg/mLおよび10.8±0.8 μg/mLであり，いずれのCmaxの値も急性喘息発作の患者の治療濃度を維持した。

また，塩化カリウム注射液の投与では，点滴静注のみとし，カリウム40mEq/L以下に5%ブドウ糖注射液など輸液で希釈したものを，20mEq/Lを超えない速度で点滴する。高濃度のカリウムが心臓に影響を及ぼさないためである。

1.9.3 中毒専門家としての薬剤師

そもそも薬剤師は，化学知識をもった薬物の専門家である。例えば，その化学的能力を発揮して医療に貢献する手法の1つに薬物血中濃度モニタリング（TDM：Therapeutic Drug Monitoring）がある。TDMは，薬物投与にあたり，個々の患者の血液中の薬物濃度を測定・解析・評価し，中毒発現を避けながら確実に個々の患者に適した投与を行うものである。薬剤師は，このような能力を，中毒原因物質の毒性情報の検索・取得・提供等に応用し，あるいは解毒薬や治療薬の入手・調製・保管等を行い，中毒の治療や診断をサポートすることも可能である。薬剤師は，チーム医療におけるトータルな中毒専門家として期待されている。

1998年に毒物混入事件が多発してから，日本救急医学会は拮抗薬の承認について厚生省に要望書を出し，その翌年，ペニシラミン（Cu, Hg, Pb中毒），亜硝酸アミル（シアン及びシアン化合物中毒），メナテトレノン，アセチルシステイン（アセトアミノフェン中毒）が中毒の治療薬として承認された。しかし，WHOの国際化学物質安全性計画（IPCS）が1Aと評価している亜硝酸ナトリウムやメチレンブルーなど7品目は未だ承認されていない。これら未承認の拮抗薬の入手は院内製剤によるしかなく，シアン中毒に対しては，

チオ硫酸ナトリウムと亜硝酸ナトリウムを院内製剤でセット化して対応する。

1.9.4 災害との関わり

一方，災害医療では，地域の基幹病院の救命救急センターでは，一定数の解毒薬セットや中毒の初期処置に必要な救急医薬品の備蓄が必要であり，化学テロや化学災害時に発生する多数の患者の診断，治療に当たらなければならない。薬剤師は他の救急チームと共に災害医療に対応できるように，体制作りをすることも大事な役割である。本邦で使用できる解毒薬は限られており，新規解毒薬の入手や院内での調製を行い，院内での備蓄と共に，適切な使用方法について救急スタッフへの教育も担う必要がある。このようなことを実現できる予算措置を，地道に国や地域の行政機関に働きかけていく努力も必要である。

また，薬剤師なら市中の調剤薬局において，患者の健康状態を正しく評価する能力と救急救命時のプレホスピタル・ケアへの積極的参加，救急時に使用する薬剤（エピペン注射液など）の適正使用に関する指導，啓蒙をもっとすべきであろう。

1.10 終わりに

一昔前までは，医学教育においてさえも初期救急で急変または重症化しうる患者を見分ける能力の養成や，症候から初期診断，初期治療にいたる思考過程の訓練がなおざりにされていた。このような救急医療に精通しない専門医が多いことを改善するために，医師の教育の面で，「医師の卒後臨床研修の改革」「診療ガイドライン」「教育プログラムの標準化」といったさまざまな事業が活発化した。

しかし，この動きに反して，最近では内科医不足で救急病院の指定を辞退する病院が続出している。この原因として，2004年度からの新医師臨床制度によって，医師免許を取得した医師が研修先を自由に選ぶことができるようになったことがある。従来，医学部の「医局」が研修医を育て，研修終了後に地域の医療機関に派遣してきた。しかし，新制度導入で，研修医は待遇がよく，多くの症例に接することができる都市部の病院や大規模病院に集中し，多くの地方の大学病院は定員割れとなっている。このため，大学側が地域病院に派遣していた医師を引き揚げる例も目立っている。国は，深刻化する医師不足や偏在を解消するため，全国の都道府県の国公立大学医学部に，卒業後のへき地での勤務を義務付ける枠を新設する方向で調整中である。ただ，医師として活動するまでには最低でも8年（大学6年，臨床研修2年）かかり，即効性は期待できない。

また，公的な総合病院における救急医療にしても，できるだけ赤字を作らないという方針であり，救急部や小児救急科，産科はたいてい機能していない。公的，私的をあわせて，2007年の前期の段階でかなりの数の病院が救急指定を自ら解除しているという。

救急の治療プロセスに関与する医療従事者（医師，看護師，薬剤師，臨床検査技師など）は，チーム医療を行うことにより，グループ間における意志ならびに情報伝達をスムーズに行い，救急搬送患者や急変重症患者を迅速に検査，診断，治療し，集中治療室（ICU，CCU）における看護ケア，生命維持を実施し，疾病，外傷から治癒・快復させ，社会復帰させることが目的である。加えて，いずれの医療従事者も，一般人への自動体外式除細動器の取扱い指導を含めての心肺蘇生教育，ACLSインストラクター等の啓蒙活動をすべきであろう。

参考文献

○ 大槻真一郎　編著"新訂版　ヒポクラテス全集（Corpus Hippocraticum）全3巻　エンタプライズ株式会社刊，1997
○ 世界医師会ホームページ
○ 徐春甫，古今医統大全（上）（下），人民衛生，2002
○ 立花隆，『脳死再論』中央公論社，1988
○ 森岡正博，『脳死の人　生命学の視点から』，東京書籍，1989
○ 脳死・臓器移植に反対する市民会議（編），『脳死・臓器移植を問う』，技術と人間，1991
○ 立花隆，『脳死臨調批判』，中央公論社，1992
○ 柳田邦男，『犠牲（サクリファイス）わが息子・脳死の日』，文藝春秋，1995
○ 小松美彦，『死は共鳴する　脳死・臓器移植の深みへ』，勁草書房 1996
○ 宮川俊之，『安楽死の論理と倫理』，東京大学出版会，1979
○ 日本尊厳死協会（編），『尊厳死 充実した人生を生きるために』，講談社，1990
○ 中山研一・石原明（編著），『資料に見る尊厳死問題』，日本評論社，1993
○ ブルース・グレイソン／チャールズ・P・フリン（編），『臨死（ニア・デス）体験 生と死の境界で人はなにを見るのか』，春秋社，1991
○ 立花隆，『臨死体験』，文藝春秋，1994
○ 柏木哲夫，『死を学ぶ 最期の日々を輝いて』，有斐閣，1995
○ 額田勲，『終末期医療は今』，ちくま新書，1995
○ 澤田愛子，『末期医療からみたいのち　死と希望の人間学』，朱鷺書房，1996
○ 日本版救急蘇生ガイドライン策定小委員会，救急蘇生法の指針　市民用・解説編，へるす出版，2006
○ マイラン製薬株式会社ホームページ
○ 小林国男，好きになる救急医学，講談社サネンティフィック，2006
○ 山中克郎，岩田充永，澤田覚志，ERの哲人，シービーアール，2006
○ 中村美鈴，わかる！できる！急変時ケア，学研，2006
○ 志賀元，森脇龍太郎，救急医療パーフェクトマニュアル，羊土社，2005
○ 〆谷直人，臨床検査技師のための救急医療マニュアル，医歯薬出版，2003
○ 小野寺憲治，松田佳和，市川勤，岡野善郎，福本真理子，田口真穂，宮原龍郎，野村靖幸：質の高い薬剤師を目指して第1回　救急医療とりわけ薬・毒物中毒医療への薬学からのアプローチ，薬局，58（11），139，2007.
○ 小野寺憲治，松田佳和，市川勤，寺島千恵子，野村靖幸：質の高い薬剤師を目指して第2回　リスクマネージャーとしての貢献，薬局，58（12），120，2007.
○ 野村靖幸監修，小野寺憲治企画編集：薬剤師，MR，コメディカルのための救急医療マニュアル，エルゼビアジャパン，2007.
○ 小野寺憲治：救急医療の変革期において，薬剤師は職能を発揮し，何をすべきか，薬局，57（9），89，2006
○ Kojima J，Onodera K：Methods Find.Exp. Clim. Pharmacol，22，247，2000.

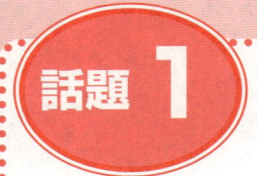

臨床工学技士とは

　『臨床工学技士』は，1987年5月に制定された「臨床工学技士法※」に基づく医学と工学の両面を兼ね備えた国家資格です。（※公布　昭和62年6月2日，施行　昭和63年4月1日）。病院で働く医療技術職のひとつであり，医師の指示の下に，生命維持管理装置の操作及び保守点検を行うことを業とし，手術室，人工透析室，集中治療室，高気圧酸素治療室など，医療施設のさまざまな分野で活躍しています。また，集中管理することにより効率的で適切な運用ができるような環境づくりも行っています。すなわち，医療機器のスペシャリストのことです。臨床工学技士になるには定められた学校を卒業し国家試験を受ける必要があります。

　具体的な業務としては，全国の病院やクリニックなどの3000を超える施設で，血液浄化装置の操作や点検を行っています。また，心臓手術の際，心臓や肺に代わる働きをする体外循環装置（人工心肺）などの機器の操作や使用前の点検などの仕事を臨床工学技士が受けもちます。集中治療室での業務は，人工呼吸器や心臓が正しく動くのを助けるペースメーカや除細動器などの生命維持管理装置の操作や点検を行います。呼吸療法業務としては，人工呼吸器などの酸素療法に関連する機器や高気圧酸素療法での呼吸に関わる医療機器の操作や点検などを行います。

　国家試験を取得した臨床工学技士に対し，関連学会が独自に行っている学会認定資格制度があります。これは臨床工学技士がより高度で専門性の高い業務に従事できるための能力の向上と，よりよい医療サービスを目指しています。

透析技術認定士
　　日本腎臓学会，日本泌尿器科学会，日本人工臓器学会，日本移植学会，
　　日本透析医学会
　　http://www.jaame.or.jp/koushuu/iryo/ir_tosek.html
体外循環技術認定士
　　日本人工臓器学会，日本胸部外科学会，日本心臓血管外科学会
　　http://www.jsao.org/member/authorization/nintei18.htm
3学会合同呼吸療法認定士
　　日本麻酔学会，日本呼吸器学会，日本胸部外科学会
　　http://www.jaame.or.jp/koushuu/kokyu/kokyuu.html

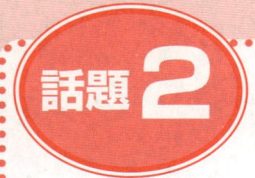

呼吸療法認定士とは

　呼吸療法認定士の資格は，3学会（日本胸部外科学会，日本呼吸器学会，日本麻酔科学会）から選出された委員により構成されている「3学会合同呼吸療法認定士認定委員会」が受講資格を有すると判定した者のうち，同委員会が実施する認定講習会の課程を履修したのち，同委員会が施行する認定試験において一定の合格基準に達した者に与えられるものです。そして，与えられた資格は認定更新制度により，呼吸療法のさらなるレベルアップと生涯学習の促進を図るために5年毎に更新を行うことになっています。

　業務の中心は，呼吸療法の実施およびその遂行に用いる機器の管理などです。

　ただし，3学会合同呼吸療法認定士（以後，呼吸療法認定士と略）の称号は，あくまでも学会の認定にとどまるものであって，国家の認める資格で為し得る業務の拡大や業務独占・名称独占などにかかわるものではありません。すなわち，その業務は，それぞれ個人の所有する国家資格により規定されている業務の範囲を，呼吸療法認定士の名によって逸脱するものでもありません。

臨床ME専門認定士
　　日本生体医工学会
　　http://megijutu.jp/
臨床高気圧治療技師
　　日本高気圧環境医学会
　　http://www.jshm.net/siken/index.html
日本アフェレシス学会認定技師
　　日本アフェレシス学会
　　http://www.apheresis-jp.org/

第2章

コメディカルが知っておきたい不測の事態（急変）の予知とその対応

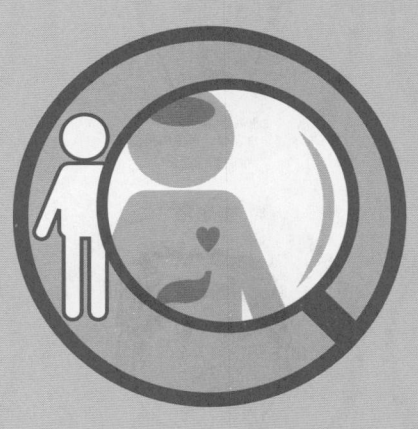

第2章 コメディカルが知っておきたい不測の事態（急変）の予知とその対応

2.1 気になる症候，症状から判断する急変および不測の事態

　医師のみならず，コメディカルなどの医療従事者であっても，業務中，たとえば薬剤師であれば，患者への服薬の指導をしている際に，患者が脳卒中を起こすかもしれないといった急変および不測の事態に遭遇する可能性がある。

　脳梗塞を発症して入院する直前のインタビューのとき小渕元総理大臣は10秒ほど無言状態になった。このような前兆（サイン）を見逃さないように事前に知識を身につけ，重篤な症状の発症を回避したい。それには，普段から患者の病状が急変するのを予測する能力やちょっとした変化を察知する能力が必要である。患者の表情，胸郭の動き，体位を視て（視診），不測の事態（急変）の予知が行えるように訓練しよう。

　この章では，症候，症状から急変および不

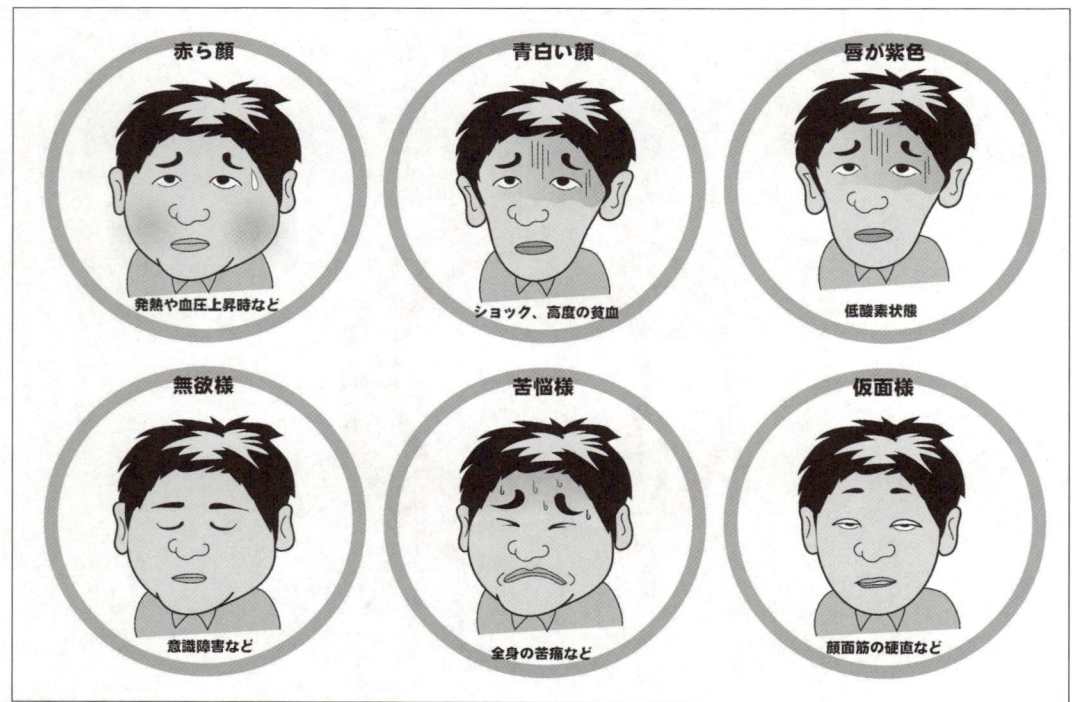

図2.1　顔貌からわかる急変時の症状

測の事態を予測する能力を養う。いかに確実で簡単な方法を使って，患者の健康状態をチェックし，重篤な症状が発症しないようにするかを理解しよう。

2.2　顔貌から判断する急変

　顔貌は，第一に確認できる徴候である。特に最初に受ける"顔色が悪い"という印象は急変時の初期症状であることもある。しかしながら，一言で"顔色"が悪いといっても，人によって皮膚の色，口唇の色，結膜の色などはさまざまであり，主観的な表現になってしまうことに留意する必要がある。

　顔色は顔面皮膚の毛細血管の拡張状態，血流状態および血液の色調を反映している。したがって，発熱や血圧上昇時には"赤ら顔"になり，ショックや貧血症状が高度に進行した場合は"青白い顔"となる。また，低酸素状態になると血液中の還元型ヘモグロビンの量が増え，血液の色調が暗黒色に変化するため口唇の色が紫色に変わる現象がみられる。これを"チアノーゼ"という。

　一方，顔貌には，顔面筋の動きでつくる「表情」がある。意識障害などがある場合には無欲様，無表情顔貌となる。また，全身の苦痛がある場合には，苦悩様顔貌になる。

　顔貌は，個人差があり必ずしも病的な状態を示す徴候とは限らない。しかしながら，顔から受ける印象は患者の状態を知る上で重要である（**図2.1**）。また，やせ（emaciation）は，代謝の亢進，内分泌疾患〔甲状腺機能亢進症，下垂体機能低下症，Addison（アジソン）病，糖尿病など〕などでみられる。悪性腫瘍や肺結核などの重症あるいは慢性消耗性疾患では，末期に高度のやせとなる。皮膚は乾燥して弛緩し，眼窩や両頬がくぼみ，特徴的な顔貌となる。このように極端にやせが進

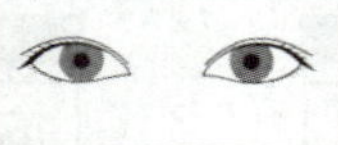 👁👁	正常径	3〜4mm	
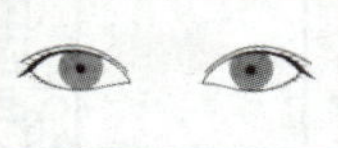 👁👁	縮瞳	2mm以下	
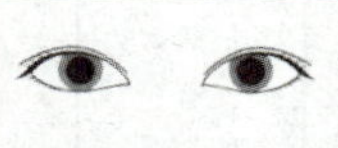 👁👁	散瞳	5mm以上	
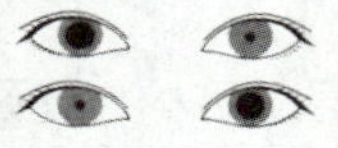 👁👁	瞳孔不同	瞳孔の大きさに0.5mm以上の左右差がある	
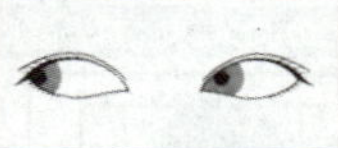 👁👁	位置異常（共同偏視）	瞳孔の位置が正常ではなく偏りがある	
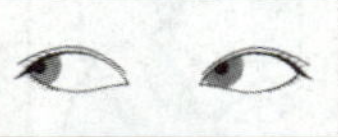 👁👁	人形の目現象	頭を他動的に左右（または上下）に回転すると眼球が反対方向に動く	

図2.2　瞳孔の異常

んだ状態を悪液質（cachexia）と呼んでいる。

2.3　眼球運動と瞳孔の異常から判断する急変

①瞳孔→目の異常

　眼球運動の観察には特別な器具や手技を必要としない。その上，目の異常を観察することによって，多くの情報が得られる（**図2.2**）。

②瞳孔の異常

　瞳孔の大きさは，動眼神経（第Ⅲ脳神経）が支配している。片側の瞳孔の散大があるときは，散大している側の動眼神経の麻痺を意味する。これは，脳病変による脳幹障害にはじまり，または脳動脈瘤による動眼神経への圧迫を考える必要がある。さらに，両側の縮瞳は橋の障害，両側の瞳孔散大・対光反射の消失は延髄を含む脳幹の広範囲な障害を示唆する。

③眼位の異常

　通常，左右の眼球は，両者とも同じ位置に

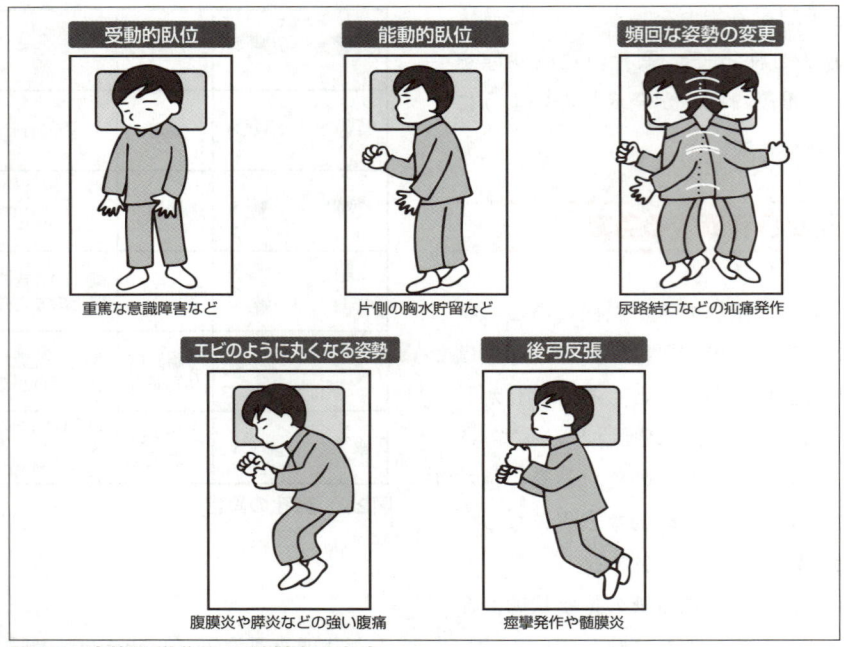

図2.3 寝姿や動作から判断する急変

あり，同じ向きをしている。しかしながら，眼位が異なる場合は，左右の眼球のいずれか，または両側の眼球運動が障害されていることが考えられる。このことは，眼球運動の支配神経である動眼神経，滑車神経，外転神経の障害を意味する。さらに，これらの脳神経の起始部である脳幹の障害が考えられる。

④眼球の共同偏視

両側の眼球が共同して右または左方に強く偏ることを共同偏視という。この場合，眼球が向いている側の大脳，または反対側の小脳に広範囲な病変が生じたことを意味する。

⑤頭位変換眼球反射

意識障害があっても眼球運動の支配神経に障害がなければ頭位を受動的に回転させると眼球はもとの位置に残り，相対的に頭位の変換と逆の方向を向くようになる。これを頭位変換眼球運動または人形の目現象と呼ぶ。この現象が左右とも失われている場合は，脳幹障害の可能性がある。

⑥眼球うき運動

眼球が正中位から急速に下方へ沈み，また正中位にゆっくり戻ってくるという，浮きのような垂直性自発眼球運動である。上〜中部脳幹の広い障害を意味する。

2.4 寝姿や動作から判断する急変

重症の疾患がある場合には，筋の緊張が低下したり，症状によって特有の姿勢を示したりすることがある。重篤な意識障害などのときに起立保持が不可能になって横たわっている状態を受動的臥位という。また，起き上がることは可能であるが，ベッドで横になっている方が楽なため仰臥している状態を能動的

表2.1 胸痛時における緊急度の判断

緊急度の判断		バイタルサイン測定
		全身状態の把握
		・意識障害
		・激しい痛み（30分以上継続）
		・ショック状態
胸痛の特徴から予測される重篤な疾患	急性心筋梗塞	・突然起こる胸部の激痛
		・頸部から左肩にかけての放散痛
		・絞扼感，圧迫感，食道・気管の灼熱感
	急性大動脈解離	・突然の激しい胸部・背部にかけての引き裂かれるような痛み
		・解離進行により範囲拡大
		・腰部，時に腹部の疼痛
		・疼痛強度は解離直後が最も強く，徐々に減弱
		・主要分枝動脈の虚血（頸動脈以降で脈が消失，橈骨動脈触知の左右差，脳虚血による失神，下肢の血流障害）
	肺血栓塞栓症	・突然の胸痛とともに起こる呼吸困難
		・時に咳嗽，血痰を認める
		・多呼吸・頻脈
		・半数以上で発熱（>37.5℃）
	緊張性気胸	・呼吸困難を主訴とした胸痛
		・患側呼吸音の減弱または消失
		・打診にて肺虚脱部の鼓音

臥位という．能動的臥位の中には，片側に胸水貯留などがあり，呼吸が最も楽な一定の側臥位を好むものや末梢性のめまいのように頭部の移動を嫌った結果，一定の臥位でじっとしているものもある．

尿路結石などの疝痛発作のときには，ベッド上で一定の姿勢を保てず苦しみながら頻回に姿勢を変えることがある．さらに，腹膜炎や膵炎などのように強い腹痛がある場合には，腹壁や腹膜が伸展し，疼痛が増強する．この場合は，腹壁の緊張をやわらげる姿勢（背中を屈曲し，股関節や膝関節も屈曲させてエビのように丸くなる姿勢）を自然ととるようになる．一方，これとは逆に体全体を弓のように反らせる姿勢を後弓反張といい，痙攣性疾患や髄膜炎，破傷風の発作時などにみられる（図2.3）．

心不全による肺うっ血や喘息発作などのときには，臥位を取るとかえって呼吸が苦しくなることから座ったまま，前かがみで頻呼吸の状態となる．これを起座呼吸という．

2.5 胸痛から判断する疾患

胸が痛い（胸痛）を主訴とする疾患は多種多様であり，救急処置を要する患者の中でも頻度の多い訴えの1つである．この場合，全身状態とバイタルサインをしっかりと観察して対処する必要がある（表2.1）．胸痛を呈する疾患の中には，急性心筋梗塞，解離性動脈

表2.2 頭痛時における緊急度の判断

緊急度の判断	バイタルサイン測定 全身状態の把握・意識障害・呼吸パターン・嘔気・嘔吐の有無・瞳孔状・四肢麻痺の有無	
突発性頭痛の特徴から予測される重篤な疾患	くも膜下出血	・今までに経験したことのないような激しい頭痛（後頭部が多い）・嘔気・嘔吐を伴うことがある・頭痛を訴えた後に意識障害をきたす場合が少なくない
	髄膜炎	・激しい頭痛・38～39℃の発熱・身体を動かしたり、頭を振ったりすると痛みが増強する
	脳出血	・突然頭痛が起こり、徐々に増強する・嘔気・嘔吐を伴うことが多い・呂律不良や四肢の痺れ、麻痺などが出現する

表2.3 腹痛時における緊急度の判断

緊急度の判断	バイタルサイン測定 全身状態の把握・意識障害・吐血・下血・ショック状態	
腹痛の特徴から予測される重篤な疾患	腹膜炎	・増強する強度の腹痛，運動時の悪化，圧痛・発熱，嘔気・嘔吐・腹部膨満・腹壁の筋性防御圧痛
	腹部大動脈瘤	・突然の激しい腹痛（側腹部や背部の痛み）・腹部に拍動性の塊
	腸閉塞	・激しく刺し込むような疝痛・便秘，嘔吐，腹部膨満，腸蠕動音亢進・発熱，頻脈・低血圧
	胆嚢炎	・右季肋部痛，肩や背部への放散痛・嘔気・嘔吐・腹壁の筋性防御・発熱，頻脈，頻呼吸・倦怠感・黄疸

瘤，破裂，肺動脈血栓塞栓症，緊張性気胸などの致死的な疾患が多いため，的確で迅速な対応が望まれる。

2.6 頭痛から判断する疾患

　頭が痛い（頭痛）は日常において多くみられる症状の1つであり，頭蓋の深部で感じられる痛みである。その原因はさまざまであり，心因性のものから致死的な脳疾患に至る場合もある。頭痛は急激に起こるものからゆっくり現れるもの，慢性的なもの，繰り返し起こるもの等がある。この中で，急激かつ突発的に起こった激しい頭痛は全身症状が急激に変化することもあり，緊急性が高いものが多い。緊急の処置を要する頭痛には，くも膜下出血，髄膜炎，脳出血がある（**表2.2**）。

2.7 腹痛から判断する疾患

　お腹の痛み（腹痛）を急性に発症した場合は，急性腹症が考えられる。急性腹症は，強い腹痛を主訴とする腹部疾患の総括的呼称であり，急変の前ぶれと考えて対処する必要がある。急性腹症を起こす重篤な疾患としては，腹膜炎，腹部大動脈瘤，腸間膜動脈閉塞症，

表2.4 悪心・嘔吐時における緊急度の判断

緊急度の判断		バイタルサイン測定
		全身状態の把握
		・意識障害
		・激しい痛み（30分以上）
		・ショック状態
悪心・嘔吐と随伴症状から予測される重篤な疾患	くも膜下出血 脳出血	・頭痛，意識障害 ・高血圧
	急性心筋梗塞	・突然の激しい胸痛 ・顔面蒼白，冷汗 ・呼吸困難
	アダムス・ストークス症候群	・徐脈，めまい，失神，意識障害 ・痙攣 ・呼吸停止
	腸閉塞	・激しく咳き込むような疼痛 ・便秘，腹部膨満，蠕動運動亢進 ・発熱，頻脈 ・低血圧
	胆嚢炎	・右季肋部痛，肩や背部への放散痛 ・発熱，頻脈，頻呼吸 ・倦怠感 ・黄疸

腸閉塞，胆嚢炎などの腹部疾患がある（表2.3）。特に消化管の破裂・穿孔・捻転による炎症や壊死の場合は緊急開腹手術の適応となる。一方，急性腹症と同様に腹痛をきたす非腹腔内疾患としては，心筋梗塞，自然気胸，帯状疱疹などがある。したがって，心疾患に既往がある患者では12誘導心電図を行い，選別する必要がある。

2.8 悪心，嘔吐から判断する疾患

気持ちが悪い（悪心・嘔吐）は，延髄の外側網様体背側にある嘔吐中枢と第四脳室底延髄最後野にある化学受容体引き金帯（chemoreceptor trigger zone, CTZ）を介して嘔吐中枢に刺激が伝導されて起こる。嘔吐を誘発させる刺激経路は，①消化管などの副交感神経（迷走神経）および交感神経（内臓神経）の求心路，②舌咽神経や三叉神経などの脳神経からの求心路，③内耳の前庭・迷路神経の求心路や緑内障のように眼圧が上昇することによる視神経の圧迫，眼痛による刺激，④中毒性代謝物や薬物中毒によるCTZの刺激，⑤恐怖や不安などによる情動的刺激や不快な匂いなどによる大脳皮質－嘔吐中枢の刺激などがある。このように嘔吐中枢に至る経路は1つだけではなく，原因となる刺激が複雑に関連して悪心・嘔吐を起こしている。

悪心・嘔吐時には，顔色不良や冷や汗などの随伴症状を伴うことが多く，"気持ちが悪い"と訴えた直後に患者が意識消失やショック状態に陥ることがある。また，悪心，嘔吐は脳神経系，循環器系の重篤な疾患が原因になっている可能性があり，急変のリスクを考慮して対応する必要がある。一方，嘔吐がある場合は，誤嚥による窒息を予防するため吸引の準備が必要である。悪心・嘔吐を起こす重篤な疾患としては，くも膜下出血・脳出血，急性心筋梗塞，アダムス・ストークス症候群，腸閉塞，胆嚢炎がある（表2.4）。

2.9 薬によってひき起こされる急変と予防対策

薬は病気を治すものであるが，服用する患者の病態や体質あるいは薬の併用によっては，ショックなどのバイタルサインの異常を引き起こすまでの急変状態を起こすことがある。そもそも，薬剤師は，薬に関するスペシャリストとして適正な薬物治療が行えるように努めると共に，薬による急変，薬・毒物中毒，副作用，MRSA（メチシリン耐性黄色ブドウ球菌）などの院内感染防止などのリス

表2.5　アナフィラキシーショックを発生する主な薬物名

抗生物質	ペニシリン系薬剤，セフェム系薬剤，クロラムフェニコール，テトラサイクリン系薬剤，アムホテリシンB，硫酸ポリミキシンB，硫酸カナマイシン，硫酸ストレプトマイシン
麻酔薬	塩酸コカイン，塩酸プロカイン，塩酸リドカイン，塩酸ブピバカイン，塩酸ジブカイン，塩酸テトラカイン
化学療法薬	ピラゾロン系薬剤，サリチル酸系薬剤，パス，プロベネシド，塩酸プロカインアミド，デヒドロコール酸，サルファ剤，クロルプロマジン，ジフェンヒドラミン，硫酸キニジン，ヨード剤，バルビタール系薬剤
臓器・酵素製剤	インスリン，トリプシン，ストレプトキナーゼ，天然ACTH製剤，合成ACTH製剤，チトクロームC製剤，コンドロイチン硫酸製剤
抗血清・ワクチン類	ウマ血清，各種ワクチン類，血清グロブリン，減感作用アレルゲン・エキス
その他	BSP，ヨード造影剤

（村中正治：最新医学30：1978，1975を一部改変）

クマネージメントも行う重要な役割を担っている。

しかし，実際的には薬剤師が入院患者と接触する時間は少ない。それゆえ，このような急変をどうみつけるか，どのようにそれに対応するか，どうそれを予防するかというのは，看護師はもちろん，医療チームの全員が常日頃から研鑽する必要があろう。その際は，薬の専門家であり，薬による急変が何故起こるかということを理解している薬剤師が，医師およびその医療チームのために医薬品情報の提供，研修による指導などの環境作りも行うのは当然のことであろう。

2.9.1　入院時などに薬によって引き起こされる急変と対策

薬によってひき起こされる急変と対策について，次にそのいくつかの具体例を示す。

2.9.2　抗生物質によるアナフィラキシーショック

たとえば，発熱，咳がひどいので，レントゲンにより検査すると肺炎ということで即入院，医師が看護師にアンピシリン・スルバクタムを点滴するように指示した。その約15分後，患者に急変が起きた。冷や汗をかき，胸の辺りを掻きむしり，血圧の低下とSpO_2（酸素飽和度）の低下をみた。これは，使用した抗生物質によりアナフィラキシーショックが起きた急変の例である。

アナフィラキシーとは，ある種の抗原に感作されたヒトが，再び同一抗原に曝露されるときにIg-E抗体を介して発現するⅠ型アレル

MEMO

MRSA：methicillin-resistant staphylococcus aureusの略。メチシリン耐性黄色ブドウ球菌。メチシリンだけでなく，多くの抗生物質に耐性を示す黄色ブドウ球菌を意味する。院内感染菌として問題化している。代表的な治療薬はバンコマイシン塩酸塩，テイコプラニン，アルベカシン，リネゾリドである。しかし，さらにVRE（バンコマイシン耐性腸球菌）やVRSA（バンコマイシン耐性黄色ブドウ球菌）MDRP（多剤耐性緑膿菌）なども問題になっている。

ギー反応である。抗原抗体反応がなくても補体の活性化により生じる同様の反応をアナフィラキシー様反応という。アナフィラキシーおよびアナフィラキシー様のショックは，血圧低下のみではなく気道閉塞症状を合併する特徴があり，呼吸と循環との両者が障害され，短時間で心肺停止に陥りやすい病態である。

アナフィラキシー反応を発症する物質として，蛋白（ワクチン，血液製剤），ハプテンとして働く低分子物質（表2.5）などがあり，またアナフィラキシー様反応を生じる物質として非副腎皮質ホルモン系薬剤，造影剤，マンニトール製剤，蜂毒などがある。治療は，救命法のABCに従い，アドレナリン注（1mg）を1回0.2〜0.5mgを筋注し，効果がなければ5〜10分ごとに繰り返す。しかし，このような蘇生の場合は別であるが，アドレナリンを投与しなければならない状況でも，動脈硬化症の患者では，血管収縮作用により，閉塞性血管障害が促進され，冠動脈や脳血管等の攣縮及び基質的閉塞が現れるおそれがある。また，心室性頻拍等の重症不整脈の患者では，アドレナリン作動性β受容体刺激作用により不整脈を悪化させるおそれがあるので注意が必要である。

2.9.3 抗不整脈薬によるQT延長

抗不整脈薬のうち，Vaughan-Williamsの分類によるⅠa群（キニジン，プロカインアミド，ジソピラミドなど）あるいはⅢ群（アミオダロン，ソタロールなど）は，心電図上で「QT延長」をきたすことが知られている。症例として，拡張型心筋症による慢性心不全の女性患者（67歳）に突然のめまいを生じ，入院。心電図から心室性頻拍を認め，Ⅲ群抗不整脈薬であるソタロールを開始した。ソタロール投与2週間後に，強い脱力感を認めたので，検査したところ，心電図で2：1の房室ブロックとなり，その後，失神発作を伴う多形性心室頻拍（TdP：Torsades de pointesトルサード・ド・ポワントと読む）を繰り返し出現した。

ソタロールなどのⅢ群抗不整脈薬には頻脈を抑制する作用があるが，脈が遅くなるほど抗不整脈作用は増強される（逆頻度依存性）。そのため，高度の徐脈を起こしているときに，突然，頻拍を起こすことがある。Ⅰa群およびⅢ群抗不整脈薬は，カリウムイオンチャネルを阻害するため，心室筋の再分極が阻害されて心室筋の活動電位の持続時間が延長し，心電図においてはQT間隔の延長として反映される。TdPの初期症状として，患者には「めまい，動悸，胸が痛む，胸部の不快感」などに気づきやすい。抗不整脈薬投与時には心電図モニターを実施し，「QT間隔の延長」がないかを確認する。さらに，心拍数をみて，徐脈傾向の有無についても注意すべきである。

対応として，不整脈の種類に応じて，抗不整脈薬の減量や中止，血清電解質の是正を行う。原因薬物の体内からの消失によって，ほとんどの場合，QT間隔は正常化し，TdPや心室性頻拍も減少する。期外収縮に対して，リドカイン，メキシレチンを適用することが多い。徐脈を認めた場合には，イソプロテレノールの持続静注，体外式ペースメーカーによる脈拍の増加も有効である。また，患者においては徐脈のみを注意するのではなく，血清中カリウムやマグネシウム値の低下時にも増悪することが知られている。そのため，利尿薬の併用に注意すべきである。このときには硫酸マグネシウム静注が適用される。一方ではシサプリドとエリスロマイシン，パロキセチンとチオリダジンのように不整脈治療に

適応のない薬物の併用によっても，相互作用の結果として，副作用であるQT延長が現れる。このような薬物相互作用にも留意する必要がある。

2.9.4 鎮痛薬（モルヒネ）による呼吸抑制

胃切除術後の患者に対して，鎮痛目的でモルヒネが持続静注されている。看護師は，ベッドで寝ている患者の様子を覗き込むと，患者が呼吸をしていないことに気付き，「息をしてください」と呼びかけると患者は息をするが，その後も呼びかけないと呼吸をしない危険な状態であった。この症例はモルヒネによる呼吸抑制の症状であり，一回換気量が減じるのではなく，呼吸回数が減じるのが特徴である。一般的に，鎮痛薬や麻酔薬を投与すると，呼吸中枢のある延髄に抑制的に作用して，呼吸困難を生じる。生理学的には，呼吸運動は随意的（意識がある状態で行われる呼吸）と不随意的運動（無意識な状態での呼吸）の二重支配を受けている。モルヒネなどオピオイド（麻薬）性鎮痛薬は中枢神経に分布するオピオイド受容体のμ受容体に結合して鎮痛作用を現す。μ受容体が活性化されるとき，中枢神経の抑制効果が発現し，その一つとして，まれではあるが，呼吸抑制が現れる。ペンタゾシンやブプレノルフィンはオピオイド受容体のκ受容体を介して鎮痛効果を示すが，μ受容体を介さないので呼吸抑制は起こりにくい。しかし，医薬品の安全性の観点からは，麻薬性鎮痛薬には呼吸困難を起こす可能性はあると考えて間違いはない。また，頸動脈や大動脈の血中酸素濃度の受容器によって，酸素が低下すれば呼吸中枢に呼吸を促進させるように働きかける機能があり，延髄には二酸化炭素とpHの受容器があって，呼吸を調整する。

麻薬性鎮痛薬は，この二酸化炭素に対する換気応答を減弱させる作用が強く，本症例での呼吸困難の状態はこの影響が現れていると考えられる。したがって，呼吸困難の発見には，カプノメーターで呼気中の二酸化炭素をモニタリングし，原因薬物を持続投与中であれば，即時に中止すべきである。ドクターコールや人工呼吸を必要とする。舌根が沈下していれば気道を確保すべきであり，酸素が低下していれば酸素吸入，二酸化炭素が上昇していれば麻薬拮抗薬のナロキソンを投与する。なお，術後などで全身状態が悪く，予備能の乏しい患者では呼吸抑制が起こりやすい状態にあると考えて，十分に注意する。

2.9.5 睡眠薬・抗不安薬の投与によるベッドからの転落・転倒

病院内や在宅治療を受ける高齢者では「転倒・転落」の発生頻度が高く，大腿骨頸部骨折など医療事故につながる。その原因として，睡眠薬や抗不安薬の投与が挙げられる。以下にその例を挙げる。

66歳の男性患者。膀胱がんの検査目的で入院したが，夜間の不眠を訴えたため，ブロチゾラム（睡眠導入薬）を頓用で追加投与された。夜間覚醒時，一人でトイレに行こうとして，足がもつれて転倒し，右大腿骨頸部骨折により整形外科に転科し，手術を受けた。

このような症例では，患者はベッド上での安静状態になり，介護時間も医療費も増大する。

高齢者の特徴の一つとして，運動機能の低下，視力や聴力など感覚や認知機能も低下するため，若年者に比べて転倒しやすい状況にある。さらに，高齢者では腎機能や肝機能の低下に伴い，薬の消失機能が低下し，体脂肪率の増加により，薬の分布容積が増えて薬効が増強しやすい。一般に，睡眠薬および抗不

安薬は，眠気，ふらつき，注意力の低下を起こしやすい上，血中濃度の上昇に伴い，舌根沈下や呼吸抑制や血圧低下を生じやすい。高齢者の不穏や睡眠障害に対しては，安易に睡眠薬を用いると，むしろ呼吸抑制に伴う低酸素血症や脳血流分布の異常により不穏が増強する可能性に注意する必要がある。

睡眠薬・抗不安薬は，ベンゾジアゼピン系と非ベンゾジアゼピン系に大別される。本症例のブロチゾラムはベンゾジアゼピン系であり，肝代謝（約40％）および腎排泄（約60％）によって消失するため，加齢による影響を受けやすい。さらに，ベンゾジアゼピン系薬物は抗コリン作用を有するために，副作用として，めまい，ふらつき，視力障害，失禁などを起こしやすいことに注意する。

そのほか，転倒を誘導しやすいものとして，利尿剤や緩下剤に注意する。排尿感や排泄感が急激に生じることにより，慌ててしまうことで転倒を起こす場合もある。これらの対策としては，通常の活動性の評価のもとで介助を念頭に置き，服用量や服用回数を調整する必要がある。さらに，患者や患者の家族には，転倒や転落のリスクをあらかじめ説明しておくことが必要である。

2.9.6 横紋筋融解症

糖尿病の治療で入院中の患者が，感冒になった。医師は，患者にニューキノロン系抗菌薬を処方し，投与開始後3日目になったら，全身的な筋肉痛のため動けなくなったという症例があった。自覚症状は，四肢の脱力，しびれ，痛みであり，赤褐色尿（ミオグロビン尿）が認められた。検査所見には，CK（CPK）などの筋逸脱酵素，ミオグロビンの急激な上昇を認めたため，横紋筋融解症と診断された。薬物を中止した結果，症状は消失した。

原因薬物としては，脂質異常症（高脂血症）の治療に用いるスタチン系の薬物（HMG-CoA還元酵素阻害薬）やフィブラート系薬物，および抗生物質のニューキノロン系抗菌薬がある。全身性の筋肉障害の結果，運動障害，呼吸障害をきたし，腎不全症状として無尿，乏尿が加わる場合もある。筋肉への直接的な障害機序は明らかではないが，高脂血症治療薬では筋細胞中のコレステロール低下などが考えられる。

なお，大量のミオグロビンが腎尿細管に過度の負荷をかけるため腎不全をひき起こす危険性がある。対応としては，原因薬物の投与を中止するが，特定できない場合は，すべての薬物を一時中止する。腎機能を保持するために，輸液，利尿剤，マンニトールを用い，尿量を増加させる。このときに，重曹を用いて，尿をアルカリ化することで，ミオグロビンの尿細管障害（酸性尿で生じやすい）を予防できる。また，血液透析，血漿交換療法が適用される。

2.9.7 皮膚粘膜眼症候群（スチーブンス-ジョンソン症候群）

てんかん発作のために，抗てんかん薬の内服投与が開始された患者において，投与30日目より発熱と共に，ほぼ全身，特に腹部と下肢に強い紅斑が現れた。入院し，内服を中止するとともにステロイド療法を2週間実施し，症状が軽減された。その後，抗アレルギー剤を服用して改善された。

この症例は多型紅斑型薬疹の重症型である皮膚粘膜眼症候群であり，皮膚症状，粘膜症状，眼症状を呈する。発現率は約0.9％であり，原因薬物は抗生物質および抗菌薬34％，解熱鎮痛薬33％，向精神薬7％である。しかし，

すべての薬物に発症の可能性があると考えるべきである。

発症機序には免疫異常の関与が考えられるが，明らかではない。しかし，急性期の死亡率が約10％であるため，適切な処置が必要となる。

初期症状では，かぜのひき始めのような発熱，頭痛，関節痛が現れる。口腔粘膜，外陰部粘膜，目の充血（眼粘膜に紅斑），水膨れが生じた場合には，速やかに主治医に連絡する。発症は早いもので3日以内，多くは15〜21日までに発症する。1ヵ月以上を要するものは少ない。対応としては，原因薬物の投与中止，特定できない場合は投与中の薬物をすべて中止する。もし，治療上中止できない場合は，別系統の同効薬に変更する。慎重な全身管理と局所の感染防止を行う。そのために，輸液，抗生物質の投与が行われるが，発症時に用いられていた同じ抗生物質がある場合にはこれを避ける。重症例では，ステロイド剤の全身投与，血漿交換療法が行われる。薬物治療開始前の問診による薬疹の既往歴やアレルギー歴を確認することが予防上重要となる。

2.9.8 糖尿病のシックデイに起こりやすい昏睡症状

糖尿病におけるシックデイ（sick day）とは，糖尿病の患者が，かぜ，下痢，嘔吐などで食事ができなくなり，体調が悪くなった状態を表わす。その1例を記す。

1型糖尿病で血糖コントロールが良好であった40歳代の女性患者が救急搬送された。病院到着時，深く大きな速い呼吸をし，血糖482 mg/dL，尿ケトン体4+，動脈血分析ではpH6.95，重炭酸イオン濃度6 mEq/Lで，重症の糖尿病ケトアシドーシスであった。大量の生理食塩水の点滴静注と速効型インスリンの持続静注により，血糖値を正常域に回復させた。患者は，「3日前に発熱があり，気持ちが悪くなって吐き，食事を摂らなかった。そのときはインスリン（超速効型）を注射しなかった」，「しかし，寝る前のインスリン（中間型）は注射した」，「2日目は嘔吐が続き，ボーッとしてきて，インスリンを打たないままだった」との経過を報告した。

シックデイでは，かぜ，嘔吐，下痢などの不調により生体にストレスが生じ，ストレスがインスリン分泌やインスリン感受性を低下させるために，血糖が上昇しやすい。ストレスは各種のホルモンやサイトカインを増加させるが，その中にはアドレナリンのようにインスリンに拮抗して血糖値を上昇させるホルモンがある。したがって，ストレス下ではインスリン抵抗性の増加やインスリン分泌の低下が認められやすく，食事を摂らなくても血糖上昇を起こす可能性がある。

シックデイでは，①食事・水分の摂取ができない（脱水状態を起こす），②尿ケトン体が3+以上，③呼吸が苦しい感じ（他人がみてもおかしいと感じられる），④下痢や腹痛がひどい（他の消化器疾患との区別）⑤血糖が高く，自分でインスリン製剤を調整できない（注射できない）などがみられるが，体調が悪く，血糖値が250〜300mg/dL以上であれば，早急に受診すべきである。特に尿ケトン体3+以上では，顕著に血液が酸性に傾くケトアシドーシスを呈して，昏睡状態をひき起こし，死亡する例もある。また，呼吸が深く，早くなるのも特徴である。対応としては，輸液によって脱水・電解質補正とインスリン治療による血糖コントロールを行い，原因疾患を治療する。また，予め，シックデイについて糖尿病患者への説明や教育を行うことも重要である。

2.10 医療情報のシステムに精通しよう

さて，このように薬によってひき起こされる急変の例は多種多様であり，現代のような医薬品を取り巻く環境においては，刻々と医薬品に関する情報が増加しており，医療従事者として，絶えず最新の情報を把握することが重要である。

厚生労働省は，従来の安全対策に加え，医薬品の使用により発生する副作用疾患に着目した対策整備を行うと共に，「予測・予防型」の医療安全対策への転換を図ることを目的に「重篤副作用総合対策事業」を平成17年度から開始した。

医薬品の副作用や生物由来製品を介した感染等による健康被害に対して，迅速な救済を図り（健康被害救済），医薬品や医療機器などの品質，有効性および安全性について，治験前から承認までを一貫した体制で指導・審査し（承認審査），市販後における安全性に関する情報の収集，分析，提供を行う（安全対策）ことを目的に，医薬品医療機器総合機構が作られ，国民保健の向上に貢献している。

医薬品医療機器総合機構ホームページ
http://www.pmda.go.jp/

最新・緊急の情報を医療機関に伝えるために，現在，医薬品情報，副作用に関する基本的な情報源には医薬品添付文書が利用される（図2.4）。また，一部添付文書に記載のない情報も掲載されているインタビュー・フォーム（製薬企業提供）も情報源の1つである。緊急時には製薬企業から「緊急安全性情報」が報告されるが，15日以内に緊急かつ重要な「使用上の注意」の改訂を行う場合に配布される。その後に，添付文書が改訂されて，「警告」に相応するものとなる。また，薬剤師等が活用する治療法，判別法等を包括的にまとめた重篤副作用疾患別対応マニュアル作りが行われている。その一覧表（平成19年7月現在）を表2.6に示す。

副作用の情報は，医薬品医療機器総合機構のホームページにある，「重篤副作用疾患別対応マニュアル」（厚生労働省）の他に「重大な副作用回避のための服薬指導情報集」（日本病院薬剤師会）が利用価値が大きい。

2.11 薬剤師によるリスクマネージメントと予防対策（プレアボイド活動）

従来の薬剤師業務は，医薬品の調製という意味での"調剤"に重心を置いていた。しかしながら近年の薬剤師業務は，医薬品の適正使用に必要な情報を提供すること，さらに薬学的管理に重心が移ってきている。

日本病院薬剤師会は，医療現場の薬剤師が薬物療法に関して患者の不利益を回避し，最小限に留めるために行ったファーマシューティカルケアの実例報告を集めている。これは，医薬品による重篤な副作用の発生を未然に防ぐための活動であり，プレアボイド活動と呼ばれている。これは，日本病院薬剤師会の造語で，"be PRE pared to AVOID the adverse reactions of drugs"を縮めたものであるという。プレアボイドの事例を表2.7に示す。

具体的なことは，日本病院薬剤師会のホームページ（会員のページ）を参照のこと。
http://www.jshp.or.jp/

これからの薬剤師は，ファーマシュティカルケアのみならず，リスクマネージメントのプロを目指すべきであり，"質を高める"ための活動，プレアボイド報告運動，バイタル

※※2007年3月改訂（第10版）
※2007年1月改訂

貯　法：室温保存
使用期限：3年（使用期限の年月は外箱に記載されています。）

指定医薬品、処方せん医薬品
注意－医師等の処方せんにより使用すること

不整脈治療剤

ソタコール®錠40mg
ソタコール®錠80mg
SOTACOR® TABLETS
（塩酸ソタロール錠）

日本標準商品分類番号
872129

	40mg	80mg
承認番号	21000AMY00243000	21000AMY00244000
薬価収載	1998年11月	1998年11月
販売開始	1999年1月	1999年1月
国際誕生	1973年8月	1973年8月

【警　告】
外国の持続性心室頻拍又は心室細動の患者を対象とした臨床試験において、Torsades de pointesを4.1％（56/1,363）に発現し、その危険性は用量依存的に発現するQT時間の延長に伴い増大するとの報告があるので、【用法及び用量】、【使用上の注意】を特に留意し、Torsades de pointesを含む新たな不整脈の発現に十分注意すること。
なお、本剤の使用にあたっては、添付文書を熟読すること。

※※【禁　忌（次の患者には投与しないこと）】
(1) 心原性ショックの患者［心原性ショックの症状を悪化させるおそれがある。］
(2) 重度のうっ血性心不全の患者［心収縮力低下により、心不全を悪化させるおそれがあり、また、催不整脈作用により持続性心室頻拍、心停止を起こしやすい。］
(3) 重篤な腎障害（クレアチニン・クリアランス＜10mL/min）のある患者［本剤は腎臓から排泄されており、血中濃度が高くなることにより、重篤な副作用が発現するおそれがある。］
(4) 高度の洞性徐脈（50拍/分未満、高度の洞不全）のある患者［本剤は洞結節抑制作用があり、これが催不整脈の誘因となるおそれがある。］
(5) 高度の刺激伝導障害（Ⅱ～Ⅲ度の房室ブロック、高度の洞房ブロック等）のある患者［刺激伝導障害が悪化し、完全房室ブロック、心停止を起こすおそれがある。］
(6) 気管支喘息、気管支痙攣のおそれのある患者［気管支拡張抑制作用を有するため。］
(7) 先天性又は後天性のQT延長症候群の患者［過度のQT延長により催不整脈の誘因となるおそれがある。］
(8) 本剤に対する重篤な過敏症の既往歴のある患者
(9) 心筋抑制のある麻酔剤（シクロプロパン等）を投与中の患者［「相互作用」の項参照］
(10) 塩酸バルデナフィル水和物を投与中の患者［「相互作用」の項参照］
(11) 塩酸モキシフロキサシンを投与中の患者［「相互作用」の項参照］
(12) 塩酸アミオダロン（注射）を投与中の患者［「相互作用」の項参照］

【組成・性状】
1. 組成
ソタコール錠40mg、ソタコール錠80mgはそれぞれ1錠中塩酸ソタロールを40mg、80mg含有する。
添加物として、無水乳糖、結晶セルロース、トウモロコシデンプン、ステアリン酸、ステアリン酸マグネシウム、軽質無水ケイ酸及び青色二号アルミニウムレーキを含有する。
2. 製剤の性状
本剤は、微青色でカプセル型の割線入りの素錠である。

製剤	外観	長径(mm)	短径(mm)	厚さ(mm)	重さ(g)	識別コード
ソタコール錠40mg		約10	約3	約3	約0.1	BMS 622
ソタコール錠80mg		約12	約4	約4	約0.2	BMS 621

【効能又は効果】
生命に危険のある下記の再発性不整脈で他の抗不整脈薬が無効か、又は使用できない場合
　心室頻拍、心室細動

〈効能・効果に関連する使用上の注意〉
本剤は、他に有用な薬物療法がない心室細動あるいは心室頻拍の患者のうち
・心電図上で心室細動が確認されている患者
・心電図上で心室頻拍が確認されている患者のうちで、器質的心疾患を有するか又は心室頻拍発作時に失神、急激な血圧下降等の血行状態の悪化の既往があるか、あるいは直流通電の処置を必要とした患者
に適用すること。

【用法及び用量】
通常、成人には塩酸ソタロールとして1日80mgから投与を開始し、効果が不十分な場合は1日320mgまで漸増し、1日2回に分けて経口投与する。

〈用法・用量に関連する使用上の注意〉
本剤の用量は治療上の有効性及び忍容性を基に個々の患者に応じて増減することが望ましい。ただし、本剤による催不整脈は投与初期ばかりでなく増量時にも起こることがあるので、用量の調整は徐々に行うこと。なお、増量する場合は心電図、特にQT時間のモニタリングが出来るように、適切な期間（1～2週間）投与した後に行い、不整脈のコントロールに必要な用量以上の投与を避けるようにすること。QT時間の延長（0.55秒以上）あるいはPQの延長、徐脈、血圧低下、心拡大等の異常所見が認められた場合には直ちに減量又は投与を中止すること。

【使用上の注意】
1. 慎重投与（次の患者には慎重に投与すること）
(1)～(13)の患者においては、少量から開始するなど投与量に十分注意するとともに定期的に心電図検査を実施すること。
　(1) 基礎心疾患（心筋梗塞、弁膜症、心筋症等）のない心不全を来すおそれのある患者［持続性心室頻拍、Torsades de pointes、心室細動等が発現するおそれが高いので、入院させて投与を開始すること］
　(2) 急性心筋梗塞（発症後2週間以内）後で左室機能不全（左室駆出率（LVEF）40％以下）を伴う患者［高用量投与により、投与初期における突然死の発生率が高いとの報告があるので、有用性が危険性を上回るか否かを十分検討すること。］
　(3) うっ血性心不全のある患者［心収縮力の低下により、心不全を悪化させるおそれがある。］
　(4) 刺激伝導障害（房室ブロック、洞房ブロック）のある患者［本剤は房室伝導を抑制する作用を有し、刺激伝導障害を更に悪化させるおそれがあり、入院させて投与を開始すること。］
　(5) 高齢者［入院させて投与を開始することが望ましい。］（「5. 高齢者への投与」の項参照）
　(6) 腎機能障害のある患者［本剤は腎臓からの排泄により体内から消失する薬剤であり、血中濃度が高くなりやすい。］（「薬物動態」6. 腎機能障害患者への投与法」の項参照）
　(7) 心電図上QT延長のみられる患者［Torsades de pointes又は持続性心室頻拍／心室細動の誘因となるおそれがある。］
　(8) 血清カリウム、血清マグネシウムの低下のある患者［Torsades de pointes又は持続性心室頻拍／心室細動の誘因となるおそれがある。］
　(9) 洞機能不全症候群の患者［洞徐脈、洞休止、洞停止を起こすおそれがある。］

(1)

図2.4　医療用医薬品添付文書の例1（一部を抜粋）

器系症状（3.9％），全身倦怠感，易疲労感等その他（4.6％）であった。臨床検査値異常については，中性脂肪（7.8％），AST（GOT）（2.7％），ALT（GPT）（3.4％），γ-GTP（1.4％），ALP（1.4％），LDH（1.4％），BUN（0.7％），尿酸（3.5％），CK（CPK）（1.8％）の上昇であった。

〈海外臨床試験成績における副作用（米国添付文書）〉
3,186例の不整脈患者（うち持続性心室頻拍1,363例）において認められた最も重要な副作用はTorsades de pointesと他の重篤な新たな心室性不整脈の発現で，発現率は心室頻拍及び心室細動患者でそれぞれ約4％，1％であった。副作用により本剤の投与を中止した症例は，全体の17％であり，本剤中止の原因となった主な副作用は，疲労（4％），徐脈（50拍/分未満），呼吸困難（2％），催不整脈（3％），無力症（2％），めまい（2％）であった。

また，1,292例の持続性心室頻拍及び心室細動患者を対象にした臨床試験において，本剤投与後に認められた有害事象（関連性の有無を問わず）のうち発現率が2％以上の有害事象とそれにより本剤の投与を中止した症例の比率を次表に記載した。

器官系	有害事象：（ ）内は投与中止患者の百分率（n＝1,292）
全身	感染（＜1），発熱（＜1），局所の疼痛（＜1）
心臓血管系	呼吸困難（2），徐脈（2），胸痛（＜1），動悸（＜1），浮腫（1），心電図異常（＜1），低血圧（2），催不整脈（3），失神（1），心不全（1），失神前状態（＜1），末梢血管障害（＜1），心臓血管障害（＜1），血管拡張（＜1），植込み型除細動器放電（＜1），高血圧（＜1）
神経系	疲労（2），めまい（1），無力症（1），頭のふらつき（1），頭痛（＜1），睡眠障害（＜1），発汗（＜1），異常精神状態（＜1），抑うつ（＜1），感覚異常（＜1），不安（＜1），気分変化（＜1），食欲障害（＜1），脳卒中発作（＜1）
消化器系	悪心／嘔吐（1），下痢（＜1），消化不良（＜1），腹痛（＜1），結腸障害（＜1），鼓腸放屁（＜1）
呼吸器系	肺障害（＜1），上気道障害（＜1），喘息（＜1）
尿生殖器系	尿生殖器障害（＜1），性的機能不全（＜1）
代謝系	検査値異常（＜1），体重変化（＜1）
筋骨格系	四肢の疼痛（＜1），背部痛（＜1）
皮膚及び付属器系	発疹（＜1）
血液	出血（＜1）
特殊感覚	視覚障害（＜1）

※(1) 重大な副作用
心室細動，心室頻拍，Torsades de pointes，洞停止，完全房室ブロック，心不全，心拡大：本剤の催不整脈作用による心室細動あるいは心室頻拍，Torsades de pointes，洞停止，完全房室ブロック，心不全，心拡大があらわれることがあるので，定期的に心電図検査及び胸部レントゲン検査又は心エコー検査を行い，異常が認められた場合には，減量又は投与を中止するなど適切な処置を行うこと（心室細動，心室頻拍又はTorsades de pointesの場合には下記の処置法を考慮）。
直流除細動，経静脈ペーシング，エピネフリンの投与，硫酸マグネシウムの投与

※(2) その他の副作用
下記のような副作用があらわれた場合には，症状に応じて適切な処置を行うこと。

種類＼頻度	5％以上	0.1～5％未満
呼吸器		労作時の息切れ
循環器	徐脈	低血圧，QT時間の延長，胸水貯留，動悸，浮腫
肝臓	中性脂肪の上昇	肝機能異常，LDH，AST（GOT），ALT（GPT），ALP，γ-GTPの上昇，総蛋白量の減少，アルブミンの低下
消化器		嘔気，嘔吐，腹痛，下痢
精神神経系		頭痛，頭重感，めまい，立ちくらみ，頭部拍動感，傾眠傾向，意識レベルの低下
皮膚		脱毛，発疹
腎臓		BUN，尿酸の上昇

種類＼頻度	5％以上	0.1～5％未満
血液		白血球分画の異常（好中球の減少，リンパ球の増加，好酸球の増加），赤血球数，ヘモグロビン，ヘマトクリット値の減少
電解質		血清カリウム，血清マグネシウムの上昇
その他		全身倦怠感，易疲労感，発熱，高血糖，CK（CPK）上昇

5．高齢者への投与
一般に高齢者では肝・腎機能が低下していることが多く，また体重が少ない傾向があるなど，副作用が発現しやすいので慎重に投与すること。なお，国内では78歳以上の高齢者に対する使用経験はない（「【薬物動態】6．腎機能障害患者への投与法」の項参照）。

6．妊婦，産婦，授乳婦等への投与
(1) 妊婦又は妊娠している可能性のある婦人には投与しないことが望ましい。［妊娠中の投与に関する安全性は確立していない。］
(2) 授乳婦への投与は避け，やむを得ず投与する場合は授乳を中止させること。［動物実験及びヒトにおいて母乳中への移行が報告されている。］

7．小児等への投与
低出生体重児，新生児，乳児，幼児又は小児に対する安全性は確立していない（使用経験がない）。

8．臨床検査結果に及ぼす影響
本剤投与中の患者では，尿中メタネフリン（カテコールアミン）の測定に分光分析を用いると見かけ上，測定値の上昇がみられることがある。このため，本剤投与中の患者に褐色細胞腫の検査を行う場合には，正確な診断が妨げられるおそれがあるので，測定は固相抽出によるHPLC等を用いること。

9．過量投与
過量投与により徐脈，うっ血性心不全，低血圧，気管支痙攣，低血糖，Torsades de pointes等の発現が予想される。その際には，本剤を中止又は減量し，十分に患者を観察すること。さらに，必要があれば以下の処置を行うこと。また，本剤は血漿蛋白にほとんど結合しないので，血漿中濃度を低下させるためには血液透析が有用である。
(1) 徐脈：アトロピンの投与，経静脈ペーシング
(2) 心ブロック：経静脈ペーシング
(3) 低血圧：エピネフリン，イソプロテレノール，ノルエピネフリンの投与
(4) 気管支痙攣：アミノフィリン，エアゾル型サルブタモールの投与
(5) Torsades de pointes：直流除細動，経静脈ペーシング，エピネフリンの投与，硫酸マグネシウムの投与

10．適用上の注意
薬剤交付時：PTP包装の薬剤はPTPシートから取り出して服用するよう指導すること。［PTPシートの誤飲により，硬い鋭角部が食道粘膜へ刺入し，更に穿孔をおこして縦隔洞炎等の重篤な合併症を併発することが報告されている。］

【薬物動態】
1．吸収[1]
健常成人男子に本剤40，80及び160mgを単回経口投与したとき，d-及びl-ソタロールの血漿中濃度推移に大きな差は認められず，投与後3時間前後で最高血漿中濃度に達し，7～11時間の半減期で消失した。Cmax及びAUCは投与量にほぼ比例して上昇し，d-及びl-ソタロールはともに線形性の薬物動態を示した。

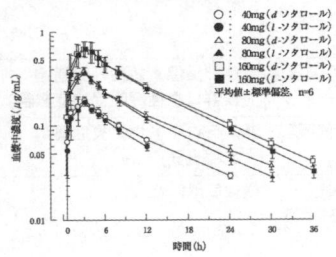

図2.4 医療用医薬品添付文書の例2（一部を抜粋）

表2.6 重篤副作用疾患別対応マニュアル一覧（平成20年1月現在）

年月日	部位	副作用名	症状
平成18年11月21日	皮膚	スティーブンス・ジョンソン症候群	「高熱（38℃以上）」、「目の充血（じゅうけつ）」、「めやに（眼分泌物（がんぶんぴつぶつ））」、「まぶたの腫（は）れ」、「目が開けづらい」、「くちびるや陰部（いんぶ）のただれ」、「排尿（はいにょう）・排便（はいべん）時の痛み」、「のどの痛み」、「皮ふの広い範囲が赤くなる」が見られ、その症状が持続したり、急激に悪くなったりする
平成18年11月21日	皮膚	中毒性表皮壊死症（中毒性表皮壊死融解症）	「高熱（38℃以上）」、「目の充血（じゅうけつ）」、「くちびるのただれ」、「のどの痛み」、「皮ふの広い範囲が赤くなる」が見られ、その症状が持続したり、急激に悪くなったりする
平成19年6月27日	皮膚	薬剤性過敏症症候群	「皮ふの広い範囲が赤くなる」、「高熱（38℃以上）」、「のどの痛み」、「全身がだるい」、「食欲が出ない」、「リンパ節がはれる」などが見られ、その症状が持続したり、急激に悪くなったりする
平成19年6月27日	腎臓	急性腎不全	「尿量が少なくなる」、「ほとんど尿が出ない」、「一時的に尿量が多くなる」、「発疹」、「むくみ」、「体がだるい」
平成19年6月27日	腎臓	間質性腎炎（尿細管間質性腎炎）	「発熱」、「発疹（ほっしん）」、「関節の痛み」、「はき気、嘔吐（おうと）、下痢、腹痛などの消化器症状」など、またこれらの症状が持続したり、その後に「むくみ」、「尿量が少なくなる」などが見られた場合は、すぐに医療機関を受診してください。
平成19年6月27日	血液	再生不良性貧血	「あおあざができやすい」、「歯ぐきや鼻の粘膜からの出血」、「発熱」、「のどの痛み」、「皮膚や粘膜があおじろくみえる」、「疲労感」、「どうき」、「息切れ」、「気分が悪くなりくらっとする」、「血尿」
平成19年6月27日	血液	薬剤性貧血	「顔色が悪い」、「疲れやすい」、「だるい」、「頭が重い」、「どうき」、「息切れ」
平成19年6月27日	血液	出血傾向	「手足に点状出血」、「あおあざができやすい」、「皮下出血」、「鼻血」、「過多月経」、「歯ぐきの出血」
平成19年6月27日	血液	無顆粒球症（顆粒球減少症、好中球減少症）	「突然の高熱」、「さむけ」、「のどの痛み」
平成19年6月27日	血液	血小板減少症	「手足に点状出血」、「あおあざができやすい」、「出血しやすい（歯ぐきの出血・鼻血・生理が止まりにくい）」
平成19年6月27日	血液	血栓症（血栓塞栓症、塞栓症、梗塞）	「手足のまひやしびれ」、「しゃべりにくい」、「胸の痛み」、「呼吸困難」、「片方の足の急激な痛みや腫れ」
平成19年6月27日	血液	播種性血管内凝固（全身性凝固亢進障害、消費性凝固障害）	「あおあざができやすい」、「鼻血」、「歯ぐきの出血」、「血尿」、「鮮血便」、「目（結膜）の出血」などの出血症状に加えて、「意識障害」、「呼吸困難」、「どうき」、「息切れ」、「尿が出なくなる」、「黄疸」などの臓器症状が持続あるいは急激に悪化する
平成18年11月21日	呼吸器	間質性肺炎	「階段を登ったり、少し無理をしたりすると息切れがする・息苦しくなる」、「空咳（からせき）が出る」、「発熱する」などが見られ、これらの症状が急に出現したり、持続したりする
平成18年11月21日	呼吸器	急性肺損傷・急性呼吸窮迫症候群（急性呼吸促迫症候群）	「息が苦しい」、「咳（せき）・痰（たん）がでる」、「呼吸がはやくなる」、「脈がはやくなる」
平成18年11月21日	呼吸器	非ステロイド性抗炎症薬による喘息発作	「息をするときゼーゼー、ヒューヒュー鳴る」、「息苦しい」
平成18年11月21日	神経・筋骨格系	横紋筋融解症	「手足・肩・腰・その他の筋肉が痛む」、「手足がしびれる」、「手足に力がはいらない」、「こわばる」、「全身がだるい」、「尿の色が赤褐色になる」
平成18年11月21日	神経・筋骨格系	白質脳症	「歩行時のふらつき」、「口のもつれ」、「物忘れ」、「動作緩慢（かんまん）」などの症状
平成18年11月21日	神経・筋骨格系	薬剤性パーキンソニズム	「動作が遅くなった」、「声が小さくなった」、「表情が少なくなった」、「歩き方がふらふらする」、「歩幅がせまくなった（小刻み歩行）」、「一歩目が出ない」、「手が震（ふる）える」、「止まれず走り出す事がある」、「手足が固い」
平成18年11月21日	内分泌	偽アルドステロン症	「手足のだるさ」、「しびれ」、「つっぱり感」、「こわばり」が見られ、これらに加えて、「力が抜ける感じ」、「こむら返り」、「筋肉痛」が現れて、だんだんきつくなる

独立行政法人医薬品医療機器総合機構ホームページより

表2.7　病院薬剤部でのプレアボイド事例

1. 患者様との面談により得た情報より，副作用・相互作用を発見
    初回面談時で「乳糖不耐性」の情報を得ていました。牛乳とトロンビンの指示が出され，下痢が出現。薬剤師から主治医に牛乳からマーロックスへの変更を依頼，その結果下痢症状は改善。

2. 剤形を工夫したことにより，薬物療法を適正化した事例
    アミノレバンENを処方され水とフレーバーに溶かし，服用したところ，嘔気・悪心が出現。主治医より内服中止の指示がありましたが，薬剤師よりゼリー状にして投与してはと提案。その後，内服（ゼリー状）可能となり，アンモニア値も低下。

3. 生化学検査より，副作用・相互作用を発見した事例
    整形外科より処方されたセフメタゾールを投与したところ，（1月20日より）1月20日には問題なかった肝機能データが1月24日にはGOT283・GPT236上昇。カルテにコメントを記入し，セフメタゾール中止。2月2日GOT58・GPT268，2月22日GOT30・GPT32と正常化。

三重県病院薬剤師会ホームページより；
http://homepage2.nifty.com/miekenbyoinyakuzaisi/index.htm

サインの異常や急変に対応できる能力，特に，薬によってひき起こされる急変とその対策，薬の副作用に対する対応と予防に努め，また，医師，看護師などの医療チームへの医薬品情報の提供と研修などを通じて指導のできる薬剤師となるべきことが望まれる。そのため卒後研修システムや大学でのシラバスでのこれらの実力が養成されるような仕組みを構築すべきである。チーム医療の中で医薬品の安全管理，医薬品の適正使用に薬剤師の果たす役割は大きい。

参考文献

- 〆谷直人　臨床検査技師のための救急マニュアル，p1，医歯薬出版（2003）
- 吉田武美，竹内幸一編「NEW医薬品の安全性学」p9，廣川書店，2007年
- 井尻好雄，加藤隆児，田中一彦；月刊薬事　40（6），59-64（2007）
- 日本薬剤師会編「第十二改訂調剤指針」p306，薬事日報社，2006年
- 厚生労働省「医薬品・医療機器等安全性情報」No.149（1998），No.156（1999）
- 佐藤均，伊賀立二「重大な副作用とそのモニタリング」p321-328，じほう社，1998年
- 飯田純一，加賀谷肇；Expert Nurse，22（13），65-70（2006）
- 日本病院薬剤師会編，「重大な副作用回避のための服薬指導情報集1」p29-31，じほう社，1997年
- 中村千鶴子，中野眞汎「重大な副作用とそのモニタリング」p463-468，じほう社，1998年
- 村主薫里，山下和彦，服薬指導ケーススタディー，プレアボイド症例，Clinical Pharmacist 3, 6-7（2004）
- 太田伸　他，プレアボイド報告を介した薬薬連携，Clinical Pharmacist 3, 8-9（2004）
- 菅野一男；Expert Nurse，22（13），52-55（2006）
- 長田圭三，三宅良彦；Expert Nurse，22（13），33-37（2006）
- 日本病院薬剤師会編，「重大な副作用回避のための服薬指導情報集1」p158-161，じほう社，1997年
- 日本薬剤師会編「第十二改訂調剤指針」p63，薬事日報社，2006年
- 日本病院薬剤師会編，「重大な副作用回避のための服薬指導情報集1」p 95-97，じほう社，1997年
- 原芳樹；Expert Nurse，22（13），47-51（2006）
- 小原淳；Expert Nurse，22（13），60-63（2006）
- 齋藤充生；月刊薬事　40（6），19-24（2007）

MEMO

第3章

緊急検査，バイタルサインの異常のチェックとME機器でのアラームサイン

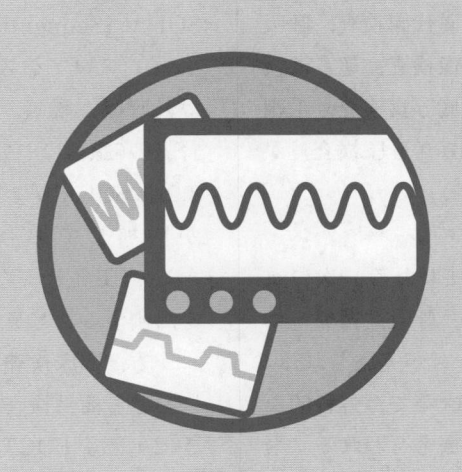

第3章 緊急検査，バイタルサインの異常のチェックとME機器でのアラームサイン

　この章では，急変の状況を判断するために，バイタルサインの異常のチェックとその測定方法，緊急検査，ME機器でのアラームサインの意義について解説した。また，心電図のチャートを掲載したので，ここからある程度心臓の疾患を読み取れるようになってほしい。

3.1　急変時の検査の流れ

　救急患者が搬送されてきたならば，まず身体評価のための検査が行われる。検体検査（微生物学的検査，血清学的検査，血液学的検査，病理学的検査，寄生虫学的検査，生化学的検査）と生理学的検査（体表誘導による心電図検査，心音図検査，頭皮誘導による脳波検査，針電極を除く筋電図検査，眼振電図検査，重心動揺計検査，基礎代謝検査，呼吸機能検査，脈波検査，熱画像検査，超音波検査，磁気共鳴画像検査，眼底写真検査，毛細血管抵抗検査，経皮的血液ガス分圧検査）が必要に応じて行われる。

　これには，必要に応じてレントゲン・CT・MRI，脳波計などが使われる。次に重傷であれば集中治療室にて，呼吸，循環，体液維持のためのモニタリングが実施される。当然ながら臨床検査の結果次第で，外科的な手術が施されるし，薬物治療も行われる。緊急検査の項目は，各センターの得意な専門科により独自の測定セットが決められているようである。

　集中治療室に入室した患者の重症度を客観的に評価するために開発されたものがAPACHE（Acute Physiology and Chronic Health Evaluation）Ⅱスコアリングシステムである。APACHEⅡは急性生理学的スコア（Acute Physiology Score：APS），年齢ポイント，慢性疾患ポイントの3つの部分からなり，それぞれの点を合計してAPACHEⅡスコアとする。このスコアが高いほど重症度が高く（**表3.1**），死亡率とも相関している。APACHEⅡより精度を増したAPACHEⅢスコアリングシステムも開発されているが，現在はAPACHEⅡの方が広く普及している。

　APACHEⅡが主として入院時の状態からこれに対して，不全臓器数とそれぞれの重症度から多臓器不全（Multiple Organ Failure：MOF）の重症度を判定するものが，SOFA（Sequential Organ Failure Assessment）スコアシステムである。SOFAスコアは，呼吸，凝固，肝臓，循環，中枢神経系，腎臓の6臓器について5段階の評価を行う（**表3.2**）。SOFAスコアが高いほど，障害臓器数が増加しており，死亡率も高くなる。APACHEⅡと異なり，毎日経時的に重症度を評価することができる。

　一方，臨床検査技術の進歩は救急医療現場における簡易検査や迅速検査を大きく変えてきている。POCT（Point-of-Care Testing）は，患者に近い場所で迅速かつ簡便に行われる臨床検査の総称であり，病院の検査室や外注検査センター以外の場所で実施されるすべ

表3.1　APACHE Ⅱによる患者重症度の評価
(A) 急性生理学的スコア

変数	スコア								
	4	3	2	1	0	1	2	3	4
直腸温（℃）	≦29.9	30-31.9	32-33.9	34-35.9	36-38.4	38.5-38.9		39-40.9	≧41
平均静脈圧（mmHg）	≦49		50-69		70-109		110-129	130-159	≧160
心拍数（/分）	≦39	40-54	55-69		70-109		110-139	140-179	≧180
呼吸数（/分）	≦5		6-9	10-11	12-24	25-34		35-49	≧50
A-aDO$_2$（F$_1$O$_2$≧0.5）					<200		200-349	350-499	≧500
PaO$_2$（F$_1$O$_2$<0.5）	<55	55-60		61-70	>70				
動脈血pH	<7.15	7.15-7.24	7.25-7.32		7.33-7.49	7.50-7.59		7.60-7.69	≧7.70
血清HCO$_3^-$（mmol/l）（血液ガスないとき）	<15	15-17.9	18-21.9		22-31.9	32-40.9		41.51.9	≧52
血清Na（mmol/l）	≦110	111-119	120-129		130-149	150-154	155-159	160-179	≧180
血清K（mmol/l）	<2.5		2.5-2.9	3.0-3.4	3.5-5.4	5.5-5.9		6.0-6.9	≧7.0
血清クレアチニン（mg/dL）（急性腎不全があれば2倍）			<0.6		0.6-1.4		1.5-1.9	2.0-3.4	≧3.5
ヘマトクリット（％）	<20		20-29.9		30-45.9	46-49.9	50-59.9		≧60
白血球数（×100/mm^3）	<1		1-2.9		3-14.9	15-19.9	20-39.9		≧40
Glasgow Coma Scale					15-GCS				

(B) 年齢ポイント

年齢（歳）	得点
≦44	0
45≦〜≦54	2
55≦〜≦64	3
65≦〜≦74	5
≧75	6

(C) 慢性疾患ポイント

以下のいずれかがあれば，予定手術には2点，緊急手術には5点を加算する
1. 生検によって確定した肝硬変
2. 心不全：NYHA Ⅳ度
3. 重篤な慢性閉塞性肺疾患（高二酸化炭素症，在宅酸素療法）
4. 慢性透析
5. 免疫不全

APACHE Ⅱ スコア＝（A）＋（B）＋（C）

ての臨床検査を含む。POCT実施の対象となる医療の場面は，①救急救命センターやICU・CCU，手術室などにおける患者モニター，②入院患者のベッドサイドでリアルタイムに行う検査，③外来での診療中に直ちに結果を得るための簡易・迅速検査，④糖尿病患者が血糖値を測定する簡易法血糖測定（グルコースモニタ）まで広範にわたる。

救急医療の現場では，急性心筋梗塞の早期診断や肺血栓栓塞症の除外診断が早急に必要

表3.2 SOFAによる多臓器不全の重症度判定
SOFAスコア

	0	1	2	3	4
呼吸 Oxygenation index (PaO_2/F_1O_2)	>400	≦400	≦300	≦200 人工呼吸器	≦100 人工呼吸器
凝固 血小板数（×1万/mm^2）	>15	≦15	≦10	≦5.0	≦2.0
肝臓 総ビリルビン（mg/dL）	<1.2	1.2〜1.9	2.0〜5.9	6.0〜11.9	>12.0
循環 低血圧，昇圧薬 （μg/kg分） 昇圧薬は1時間 以上の投与	平均動脈圧 ≧70mmHg	平均動脈圧 <70mmHg	ドパミン≦5 or ドブタミン （投与速度を 問わず）	ドパミン>5 or アドレナリン ≦0.1 or ノルアドレ ナリン≦0.1	ドパミン>15 or アドレナリン >0.1 or ノルアドレ ナリン>0.1
中枢神経系 GCSスコア	15	13〜14	10〜12	6〜9	<6
腎臓 血清クレア チニン（mg/dL） 尿量	<12	1.2〜1.9	2.0〜3.4	3.5〜4.9 or <500mL/日	>5.0 or <200mL/日

となるが，その際に生化学マーカーである心筋トロポニンTやミオグロブリン，D-ダイマーなどをPOCTで迅速に測定している（図3.1）。これは，早期に的確な治療を可能とし，患者の蘇生率向上につながっている。また，病院の緊急外来や手術室などで，患者の容態をリアルタイムで把握するために使用されている血液ガス測定装置もPOCTのひとつである。そのほか，救急医療現場のみならず一般内科や小児科等の診療所などで急速に普及しているのが，インフルエンザやアデノウイルス，溶連菌などの感染症診断のためのPOCTキットである。特にインフルエンザの診断については，感染初期に著しい効果を発揮するインフルエンザ治療薬の投与のためにも迅速診断は必要であり，現在では一般内科で80%以上，小児科ではほぼ100%の診療所で利用されている。現行製品ではA型/B型を一度に検査できるワンデバイス型が主流となり，診断精度の向上とともに，簡便性という面でも大きな進歩を遂げている。近年ではデバイスの小型化によって，救急医療の現場において，POCTはますます普及している。

POCTの開発は，技術的な点から第1世代

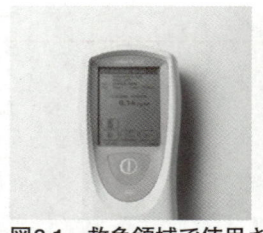

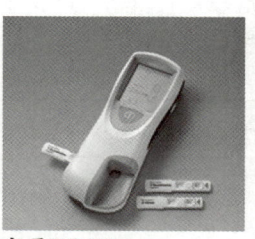

図3.1 救急領域で使用されるPOCT
写真のPOCTは，急性心筋梗塞の早期診断や肺血栓塞栓症の除外検査に有用な生化学マーカーである心筋トロポニンTやミオグロビン，D-ダイマーなどを全血で測定することが可能なPOCT機器である。バッテリーパックを導入することで持ち運びが可能となり，救急外来・病棟・循環器外来など病院内の様々な場所での測定ができ，救急救命の現場でより利用しやすい設計となっている。（写真提供：日本光電）

表3.3 各バイタルサインの正常範囲，単位，測定機器

項目（参照）	正常範囲（単位）	測定機器（方法）	備考
体温（pX）	腋窩温 36.5〜37.2（℃） 小児：約37℃ 高齢者：35℃〜	水銀体温計 電子体温計	口腔温：腋窩温より0.1〜0.2℃高い 直腸温：腋窩温より0.2〜0.5℃高い
脈拍（pX）	60〜100（回/分またはbpm）	「15秒×4」の測定 パルスオキシメーター	不整脈の場合は1分間の正確な測定 SaO_2から脈波を計算
呼吸（pX）	呼吸数12〜18（回/分） 動脈血酸素分圧（PaO_2） 100－0.3×年齢（mmHg） 動脈血酸素飽和度（SaO_2） 96〜98（％）	血液ガス分析装置 パルスオキシメーター	動脈血を採血 極度の血圧低下，浮腫，手指の血液循環悪化では不正確
血圧（pX）	<130/85（mmHg）	1）非観血的血圧測定 　自動血圧計 　超音波発信機・受信機 2）観血的血圧測定 　直接測定	最も一般的 精度が優れている 手術室，ICU，CCUで使用
意識（pX）		JCS GCS	重症であるほど点数が大きい 重症であるほど点数が小さい

から第3世代にわけることができる。第1世代のPOCTは，既存の検査手法を用い，測定時間を比較的短くしたもので，検査結果が目で見て分かる定性検査や，ラテックス法などの半定量検査が中心となっていた。第2世代のPOCTは，イムノアッセイなどを測定原理とし，カートリッジやストリップなどを利用した簡易検査法が主体となり，小型・迅速・簡単というPOCTの条件を満たすものになっている。さらに第3世代のPOCTとして，手の平サイズ，数分以内の検査スピード，オールインワンを実現する『より小型・より迅速・より簡単』を目指したものが考えられている。代表的な製品としては，最新のセンサー技術を利用したDNAチップやタンパクチップなど，Lab-on-A-Chipを実現したものである。Lab-on-A-Chipとは，カードサイズのガラスなどの基板上に，半導体微細加工技術などを用いて微小な溝やくぼみを作製し，基板上で反応・分離・検出など，すべての検査工程を処理するものであり，すでに実用化に向けて様々な企業で開発が進められている。

今後注目されるPOCT開発のポイントとして，遺伝子に関する情報に基づいて個人の体質に合わせた治療や予防を行うテーラーメイド医療や社会の高齢化・グローバル化にともなってリスクが増大している生活習慣病や感染症などへの対応が挙げられる。

このように，さまざまな分野で利用が拡大しているPOCTであるが，使用方法や使用上の注意について，きちんと理解しておくことは重要である。また，有効期限や保管方法などについても，十分注意を払う必要がある。一方，検査機器やキットによっては，感度や特異性には差があり，臨床の所見と異なる場合がある。その場合は，再検査や別の方法による確定診断が必要になる。これらの問題に対応するために，多くの病院で検査部門や臨床検査技師がPOCTに積極的に関わり，POCTコーディネーターとして活動を開始している。

表3.4　バイタルサインの異常のチェックポイント

自覚症状の変化	1. 初めて，あるいは過去に体験した異常な症状の認知と変化
	2. 特に痛みの出現とその性状の変化
意識症状の変化	1. いつもと異なる行動（会話がおかしい，多弁，不要な言動がある，表情の変化）
血圧の変化	1. 安静時収縮期血圧の変化（20〜30％以上）
	2. 拡張期血圧の異常な上昇（120〜130mmHg）
	3. 脈圧の低下
脈拍の変化	1. 頻脈または徐脈
	2. 脈拍欠損（10回/分以上），交互脈
呼吸の変化	1. 呼吸回数の増加
	2. 異常な呼吸音
	3. 異常な呼吸パターン
	・胸郭の左右非対称の上下運動
	・努力呼吸（鼻翼呼吸，下顎呼吸や肩で息をするなどの呼吸状態）
	・起坐呼吸
	・睡眠時の舌根沈下
	・チアノーゼ
体温の変化	1. 異常な熱型
	・弛張熱
	・悪寒・戦慄
皮膚の変化	1. 冷汗，湿潤，末梢冷感，チアノーゼ

3.2 バイタルサインの異常のチェックとその測定

　患者の基本的な観察項目として用いられるバイタルサインは，呼吸，脈拍，血圧，体温に意識を加えた5項目である。歩いて通常の外来を受診した患者は，バイタルサインが安定していることが容易に考えられるので，特に確認を行うことはないが，救急患者や患者の急変時では，まずバイタルサインの確認を行い，異常があればその安定化を図ることがすべての処置に優先する。

　このバイタルサインに先駆けて，栄養の状態を確認する。栄養の状態は，皮下脂肪組織の発達の程度で判断される。体重を計測し，標準体重との比較によって栄養状態を評価する。標準体重の算出法にはいろいろあるが，現在ではBMI（body mass index：体容量指数，肥満指数）を22とした次式が使用される。

$$標準体重 = 身長 (m)^2 \times 22$$
$$BMI = 体重 \div 身長 (m)^2$$

　肥満（obesity）は，単に体重が多すぎるということではなく，体を構成する成分のうち，脂肪組織の占める割合が異常に増加した状態と定義する。しかし，実際には脂肪組織の測定が一般的ではないので，肥満度が20％以上（BMIが26.4以上）であるときを肥満と判定している。なお，高血圧症，高脂血症，糖尿病のいずれかがみられたり，内臓脂肪が多い場合には，BMIが25以上も肥満として扱う。肥満の原因は，カロリーのとりすぎ，もしくは体質に基づく単純性肥満（本態性肥満）が最も多い。内分泌疾患・視床下部障害・遺伝

表3.5　JCSによる意識障害の評価

I	刺激しなくても覚醒している
1	意識清明とはいえない
2	見当識障害がある
3	自分の名前，生年月日が言えない
II	刺激すると覚醒する
10	呼びかけに容易に開眼する
20	刺激で開眼する（離握手など簡単な命令に応じる）
30	かろうじて開眼する
III	刺激しても覚醒しない
100	痛み刺激に対し，払いのけるような動作をする
200	痛み刺激で手足を動かしたり，顔をしかめたりする
300	痛み刺激にまったく反応しない

1) 必要があれば，患者の状態を付加する。
　R（Restlessness）：不穏，I（Inconfinence）：失禁，A（Akinetic mutism）：自発性喪失
2) 評価例：II-20，III-100，3-AR など

表3.6　GCSによる意識障害の評価

開眼（E）（Eye Opening）		
	自発的に	4点
	呼びかけにより	3点
	疼痛により	2点
	開眼せず	1点
発語（V）（Best Verval Response）		
	指南力良好	5点
	会話混乱	4点
	言語混乱	3点
	理解不明な声	2点
	発言せず	1点
運動機能（M）（Best Motor Response）		
	命令に従う	6点
	疼痛部認識可能	5点
	逃避反射	4点
	異常な屈曲反応	3点
	伸展反応	2点
	まったく動かない	1点

1) 開眼・発語・運動機能の各項目を合計する。最重症は3点で，意識障害なしは15点となる。
2) 必要時，患者の状態が付記される。T：気管挿管，気管切開，A：失語症，E眼瞼浮腫
3) 評価例：E：3＋V：2＋M：4など

性疾患など，何らかの基礎疾患があって肥満になるものを症候性肥満という。症候性肥満としては内分泌疾患によるものが多く，副腎機能亢進症（Cushing症候群），性腺機能不全，甲状腺機能低下症などがある。

やせ（emaciation）は，脂肪組織だけでなく，筋肉などの除脂肪組織までもが減少した状態と定義される。やせにも単純性と症候性がある。単純性やせは，食物不足やダイエットが原因となる。症候性やせは，神経性食思不振症にみられるような精神的影響や，消化器疾患のために食事の摂取が不十分であったり，吸収不良の場合に起こる。栄養状態（脂肪量，血漿タンパク量，肝酵素量など）により，薬効が影響を受けるので注意が必要である。

一方，重症患者のバイタルサインは，いったん確認された後も時間とともに変動することがあるので，状態が落ち着いていることが確認されるまでは繰り返しの観察が必要である。

3.2.1　意識のチェックポイント

意識レベルの評価により，呼吸・脈拍・血圧・体温の異常が最重要臓器である脳に対してどの程度影響を与えるかを知ることができる。バイタルサインとしての意識は，大脳皮質機能を反映する内容の障害ではなく，間脳から上位脳幹にわたって存在する網様体賦活系の機能による覚醒障害の有無である。

覚醒障害の評価はJCSでは桁数で表される。すなわち，1桁（1，2，3）であれば生死に関わる脳幹部障害はなく，2桁（10，20，30）および3桁（100，200，300）の意識レベルで間脳～上位脳幹の障害が起こりつつあることが予測される（表3.5）。一方，多弁，不穏，失見当識などの軽い意識障害は，ショックや呼吸不全の初期症状として現れることがあるので，その他のバイタルサインを確認する必

要がある。

1) JCS（Japan Coma Scale：ジャパン・コーマ・スケール）

JCSは呼びかけや痛みなどの刺激に対する覚醒の程度によって評価を行う。覚醒度を大きく3段階に分け，それぞれをさらに3段階に分けているので，3-3-9度方式とも呼ばれる。短時間で簡便に意識レベルの評価ができるため，間脳・中脳・延髄への侵襲の目安として判定しやすい。したがって，緊急時によく用いられている。なお，comaとは意識障害の1つで昏睡の意味である。

2) GCS（Glasgow Coma Scale：グラスゴー・コーマ・スケール）

GCSはイギリスのグラスゴー大学で発表された。世界的に通用する評価法であることが最大の特徴である。しかしながら，「開眼・発語・運動機能」の3側面の総和で評価するため複雑であり，1項目でも判定が困難な場合に

表3.7　呼吸状態のチェックポイント

呼吸の有無確認→呼吸をしていない場合は直ちに救命処置
呼吸状態の観察項目 ・呼吸数 ・深さ ・リズム ・呼吸音 ・胸郭の動き ・体位・姿勢

は意味をなさないという問題がある。亜急性から慢性期の患者で有用とされている。

3.2.2　呼吸のチェックポイント

呼吸には細胞レベルで酸素と二酸化炭素の交換を行う内呼吸と胸郭や横隔膜の動きにより空気が肺内を出入りする外呼吸の2つがある。バイタルサインとしての呼吸は後者の肺呼吸である。

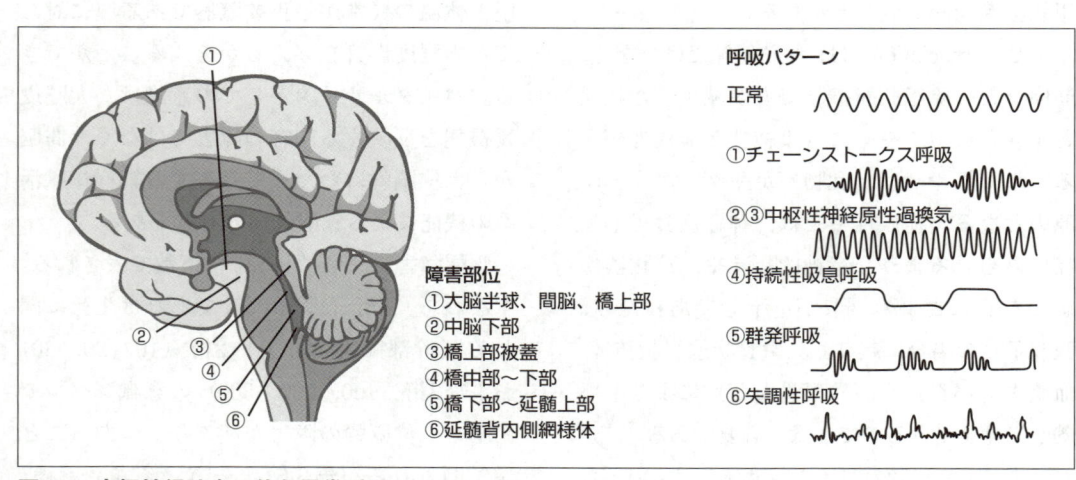

図3.2　中枢神経障害に伴う異常呼吸

障害部位
①大脳半球、間脳、橋上部
②中脳下部
③橋上部被蓋
④橋中部～下部
⑤橋下部～延髄上部
⑥延髄背内側網様体

呼吸パターン
正常
①チェーンストークス呼吸
②③中枢性神経原性過換気
④持続性吸息呼吸
⑤群発呼吸
⑥失調性呼吸

呼吸は延髄網様体に存在する呼吸中枢により調節されており、中枢神経系の障害により特徴的な呼吸様式がみられる。①チェーンストーク呼吸は大脳半球・間脳・橋上部、②中枢性神経原性過換気は中脳下部・橋上部被蓋、③持続性吸息呼吸は橋中部～下部、④群発呼吸は橋下部～延髄上部、⑤失調性呼吸は延髄背内側網様体の障害で出現する。

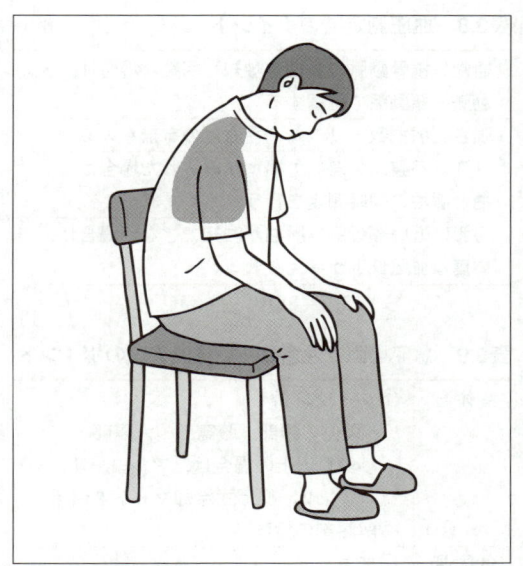

図3.3 起坐呼吸
起座呼吸は，気管支喘息の発作時や肺気腫などの慢性閉塞性肺疾患の患者が仰臥位になって肺うっ血が増強したり，横隔膜の動きが制限された結果，座り込んで呼吸をすることである。

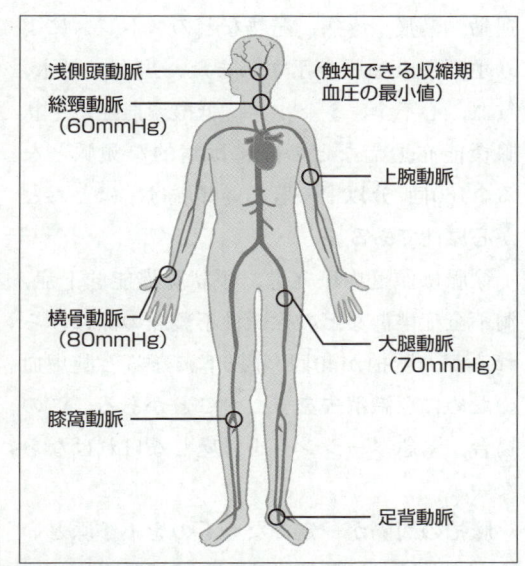

図3.4 体表面から脈拍を触れる主な部位
図に示した部位では体表面から脈拍を触れることができる。しかしながら，（ ）内に示した収縮期血圧が保たれていないと触知は困難である。

1) 呼吸数

健常成人の呼吸数は14〜20回/分であるが，運動，興奮，疼痛，不安，発熱などのストレスにより生理的な頻呼吸となる。また，心不全・ショックなどの循環器障害や肺炎などの呼吸器障害によって病的な頻呼吸となる。成人の場合，呼吸数が5回/分以下または30回/分以上であれば人工呼吸が必要となることが多い。

2) 呼吸様式の異常

呼吸は延髄網様体に存在する呼吸中枢により調節されており，中枢神経系の障害により特徴的な呼吸様式がみられる（図3.2）。一方，上気道の閉塞や呼吸不全の場合，吸気時に鎖骨上窩や肋間が陥凹したり，鼻翼が開く，下顎を前後に振るなどの努力様呼吸がみられる。気管支喘息の発作時や肺気腫などの慢性閉塞性肺疾患の患者は仰臥位になると肺うっ血が増強したり，横隔膜の動きが制限されるため，座り込んで呼吸をすることがある。これを起座呼吸（図3.3）という。

3.2.3 脈拍のチェックポイント

脈拍は，心臓の収縮により動脈内に送り出された血液が末梢に到達する際に血管壁を内側から押し広げる拍動である。脈拍の触知により間接的に心拍動が確認され，脈拍数，拍動の強さ，不整脈の有無などを知ることにより，循環動態を推測することができる。図3.4の位置において，体表面から脈拍を触れることができるが，一般的な触診の部位は橈骨動脈，大腿動脈，総頸動脈であり，それぞれ80mmHg，70mmHg，60mmHg程度の収縮期血圧が保たれていないと触知は困難である（図3.4）。

健常成人の脈拍は60〜100回/分であるが，

運動，緊張，疼痛，発熱などのストレスにより生理的な頻脈を示す．また，出血，脱水，貧血，心不全，ショック，低酸素血症，甲状腺機能亢進症などの際には病的な頻脈となる．160回/分以上の著しい頻脈は，ほとんどが心原性である．

徐脈は頭蓋内圧亢進，甲状腺機能低下症，洞不全症候群などの徐脈性不整脈の際にみられるが，脈拍が40回/分以下になると脳虚血のために意識消失をきたすことがある．この場合，緊急ペーシングを考慮しなければならない．

脈拍の間隔が一定でないものを不整脈というが，しばしば遭遇するものに深呼吸に伴って生ずる病的意義のない呼吸性不整脈がある．一方，規則的な脈の途中に異常な脈拍を触れたり逆に欠けたりする期外収縮や1拍1拍がバラバラのリズムで脈をうつ心房細動などがあるが，この場合は確定診断のために心電図の記録が必要となる．

3.2.4 血圧のチェックポイント（表3.8）

血圧とは心臓から拍出された血液が動脈の血管壁を内側から外側に圧迫する圧力である．血圧の測定には聴診法と触診法があり，一般には聴診法により収縮期血圧と拡張期血圧を測定する．緊急時には触診法でおおよその収縮期血圧のみを測ることもある．血圧測定時に使用する血圧計は測定精度が約5%であるため，5mmHg以下の測定値の差に関しては意味がない．また左右の上腕で測定した収縮期血圧の差は10mmHg以内が正常範囲である．一方，ベッドサイドで通常用いられる非観血的自動血圧計は，聴診法に比較して若干高めの数値を示すことが多い．また，ショックなどで著しい低血圧をきたしている状態では聴診法や触診法では血圧の測定が困難と

表3.8 血圧測定時のポイント

通常は橈骨動脈の脈拍を触知（困難な場合は，大動脈・頚動脈で確認する）
強さと脈拍数・リズム・左右差の有無をみる
リズム不整，欠滞（欠損）がみられた場合は，心拍と脈拍の同時測定を行う
心臓に近い頚動脈で脈拍が触知できない場合は，重篤な血圧低下が考えられる

表3.9 急変場面で注意したい体温管理のポイント

高体温	①クーリング ・両側の頚部・腋窩部・大腿部 ・40℃以上の場合は，アルコールクーリング，循環式冷却マットを併用 ②解熱剤の投与
低体温	①加温 ・30℃以上：電気毛布，循環式加温マットで外表加温 ・20℃台の重症低体温：心臓を先に加温 ②重度低体温患者に外表加温を行うと，低酸素，アシドーシス，ショックの危険性あり

なるため，ドップラー血流計などを用いて測定する．

収縮期血圧と拡張期血圧の差である脈圧は心拍出量の目安となる．脈圧が30mmHg以下になると心拍出量低下や循環血液量減少が疑われる．また，体内の各臓器をかん流する圧は平均血圧で表されるが，平均血圧＜70mmHg以下が持続する状態では脳・心臓・腎臓に対する血液量が不十分となり，昇圧処置を含めた救急対応が必要になる．

3.2.5 体温のチェックポイント（表3.9）

体温は通常，腋窩・口腔内などの密閉された皮膚表層で測定するが，深部体温を反映させるためには腋窩で10分以上，口腔内で5分

以上かけて測定する必要がある．一方，深部体温によく相関する測定部位としては直腸体温が一般的であり，正常値は37.1℃である．その他として膀胱・食道・脳内などの温度を測定することができる．皮膚温は環境温度の変化を受けやすく，皮膚血流や発汗により大きく左右される．通常の皮膚温は体幹で34℃，四肢で28℃である．

体温調節中枢は視床下部にあり，外傷や脳血管障害等で急性の障害を受けると中枢性過高熱が起こる．一方，脳腫瘍などの慢性病変では低体温となることがある．持続する高熱は脳における酸素消費量を増大させ，不可逆性の神経障害をきたす原因になるため，救急対応が必要となる．

3.3 急変時によく使われる緊急検査とパニックバリュー

3.3.1 パニックバリューとは

パニックバリュー（panic value・パニック値）とは，「直ちに治療を要する生命の危機を示唆する異常値」とされ，パニックバリューを認めることは急変，もしくは急変の可能性を示唆する．一方，よく似た表現に極端値（極異常値）があるが，これは統計学的に稀にしか見られない検査値のことで，パニック値とは区別して用いられる．**表3.10**に代表的なパニックバリューを示す．

現在多くの病院では，ほとんどリアルタイムに外来や病棟の端末で検査結果を確認することが可能である．一方で主治医は診察中等の状況下ではその検査結果を直ちに確認できる状況にあるとは限らないため，電子カルテ等のシステムでは必ずしもパニックバリューが迅速かつ有効に利用される保証はない．したがって施設ごとに，通常の検査結果報告とは異なる方法で主治医に必要に応じて確実に連絡がとれるシステムを確立する必要がある．

次に，急変時に出現する代表的なパニックバリューを紹介する．

3.3.2 急変時に利用される緊急検査

①動脈血液ガス分析

血液ガス分析は，動脈血を嫌気的に採血したサンプル血液中の酸素分圧と酸塩基平衡状態を知る検査であり，大きく異常値を示す場合は生命の直接的な危機が発生していることを意味する．現在では多くの血液ガス分析装置でサンプル中のpH，$PaCO_2$（二酸化炭素），PaO_2（酸素）値のみならずCOHb（一酸化炭素ヘモグロビン），MetHb（メトヘモグロビン），電解質，グルコース，乳酸などを測定することが可能であり，これらの値からも急変の原因をある程度類推することが可能である．

①-1 呼吸不全

呼吸不全とは「肺のガス交換能が障害されたためにおこるPaO_2や$PaCO_2$の異常であり，このために生体の正常な機能を維持できなくなった状態」と定義される．具体的には室内気吸気時のPaO_2が60mmHg以下となる呼吸障害，またはそれに相当する状態で，$PaCO_2$が45mmHg以下の場合をⅠ型，45mmHgを超える場合をⅡ型と分類する．Ⅰ型呼吸不全はシャント，拡散障害，換気血流比不均等などさまざまな基礎疾患によって起こり，Ⅱ型呼吸不全は肺胞低換気（換気不全）によって起こる．

なおPaO_2は吸入酸素濃度によって変化するため，採血条件を把握することは検査値を評価する上で不可欠である．

表3.10 代表的なパニックバリュー

区分			Panic values		予想される危険な病態	
検査項目	試料	単位	下限	上限	低値	高値
pH	動脈血か毛細管血		≦7.2	7.6≦	重篤な酸・塩基平衡障害, 血液酸素欠乏症	重篤な酸・塩基平衡障害, 血液酸素欠乏症
PO_2		Torr	≦40	—	重篤な酸・塩基平衡障害, 血液酸素欠乏症	—
PCO_2		Torr	≦20	70≦	重篤な酸・塩基平衡障害, 血液酸素欠乏症	重篤な酸・塩基平衡障害, 血液酸素欠乏症
HCO_3^-	血清	mEq/L	≦10	40≦	重篤な酸・塩基平衡障害, 血液酸素欠乏症	重篤な酸・塩基平衡障害, 血液酸素欠乏症
Na		mEq/L	≦110	170≦	極度の脱水, 血液過量症, ショックあるいは浮腫, 心不全	極度の脱水, 血液過量症, ショックあるいは浮腫, 心不全
K		mEq/L	≦2.5	6.5≦	筋力低下, 麻痺, 不整脈	不整脈による心停止
K（溶血検体）		mEq/L	≦2.5	8.0≦	筋力低下, 麻痺, 不整脈	不整脈による心停止
K（新生児）		mEq/L	≦2.5	8.5≦	筋力低下, 麻痺, 不整脈	不整脈による心停止
Ca		mg/dL	≦6	14≦	テタニー, 痙攣	昏睡
総ビリルビン（新生児）		mg/dL	—	12≦	—	脳障害
血糖		mg/dL	≦40	700≦	脳障害	糖尿病性昏睡
血糖（新生児）		mg/dL	≦30	300≦	脳障害	糖尿病性昏睡
Ht	静脈血	%	≦15	—	心不全, 血液酸素欠乏症	—
Hb		g/dL	≦5	—	心不全, 血液酸素欠乏症	—
血小板数		$\times 10^4/\mu L$	≦3	—	出血傾向	—
プロトロンビン時間	血漿	秒	—	25≦	出血傾向	—
血液培養	血液		細菌（＋）		敗血症	
髄液グラム染色	髄液		細菌（＋）		未治療の細菌性髄膜炎	

Lundberg GD: Panic values five years later, Lab. Observer. 9: 27-34, 1977

①-2 酸塩基平衡異常

人間の体液には緩衝液としての働きがあり，急激な酸やアルカリの負荷が起きても，速やかにpHを一定の範囲に調節できる仕組みになっている。生体で働く酵素には至適pHが存在するため，体液のpHがある範囲で一定であることは生体の機能を維持する上で非常に重要な意味を持っている。裏を返せばpHの大きな変動は生命の危機を意味するわけである。突然の心停止のように急変の結果として酸塩基平衡異常を来たす場合もあれば，何らかの原因による酸塩基平衡異常の結果として急変する場合もある。

pH，HCO_3^-，$PaCO_2$の間には以下の式のような関係があり，pHは［HCO_3^-］とpCO2の比によって決まるといってよい。一口でまとめると，本式はpHを求める分子は腎機能を，分母は呼吸機能を表している。またpHとPaO_2値には直接関係はない。

$$pH = 6.1 + \log [HCO_3^-] / 0.03 \times PaCO_2$$
（Henderson-Hasselbalchの式）

pHが7.45以上の場合をアルカレミア，7.35以下の場合をアシデミアと呼んでいる。さらに，アルカレミアに向かおうとする病態を

「アルカローシス」と呼ぶ。[HCO_3^-]が上がるような病態であれば代謝性アルカローシス，$PaCO_2$が下がるような病態は呼吸性アルカローシスである。またアシデミアに向かおうとするような病態を「アシドーシス」と呼ぶ。[HCO_3^-]が下がるような病態であれば代謝性アシドーシス，$PaCO_2$が上がるような病態は呼吸性アシドーシスである。

これらの値に血清Na，Cl値を加味すれば，以下の計算式により「アニオンギャップ」を計算で求めることができる。アニオン（陰イオン）ギャップとは，細胞外液の主要な陽イオンと陰イオンの差であり，通常は測定されない陰イオンを表している。現在多くの血液ガス分析装置で電解質も同時に測定できるため容易にアニオンギャップを求めることができる。

$$アニオンギャップ = Na^+ - (Cl^- + HCO_3^-)$$

細胞外液の陽イオンと陰イオンの電荷は等しい。電解質の基準値を思い浮かべてみても，細胞外液の陽イオンはNa^+がその大半を占め，次いでK^+，残りがCa^{2+}，Mg^{2+}などである。一方陰イオンはCl^-とHCO_3^-が主であり，残りの陰イオンは通常測定されることは少ない。そこで，アニオンギャップ増加は「何らかの陰イオンが増加することによりHCO_3^-が減少し，代謝性アシドーシスをきたしている」といってよい。

> **MEMO**
> **糖尿病性ケトアシドーシス**：糖尿病による急性合併症（糖尿病性昏睡）のひとつで，高度のインスリン作用不足により高血糖とケトン体の過剰産生に伴って生じる代謝性ケトアシドーシスである。1型糖尿病に多い。

アニオンギャップが増加するタイプの代謝性アシドーシスは乳酸アシドーシス，糖尿病性ケトアシドーシス，尿毒症などである。一方，アニオンギャップが正常の代謝性アシドーシスは下痢，近位尿細管性アシドーシス，遠位尿細管性アシドーシスなどである。

②電解質異常

電解質は細胞機能の維持，浸透圧の維持，生体の恒常性の維持に関わっており，主に腎からの排泄により調節されている。電解質の中でもナトリウム，カリウム，カルシウムの異常，とりわけカリウムの異常は生命維持に関わるため最も重要である。

②-1 カリウムの異常

カリウムは主に細胞内に分布し，その代謝に重要な役割を果たす。カリウムは体重1kgあたり50mEqであり，細胞外液中にはその2%が分布している。摂取したカリウムはほとんどが腎より尿中に排泄されるため，血清カリウム濃度は細胞内外の分布の調節と腎からの排泄によって維持されている。カリウムは神経および筋肉の興奮，伝導，収縮に関与しており，特に心筋の収縮に大きな影響を及ぼす。したがって細胞内液中のカリウム濃度の大きな変動は，高カリウム血症であっても低カリウム血症であっても重篤な不整脈を引き起こし，急変の原因となる。

▼高カリウム血症

高カリウム血症（5mEq/L以上）が生ずる原因としては，(1) 偽性高カリウム血症（溶血，白血球増多症，血小板増多症など），(2) カリウム負荷量の増大（カリウム過剰摂取，カリウム含有製剤の過剰投与，保存血の大量輸血など）または腎からのカリウム排泄障害（腎不全，Addison病，カリウム保持性利尿剤

投与など），(3) 細胞内から細胞外への移行の増大（アシドーシス，薬剤，組織崩壊，血管内溶血など）が挙げられる。

採血時に手を開いて握る運動（クレンチング）などの採血手技，白血球増加や血小板増加時に血球が凝集する場合や溶血などにより，細胞内から細胞外へカリウムが移行して偽性高カリウム血症を生じることがある。

▼低カリウム血症

低カリウム血症（3.5mEq/L以下）が生ずる原因には，(1) 摂取量不足，(2) 体外への喪失の増大（嘔吐・下痢・下剤の乱用など消化管からの喪失，利尿剤投与・ミネラルコルチコイド過剰分泌，グルココルチコイド過剰分泌など腎からの喪失，熱傷・発汗過多など皮膚からの喪失），(3) 細胞外から細胞内への移行の増大（アルカローシス，低カリウム性周期性四肢麻痺，インスリンの影響など）が挙げられる。

②-2 ナトリウムの異常

ナトリウムイオンは血漿中の陽イオンのなかで最も多いイオンであり，細胞外液量と浸透圧維持に重要な役割を担っている。高ナトリウム血症も低ナトリウム血症も痙攣や意識障害の原因となりうるが，臨床的に低ナトリウム血症のほうが頻度が多い。

高ナトリウム血症の原因としては水欠乏による高ナトリウム血症（水摂取不足，水分喪失の増大）やナトリウム過剰による高ナトリウム血症（ナトリウム過剰摂取や静脈内過剰投与，ミネラルコルチコイド過剰）がある。

低ナトリウム血症の原因は細胞外液量の減少を伴う低ナトリウム血症（Addison病，利尿剤投与，腎外へのナトリウム喪失の増加など），細胞外液量の変化を伴わない低ナトリウム血症（水中毒，ADH不適切分泌症候群，甲状腺機能低下症など），細胞外液量の増加を伴う低ナトリウム血症（肝硬変，うっ血性心不全，ネフローゼ症候群，腎不全など）と偽性低ナトリウム血症（高血糖など）に分けることができる。

②-3 カルシウムの異常

カルシウムは骨代謝や歯の形成，筋収縮，細胞膜の透過性に関わるばかりでなく，酵素活性の調節や凝固因子としての働きももっている。血清カルシウムはその約40〜50％は蛋白（そのほとんどはアルブミン）と結合しているが，調節を受けているのは蛋白と結合していないカルシウムイオンである。

低アルブミン血症ではアルブミンと結合しているカルシウム濃度も低下するので総カルシウム濃度も低下し，カルシウムイオン濃度は正常に保たれているにも関らず低カルシウム血症と判断されてしまう可能性がある。そこで，低アルブミン血症（＜4g/dL）の場合には以下の式で血清カルシウム濃度を補正して評価する。

補正Ca濃度（mg/dL）＝実測Ca濃度
　＋［4－Alb濃度（g/dL）］

高カルシウム血症の原因としては内分泌疾患（原発性副甲状腺機能亢進症，甲状腺機能亢進症，Addison病など），悪性腫瘍に伴うもの，薬剤によるもの（ビタミンA過剰，ビタミンD過剰など），肉芽腫性疾患に伴うもの（サルコイドーシス，結核など）などが挙げられる。

低カルシウム血症の原因としては副甲状腺機能低下症，ビタミンD欠乏または作用不全，骨代謝異常などのほか上述したような低蛋白血症による見かけ上の低カルシウム血症もしばしば経験する。

③グルコース

意識障害の鑑別を行う場合，直ちに鑑別すべきは低血糖発作である。低血糖状態が遷延すると脳に障害を残すことになる。また著しい高血糖も意識障害の原因となり，糖尿病性ケトアシドーシス，非ケトン性高浸透圧性昏睡などを発症する。

④血算

血算（血液の細胞）は広くスクリーニング検査として実施される検査であるが，病態によっては急変の原因を検索する上でも非常に有用な検査である。

④-1 ヘモグロビン，ヘマトクリット

急変の原因として出血や脱水が疑われる場合，ヘモグロビンやヘマトクリットの値がその診断に役立つ。また，高度の貧血はその原因が何であれ組織への酸素供給を停滞させるため，輸血を必要とする場合が多い。その際ヘモグロビン値は輸血療法開始の重要な判断材料になる。

④-2 白血球数

ショックの原因として敗血症性ショックがあるが，白血球（好中球）増加または減少は細菌感染症を疑わせる所見である。また心筋梗塞など組織壊死を伴う疾患では好中球の増加を認める。

④-3 血小板数

血小板は一次止血の主役であり，1万/μL以下では自然出血が起こりうる。また血小板は播種性血管内凝固症候群（DIC）の鋭敏な指標であり，急激あるいは持続的な血小板減少はDICを疑う。

⑤凝固線溶系の検査

PT（プロトロンビン時間），APTT（部分トロンボプラスチン時間），フィブリノゲン，FDP（フィブリン/フィブリノゲン分解産物），Dダイマーなどのいわゆる凝固線溶系の検査は，一般に出血性疾患，血栓症，DICなどの診断治療に用いられる。したがって急変時，出血傾向や血栓症が疑われるような場合に，原因検索や治療方針の決定のために選択される。出血性疾患や血栓症の背景に先天性凝固異常が隠れていることもまれではない。

⑤-1 PT（プロトロンビン時間）

外因系の凝固機序を反映する検査であり，臨床的にはワルファリンによる抗凝固療法の指標としても用いられる。PTの結果表示方法は測定時間（秒），プロトロンビン活性表示（％），プロトロンビン比表示，INR（International Normalized Ratio）表示があるが，臨床的には活性（％）表示とINR表示が多く用いられる。ワルファリンの投与量はINR値でモニタリングする。プロトロンビン

> **MEMO**
> **非ケトン性高浸透圧性昏睡**：糖尿病性ケトアシドーシスと同様に糖尿病による急性合併症のひとつである。著しい高血糖と高浸透圧，脱水を認めるがケトン体の過剰産生は認めない。高齢者の2型糖尿病に多い。

> **MEMO**
> **DIC（disseminated intravascular coagulation）**：播種性血管内凝固症候群：さまざまな基礎疾患によって血液凝固・線溶系や血小板が活性化され，全身の微小血管内に血栓が多発し著明な出血症状と，微小血栓による臓器障害を生じる病態。

表3.11 PT，APTT延長時に見られる疾患

- 内因系（APTTの場合）・外因系（PTの場合）および共通系凝固因子等の先天性欠乏症および分子異常症
- DIC（播種性血管内凝固症候群）
- 重症肝障害
- ビタミンK欠乏症　など

時間はワルファリンなどの抗凝固薬の過剰投与，ビタミンK欠乏症（ビタミンK欠乏により凝固因子の欠乏が起こる。新生児で多くみられる），DICなどで延長する。また凝固因子は肝で合成されることから重篤な肝疾患（肝硬変や劇症肝炎）でも延長する。

⑤-2　APTT（活性化部分トロンボプラスチン時間）

内因系の凝固機序を反映する検査であり，臨床的にはヘパリン投与量の指標としても用いられる。内因系にかかわる凝固因子欠乏（血友病など）や抗リン脂質抗体症候群，DICなどで延長する。

PT，APTT延長時にみられる疾患を**表3.11**に示す。

⑤-3　FDP（フィブリン/フィブリノゲン分解産物），D-ダイマー

フィブリノゲンあるいはフィブリンがプラスミンによって分解され生じたものである。フィブリノゲンとフィブリンが分解されて生じたものを合わせてFDP，フィブリンが分解されて生じたものをD-ダイマーといい，生体内で血栓が生じたことを示唆する。深部静脈血栓症をはじめとした血栓症やDICなどで上昇する。

3.3.3　各疾患の急変時の検査

▼急性心筋梗塞の血液検査

心筋細胞障害を反映する検査として，CK（クレアチンキナーゼ），CK-MB，LDH（乳酸脱水素酵素），ミオグロビン，心臓型脂肪酸結合蛋白（H-FABP），ミオシン軽鎖，心筋トロポニンT（TnT），心筋トロポニンI（TnI）などがあり，心筋マーカーと呼ばれ活用されている。これらの心筋マーカーは虚血による心筋細胞障害が起きると血液中に遊離してくる。それぞれのマーカーは細胞障害発生後，時間経過によって血中変動のパターンが異なるため，それぞれのパターンを把握して適切に選択する必要がある。

▼劇症肝炎

肝炎のうち，症状発現後8週間以内に高度の肝機能障害に基づいて，肝性昏睡Ⅱ度以上の脳症を来し，プロトロンビン時間（PT）40％以下を示すものを「劇症肝炎」と定義する。劇症肝炎では極期にはAST，ALTの著明な上昇と黄疸を認めるが，終末期には肝細胞内の酵素が枯渇するためAST，ALTが低下することもある。

▼急性腎不全

糸球体濾過量が数日～数ヶ月の単位で急速に低下し腎不全に陥る病態を急性腎不全という。急性腎不全ではBUN（尿素窒素），クレアチニンの上昇が必発であり，その他高カリ

> **MEMO**
>
> **肝性昏睡（肝性脳症）**：肝性昏睡は肝不全の最も重要な症状である。劇症肝炎を原因として急性に起こる場合と，慢性肝障害の終末像である肝硬変を原因とするものに分けられる。

ウム血症，水・ナトリウム代謝異常，代謝性アシドーシスなどが特徴的である。

▼血液型・輸血検査

大量出血によって容態が急変した場合など，急変時に直ちに輸血を開始しなければならない場合も少なくない。出血や輸血の必要性が予測される場合はあらかじめ血液型検査を行っておくとよい。

▼感染症検査

急変時には緊急に観血的処置や手術を行わなければならないことも多い。HBs抗原，HCV抗体，HIV抗体検査や梅毒血清反応検査などを実施し，医療従事者の感染防御にも配慮する必要がある。

HBs抗原検査；B型肝炎ウイルス(HBV)マーカーの1つ。現在のHBV感染の有無を表す。

HCV抗体検査；HCV（C型肝炎ウイルス）抗体の存在はHCV感染状態を表す。

HIV抗体検査；ヒト免疫不全ウイルス（HIV）は免疫不全症候群（AIDS）の病原体であり，HIV抗体の存在はHIV感染の可能性を示唆する。

3.4 ME機器でのアラームサインとそのチェック

3.4.1 アラームに対する心構え

医療機器を使用している患者の状態の変化や患者と医療機器の接続状態ならびに医療機器自身の異常を知らせるのが警報装置（アラーム）の役目である。医療機器には必須のものであると同時に，アラームが適切に機能していないと異常状態の早期発見ができず，重大な医療事故につながる可能性がある。

特に人の代わりに患者を監視する患者モニタでは，患者の異常を人に知らせるアラームは非常に重要な役割を担っている。したがって，以下に示すようなことは医療機器使用者にとってのアラームに対する基本的な心構えと考える。

1. アラームの意味を理解し適切に設定する
2. アラームを完全にオフにはしない
3. アラーム音を消さない
4. 患者の処置中などアラーム音が気になる場合はアラーム休止（一時的にオフ，自動復帰）機構を利用する
5. アラーム発生時は迅速に対処する

しかし，実際の現場では，アラームを完全にオフにしていたり，アラーム音を極力絞って使用していたり，アラームが鳴っているのに無視していたり，というのをみかけることがある。そこには，アラームが頻繁に鳴るのでうるさいとか，誤アラームが多いので信用できないといった理由がその背景にあると考えられる。

また，医療スタッフが少ない一般病棟では，病室で発生するアラームが聞こえないという状況もある。特に夜間はナースステーションに誰もいない場合もあり，患者からのナースコールやテレメータのアラームがナースステーションで鳴っても，医療スタッフの耳には届かないこともありうる。

3.4.2 医療機器の警報装置（アラーム）に関するアンケートから考える

医療機器の警報装置に関して，厚生科学研究費による『医療用具の警報装置の現状と問題点の調査研究』が最近行われたが，その一つとして医療関係者から警報装置に対する問題点を収集するためのアンケート調査が実施された。

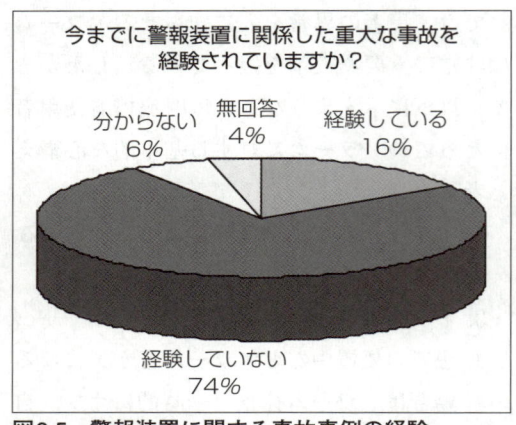

図3.5 警報装置に関する事故事例の経験

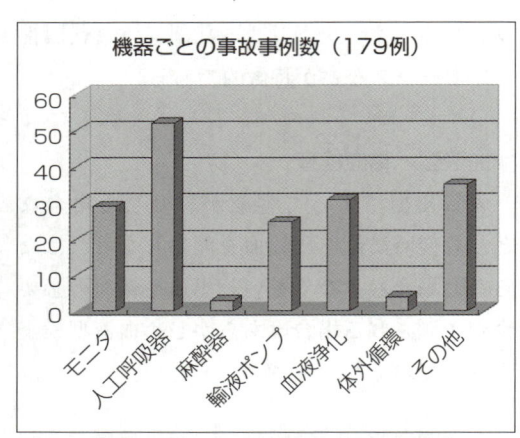

図3.7 警報装置に関する機器別事故事例数

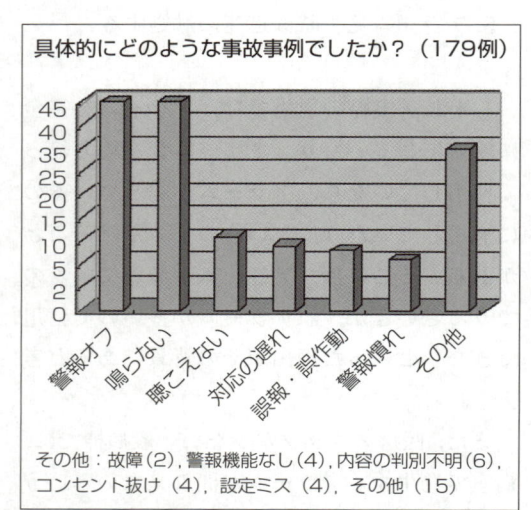

図3.6 警報装置に関する事故の内容

その他：故障(2)，警報機能なし(4)，内容の判別不明(6)，コンセント抜け(4)，設定ミス(4)，その他(15)

このアンケート調査では，全国の450床以上の402病院にアンケート用紙を発送し，そのうち193病院1043人からの回答が得られた。回答者の内訳は，看護師（54%），臨床工学技士（22%），医師（22%）で，半数以上が看護師であった。アンケートは13項目からなるが，ここでは事故事例ならびにニアミス事例についての回答結果のみを紹介する。

表3.13 モニタに関する事故事例／ニアミス事故

回答内容	事故／ニアミス（総数）
・警報OFF（消音）にしていて，急変に気付かず遅れた	6／28（34）
・警報音が小さく，聞こえなかった／気付かなかった	8／15（23）
・誤った警報設定にした／なっていた	3／17（20）
・処置などで警報OFFにした後，ONにしなかった	0／19（19）
・偽警報との識別ができなかった	3／15（18）
・警報に気付いていたが対応しなかった	2／11（13）
・偽警報／うるさいなどの理由で，警報OFFにした	4／7（11）
・警報が鳴るべきときにならなかった（原因不明）	4／7（11）
・警報を出している装置の識別ができなかった	1／9（10）
・誤って警報OFFにした	0／4（4）
・警報時に不在だった	0／1（1）

3.4.2.1 事故事例とニアミス事例

「今までに警報装置に関係した重大な事故を経験されていますか？」という問いに対しては16％が「経験している」と答えている（図3.5）。「経験している」と答えた方には，「具体的にどのような事故事例でしたか？」を聞いたが，図3.6はその具体的な記述内容（179例）をまとめてみたものである。また，図3.7は機器ごとの事故事例数である。また，ニアミス事例に関しては事故事例よりさらに多く，35％が「経験している」と答えている。表3.13は医療機器の警報装置（アラーム）に関する事故事例とニアミス事例の中から，モニタに関する事例を分類・整理したものである。

3.4.2.2 アンケート調査結果に対する考察

以上，警報装置についての病院アンケート調査結果の一部を紹介した。要するに，警報装置は警報状態を使用者に分かりやすく確実に伝えて欲しいということである。しかし，患者の安静に配慮すると警報音が聴こえない方がいいという側面もあり，実際に警報装置を作る際の工夫の必要性を感じる。また，事故事例には「人工呼吸器の低圧アラームをオフにしていたので，回路が外れてしまっていたことに気が付かなかった」，「心電図モニタの警報音量を絞っていたので，危険な不整脈の発見が遅れた」というような報告が多くみられたが，これなどは「警報をオフにできない」もしくは「一時オフにしても自動復帰する」設計等で一応対処できると考えられる。

しかし，「警報が鳴らなかった」，「誤報・誤作動」，「警報慣れ」といった警報の信頼性に関する問題は厄介である。つまり，現状の警報装置の信頼性が必ずしも十分ではないことを反映した結果だからである。最も報告が多かった「警報装置をオフにしていた」事例にしても，その背景の1つに警報装置の誤報が少なくないことが挙げられる。また，あまりにも誤報が多いと警報が出ても高をくくって対処しない，いうなれば「狼少年症候群」を惹起させてしまっている状況もある。

警報装置の信頼性向上を大いに期待すると同時に，病院における医療機器の使用者も現状の警報装置のしくみと限界をよく知った上で，これと上手に付き合っていくことが必要であろう。

3.4.2.3 使用者のための警報装置（アラーム）ガイドライン

『医療用具の警報装置の現状と問題点の調査研究』に関する調査・研究班では，今回のユーザアンケートの結果を受けて，使用者が如何にしたら警報装置を正しく使用できるか，それを「医療機器使用者のための警報装置（アラーム）ガイドライン第1版」としてまとめた。ここでは，医療機器の中でも警報装置（アラーム）が重要な役割を担う，心電図モニタ，人工呼吸器，輸液ポンプ，人工透析装置，IABP（動脈内バルーンポンプ）の5種類の医療機器についてのガイドラインの作成を行った。ここでは患者の急変時のアラームとして最も重要と思われる心電図モニタのアラームについてのガイドラインの具体的な内容を示す。

3.4.3 心電図モニタのアラーム

人の代わりに患者の状態を監視する患者モニタでは，患者の異常を人に知らせるアラームが重要な役目を担っている。しかしながら，このアラームが適切に利用されているかというと，必ずしもそうではないのが現状である。とくに心電図モニタでは，さまざまな原因による誤アラームもしくは不要なアラームの

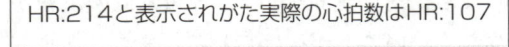

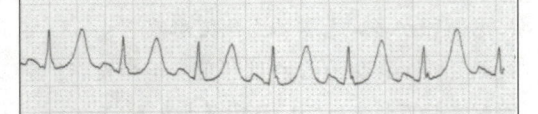

図3.8 高電位T波による心拍数のダブルカウント
心電図でハートレート（HR）をダブルカウント（2度打ち）して表示してしまう現象。心電図のR波（図の狭い山）に対してT波（図の幅の広い山）も同じくらいの高さを示すとき起こるという。

多発がある。そのことが「アラームを無視する」，「アラームを切る」，「アラームの音量を絞る」ことにつながっていると考えられる。誤アラームの多発を防ぐ努力が重要である。以下に，心電図モニタの代表的なアラームの意味，チェックポイント，対処方法，注意点について示す。

3.4.3.1 心拍数アラーム

1) アラームの意味
- モニタで計測された患者心拍数が，設定した上限値と下限値の範囲を超えたときに発生する最も基本的なアラームである。
- 心停止や心室性頻拍も感知できる。

2) チェックポイント
- 患者心拍数の変動を基に適切な幅を持って，アラームを発生させる心拍数の上限もしくは下限値を設定する（現在の患者心拍数を基に適切な範囲に自動設定する機種もある）。
- 高電位T波などによる心拍数のダブルカウントがみられないかチェックする（図3.8）。

3) 対処方法
- アラームが発生したら，すぐに心電図を確認し，重篤な場合は早急に医師への連絡ならびに緊急処置を行う。
- 心拍数の変化が問題のない範囲であれば，アラームが頻発することを防ぐ意味で，上限値ならびに下限値を多少変更した方がいい場合もある。
- 心拍数のダブルカウントが見られたら，誘導を替える，電極装着位置を替えるなどして，ダブルカウントがみられないようにする。

4) 注意点
- 心電図モニタリング開始時には，必ず心拍数の上限値・下限値を確認する。
- この確認を怠ったり最初から不適切な範囲に設定されていると，アラームの頻発に煩わされるだけではなく，患者の変化を見逃す危険がある。

3.4.3.2 不整脈アラーム

(1)「心室性期外収縮（VPC/PVC）」アラーム

1) アラームの意味

　心室性期外収縮は，異常な心臓の興奮であり，致死的な不整脈へつながる危険性がある。この心室性期外収縮の発生を知らせるアラームである。

- 心室性期外収縮による心電図波形のR波は，基本調律から予想される時期より早期に，幅広く変形したものが出現することから識別される。
- 心室性期外収縮の頻発ならびに連発は患者に心原性ショックを起こさせたり，心室細動へ移行する可能性がある。
- より早期に出現する心室性期外収縮はR on

MEMO

ショートラン：心室性期外収縮が2つ連続にでた場合は「ペア」，3つ以上連続してでた場合は「ショートラン」と呼ぶ。

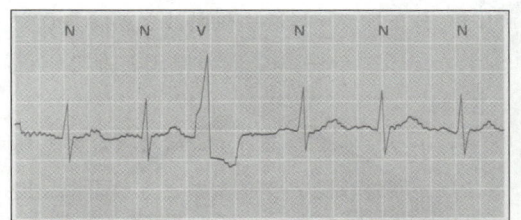

図3.9 正常R波（N）と心室性期外収縮波（V）の識別の確認
心室ペーシングが行われている時のR波（図のN）は心室性期外収縮波（図のV）とほぼ同様なパターンを示す。

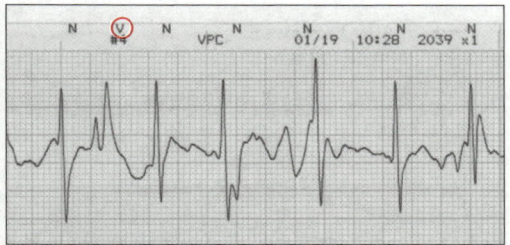

図3.10 アーチファクトによるVPCの誤診
体動によるアーチファクト（基線の大きな揺れ）は心室性期外収縮によるR波（V）と誤診されやすく、誤アラーム発生の原因となる。

Tによる心室細動を誘発する危険な不整脈である。

- 「心室性期外収縮の頻発」，「二段脈」，「三段脈」，「ショートラン」，「心室頻拍」などのアラームが設定できる。

2）チェックポイント

- 不整脈モニタリングの最大のポイントは，正常R波（N）と心室性期外収縮（V）の正確な識別である。
- NとVとの識別ができていないと，誤アラームに悩ませられたり，重篤な不整脈を見逃したりということになる。
- NとVとの識別能力は，その心電図モニタの不整脈診断アルゴリズムに関係するが，およそ人のもつパターン認識力より劣ると考えるべきである。
- 不整脈モニタリングを開始したら，まず，心電図モニタ自身がNとVを正確に識別できているかをディスプレイ上で確認することが重要である（図3.9）。
- 心室ペーシングが行われている時のR波は心室性期外収縮とほぼ同様なパターンを示すので，心電図モニタが誤診断することがある。これを避けるためには，心電図モニタをあらかじめ「ペースメーカ使用中」の設定にしておくとよい。

3）対処方法

- アラームが発生したら，すぐに心電図を確認し，重篤な場合は早急に医師への連絡ならびに緊急処置を行う。
- 不整脈の発生が問題ない範囲であれば，アラームが頻発することを防ぐ意味で，アラーム設定を変更した方がいい場合もある。
- 正確な識別ができていないようなら，心電図学習機能を利用する，心電図の誘導を替えてみる，もしくは通常の装着位置とは違う位置に電極を貼り替えてみるなどの努力をすることが必要である。

4）注意点

- ノイズやアーチファクトの混入が少ないか確認する。
- 体動によるアーチファクト（基線の大きな揺れ）は心室性期外収縮によるR波と誤診され，誤アラーム発生の原因となる（図3.10）。
- アーチファクトを少しでも減少させるためには，電極の接触状態を良くするとよい。
- 電極装着時には，前処理としてアルコール綿で皮脂を拭き取る。
- 前処理として，皮膚の角質層をヤスリ状の

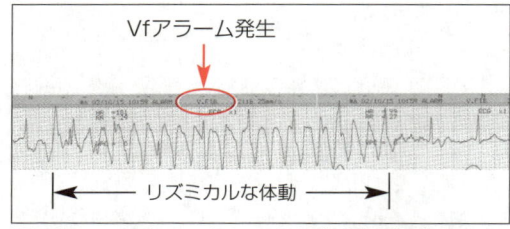

図3.11 アーチファクトによる心室細動（Vf）アラームの発生
連続的な体動によるアーチファクト（基線の大きな揺れ）は心室細動波と誤診されやすく、誤アラーム発生の原因となる。

 もので擦り落とす（専用の製品もあるが簡単にはガーゼなどで強く擦る）と、電極と皮膚の接触抵抗が下がり、電気的接触状態が改善される。

(2)「心室細動（Vf）」アラーム

1）アラームの意味
・最も危険な不整脈である心室細動の発生を知らせるアラームである。

2）チェックポイント
・心室細動アラームは通常オフにはできない。できるものもオフにしてはならない。
・アラームの音量を絞っていると、発生しても気が付かないことがあるので、絶対にアラーム音量は絞らない（セントラルモニタや他の装置でアラーム管理をしていて、患者の安静のためにベッドサイドモニタのアラーム音を絞る場合は除く）。

3）対処方法
・アラームが発生したら、すぐに心電図を確認し、本当に心室細動ならば早急に医師へ連絡し、緊急処置（心マッサージなど）ならびに除細動器の準備をする。

4）注意点
・連続的な体動によるアーチファクト（基線の大きな揺れ）は心室細動波と誤診されやすく、誤アラーム発生の原因となる（図3.11）。
・アーチファクトを少しでも減少させるためには、期外収縮アラームのときと同様、皮膚の前処理を行い電極の接触状態をよくするとよい。

3.4.3.3 心静止（Asystole）アラーム

1）アラームの意味
・心静止発生を知らせる重要なアラームで、心室細動同様、早急な対処が必要である。

2）チェックポイント
・心静止アラームは通常オフにはできない。できるものもオフにしてはならない。
・心静止後アラーム発生までの秒数（可変）を設定する。
・心静止時は心静止アラームが仮に発生しなくても、心拍数がゼロになるので心拍数アラーム設定時にはアラームが発生する。
・アラームの音量を絞っていると、発生しても気が付かないことがあるので、絶対にアラーム音量は絞らない（セントラルモニタや他の装置でアラーム管理をしていて、患者の安静のためにベッドサイドモニタのアラーム音を絞る場合は除く）。

3）対処方法
・アラームが発生したら、すぐに患者の心電図を確認し、本当に心静止ならば早急に医師へ連絡し、緊急処置（心マッサージなど）を行う。

4）注意点
・心静止アラームを不要に発生させることのないように、十分注意する。
・心静止アラームは心電図波形がフラットになっていなくても、不適切な電極位置のため低振幅となり心拍検出ができなければ発生することがある。

- モニタリングの開始時，処置時，終了時に電極が外れていると，本当の心静止時でなくても波形がフラットになり，心静止アラームが発生することがあるので，アラームの休止機能などを利用する。
- テレメータの場合も，送信機の電源をオンのまま電極を外し，そのまま放置すると，心静止アラームが出ることがあるので，使用後は必ず送信機の電源をオフにする。

3.4.3.4 機器の異常を示すアラーム

(1)「電極異常」アラーム

1) アラームの意味
- 電極の接触状態が悪いときに発生する。

2) チェックポイント
- 電極を装着する前に皮膚の状態を確認し，適切な前処理を行う。
- ディスポーザブル電極を使用する場合には，装着前に電極ゲルが乾燥していないことを確認する。

3) 対処方法
- このアラームが発生したら，適切な前処理を行ってから，新しい電極に交換する。

4) 注意点
- 電極装着時には，前処理としてアルコール綿で皮脂を拭き取る。
- 前処理として，皮膚の角質層をヤスリ状のもので擦り落とす（専用の製品もあるが簡単にはガーゼなどで強く擦る）と，電極と皮膚の接触抵抗が下がり，電気的接触状態が改善される。

(2)「受信不良」・「電波異常」アラーム（テレメータの場合）

1) アラームの意味
- 電波が十分に届いていないときに発生する。
- 混信を起こしているときにも発生する。

2) チェックポイント
- 送信機の電池が消耗していないかをチェックする（新しい電池に交換してみる）。
- 受信アンテナの接続をチェックする。
- 受信機モニタはなるべく敷設された受信用アンテナコンセントに接続して使用する。

3) 対処方法
- 送信機用電池を交換する。
- 受信アンテナの接続を確実にする。
- 受信機モニタ付属の棒アンテナを使用していた場合は，病棟に敷設された受信アンテナシステムの方に付け替える。
- 病棟もしくは病院内で同じチャネルの送信機が使用されているのを発見したらすぐに専門家を呼び調査してもらう。

4) 注意点
- 「電池交換」の表示が出たら，なるべく速やかに電池を交換する。
- 受信機モニタ付属の棒アンテナでは届く範囲が限られているので，受信不良を起こしやすい。
- 病棟に受信アンテナシステムを敷設すれば，「受信不良」のトラブルは減少する。
- 病院内で同じチャネルの送信機が2台同時に使用されていると混信による「受信不良」のアラームが出ることがある。
- 病院内のテレメータの無線チャネル管理は臨床工学技士などの専門家に依頼する。

3.4.3.5 使用者は目的意識をもって

心電図モニタの不整脈識別能力は年々向上しているが，使用者側も誘導を変更する，電極の装着箇所を替える，さらに電極の接触抵抗を下げる等の努力は必要である。また，目的意識を持って心拍数アラームや不整脈アラームの設定に望むことも重要である。特に不整脈アラームの場合は何でもアラームをオンにしておけばいいというものではない。例え

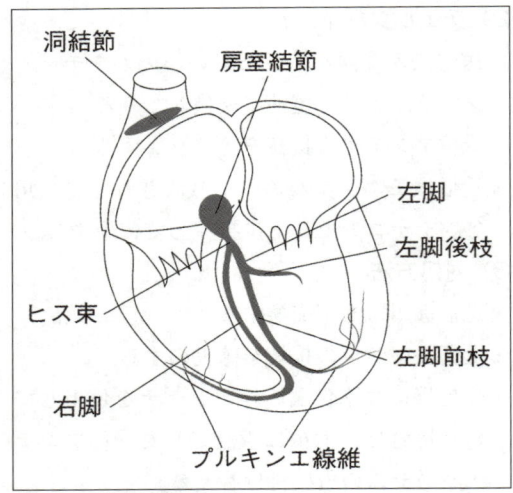

図3.12 刺激伝導系
洞結節で自発的に発生する活動電位は，伝導路を通って心臓全体に流れ心臓が拍動する。心臓が拍動している状態を洞調律という。洞結節で電気が発生しなかったり，別の場所から電気が流れたりすると，心臓が正しく拍動しなくなる。不整脈は心臓に流れる電気の異常や刺激が伝導路をうまく伝わらないことを意味する。

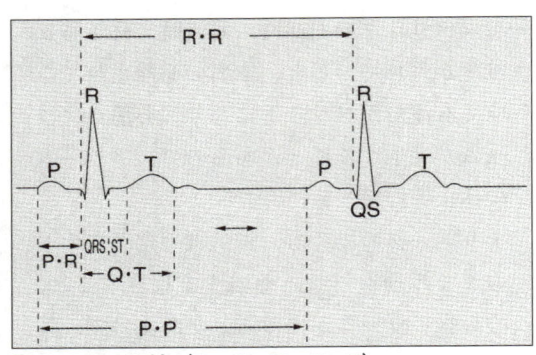

図3.13 5つの波（P, Q, R, S, T）
P波：心房の収縮
QRS波：心室の収縮
T波：心室の再分極（回復）
PR間隔：洞房結節～ヒス束の伝導時間
RR間隔：心拍数を反映
（図3.12, 3.13「やさしい臨床医学テキスト」より）

ば，もともと心房細動でV波の頻発を監視したいという場合，最初から心房細動のアラームまでオンにしていれば，アラームは出続けることになる。使用者は何をモニタしたいのかという目的意識をもって，それに合ったアラーム設定をすべきであろう。

本稿では患者急変時のアラームとして重要かつ使用者の取扱いに大きく左右され得る心電図モニタのアラームについて，主に「医療機器使用者のための警報装置（アラーム）ガイドライン第1版」から引用した。そのほか，本稿では取り上げなかった，人工呼吸器，輸液ポンプ，人工透析装置，IABPの4種類の医療機器については，ガイドラインの全文が，クリニカルエンジニアリング研究会（日本医科器械学会専門別研究会）のホームページ（http://www32.ocn.ne.jp/~ceanzen/）に掲載されているので参照されたい。

3.5 心電図・波形の読み方，見極め方，致死的不整脈とは

心臓が収縮・弛緩する際に弱い電流が身体内に発生する。この電気的変化を体表面に置いた電極から記録したものが心電図（ECG：electrocardiogram）で，心収縮に伴う心臓の電気的活動を反映している。

3.5.1 刺激伝導系

心臓には自動的に興奮し活動電位を発生することのできる特殊な心筋細胞が存在する。これらが集まっている領域が刺激伝導系であ

> **MEMO**
> 閾値：ある反応を起こすために必要な作用の大きさ・強度の最小値。ここでは，心筋細胞が活動電位を発生するための膜電位の最小レベルのこと。

る。刺激伝導系は，洞（房）結節，房室結節，ヒス束，プルキンエ線維から構成されている（図3.12）。洞房結節が約70／分の割合で規則正しく興奮するのに対し，房室結節は40〜60／分，残りの部分は15〜40／分の割合で興奮する。したがって正常では房室結節以降の組織が閾値に達する前に洞房結節からの興奮によって脱分極を起こすため，洞房結節がペースメーカーとしての役割を果たしている。

3.5.2 心電図の基本波形

正常であれば心臓が1回収縮するとP，Q，R，S，Tといった波の5つの波が記録される（図3.13）。最初のP波は心房の収縮（正確にいうと収縮に先行する脱分極）を表わしている。次のQRS波は心室の収縮を，そして最後にあるT波は心室の再分極（回復）をそれぞれ表わしている。心房の再分極はQRS波と重なっているため心電図上はわからない。時たまT波の後で小さな上向きのU波があることもあるが，これも再分極を反映している。

P波からQRSまでのP-R（またはP-Q）間隔は，刺激伝導系の洞房結節からヒス束までの伝導時間に相当し，その大部分は房室結節を伝導している時間である。R-R間隔はいわゆる心拍数を反映し，1.2〜0.6秒が正常である（50〜100／分）。ST部分は心室筋が全体的に興奮している時間に相当する。もし，心室筋に障害があるとこの部分が上昇したり下降したりする。心筋梗塞発作時にはSTが上昇し，その後時間と共に変化していく。

3.5.3 心電図の測定方法

刺激伝導系や心筋の異常が心電図に反映されるため，疾患の診断目的で行なう場合は異なる12部位から記録する12誘導が用いられる。

12誘導は四肢からの6ケ所の記録と胸部からの6ケ所の記録で，同じ電気的な興奮の現象を異なる部位から記録したものである。各部位から記録される電流の変化がわずかに異なるため，波形も各誘導間で異なる。

①肢誘導

四肢の手首と足首に電極を装着して測定する方法で，2点間の電位差を求める双極誘導（第Ⅰ〜Ⅲ誘導）と不関電極と電極装着部位との電位差を記録する単極誘導（aVR・aVL・aVF誘導）とがある。

②胸部誘導

すべて単極誘導でV1〜V6誘導として表わされる。V1とV2は右心室を，V3とV4は心室中隔と左心室の前壁を，V5とV6は左心室の前部と外側をみることになる。

単極誘導の場合，基本的には電極を装着し

> **MEMO**
> 脱分極・再分極：通常細胞膜の内側は負にチャージされているが，その分極が減少し0（mV），さらに正に変化する現象。一旦活動電位が起こり元に戻る現象が再分極。

> **MEMO**
> 狭心症と心筋梗塞：狭心症は心筋の虚血状態が一過性で可逆的な場合である。心電図ではST下降，T波の平坦化ないし陰性化の所見を認めるが一過性なため，症状の経過と並行して元に戻る。心筋梗塞はさらに虚血状態が悪化し，心筋が壊死を起こしてしまった状態。

表3.14 QT延長を誘発する可能性のある医薬品

分　類	薬品名
抗不整脈薬	キニジン，アジマリン，ジソピラミド，プロカインアミド，ジソピラミド，シベン，アミオダロン，アプリンジン，フレカイニド，ピルジカイニド，ベプリジル
向精神薬	クロルプロマジン，レボメプロマジン，プロペリシアジン，ハロペリドール，スピペロン，三環系抗うつ薬　他
抗ヒスタミン薬	テルフェナジン，アステミゾール，エバスチン
頻尿治療剤	プロピベリン
合成抗菌剤	スパルフロキサシン
抗生物質	エリスロマイシン，クラリスロマイシン，ジョサマイシン，フルコナゾール，ミコナゾール，イトラコナゾール
その他	プロブコール，シサプリド，ペンタミジン

ている部位に活動電位が向かって来るようであれば，心電図上は上向きの波形となる。逆に活動電位が電極装着部位から遠ざかっていく場合は下向きの波形となる。

3.5.4 不整脈 arrhythmia

①洞性不整脈 sinus arrhythmia

心電図上PQRST波が規則正しく出て，しかもその拍動も規則正しいが，その拍動数が正常と異なっている場合をいう。心拍数が50/分以下が徐脈bradycardia，100/分以上が頻脈tachycardiaである。

洞房結節が正常に機能せず徐脈を生じる場合を洞不全症候群sick sinus syndrome（SSS）という。徐脈に伴い，めまいやふらつき，失神などの脳虚血症状が出現するだけでなく，十分な心拍出量が得られないため心不全を起こすこともある。

心電図上，幅広のQRS波が比較的規則正しく出現する場合を心室頻拍ventricular tachycardia（VT）という。この場合心室内に血液が充分貯留しないうちに収縮することになり，心拍出量が減少し心不全や脳虚血状態に陥ってしまう。また，心室細動に移行しやすく失神や突然死の原因なる危険性が高い。特にQRS波が不規則な心室頻拍を多形性心室頻拍といい，QT延長症候群やBrugada症候群などが原因となる。QT間隔の延長に

> **MEMO**
> **洞不全症候群**：洞房結節あるいはその周辺の障害によって起こる徐脈で，安静時の徐脈だけでなく運動しても心拍数は増加しない。臨床的にはAdam-stokes発作（アダム・ストークス症候群），心不全，易疲労性などの症状が慢性的に出現する場合をいう。約半数は原因不明で，原因が明らかなものには虚血性心疾患，心筋症，家族性発症などがある。程度によっては薬物療法では対応できず，人工ペースメーカーの適応となる。

> **MEMO**
> **Brugata症候群**：Brugata症候群とは標準12誘導で右側胸部誘導（V1～V3）においてST部分の上昇を認め，心室細動や多形性心室頻拍を起こす症候群をいう。原因不明で有効な治療もみつかっていない。

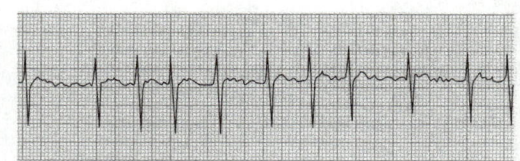

図3.14 心房細動

よるものはQRS軸がねじれているようにみえ，これをトルサード・ド・ポアント Torsades de pointesという。この誘因の1つであるQT延長は種々の薬剤によって起こることもある（表3.14）。Brugata症候群とは標準12誘導で右側胸部誘導（V1～V3）においてST部分の上昇を認め，心室細動や多形性心室頻拍を起こす症候群をいう。原因不明で有効な治療もみつかっていない。

② リズムの異常

a) 心房細動 atrial fibrillation（af）

　心房が規則正しく収縮しておらず，小さく不規則に振動しているような状態（300-600/分）で，心室も一定間隔で収縮できない。心電図上は，基線が揺れていること，P波がないこと，R-R間隔が不規則であることが特徴である。心房内に血液が滞るため血栓ができやすい。できた血栓が何かの拍子に全身に流れて冠状動脈や脳血管に詰まると生命に関わることとなる（図3.14）。

MEMO

多形性期外収縮：2種類以上の異なった形の期外収縮が出現する場合で，複数個所で異常な興奮が起こっていることを表している。

b) 心室細動 ventricular fibrillation（Vf）

　心室細動は心室が細かく動くだけで拍出能力はなく，この状態が数分続けば急死する。心電図上はまとまったQRS波やT波は認められない。心室細動時には電気除細動を行わなければならない。

c) 期外収縮 extrasystole or premature contraction

　心筋の一部の限局した領域で正常よりも興奮性が増し，洞房結節からの興奮が到着する前に活動電位が発生し収縮してしまう場合をいう。心房性，房室結節性と心室性がある。

　心室性期外収縮（図3.9）は心室に十分な血液が充満されていないため，期外収縮が起こった際に拍出される血液量は少ない。単発で出現するものは生命への危険性はないが，連発，多形性あるいはR on Tになれば心不全あるいは生命の危険にも及ぶ。

③ 刺激伝導系の異常

　刺激伝導系の中でインパルスが障害されることがあり，最も一般的なものは房室ブロック atrioventricular（AV）blockと呼ばれている。程度によってⅠ～Ⅲ度の房室ブロックに分けられる。

　興奮は心房から心室へ伝えられるがその伝導速度が低下しているのがⅠ度の房室ブロックである。心電図上はP-Q間隔の延長として表わされる。

　Ⅱ度の房室ブロックは心房から心室への伝導の遅延が徐々に大きくなり，心房から心室へ興奮がつながらないことが時々起こる状態である。心電図上ではP-Q間隔の延長と時々のQRS波の欠損が特徴である（図3.15A）。

　興奮が完全に遮断された状態をⅢ度の房室ブロックといい，心房の収縮と心室の収縮は完全に解離してしまう。心房は洞房結節の刺激によって正常な割合で収縮し続けるが，イ

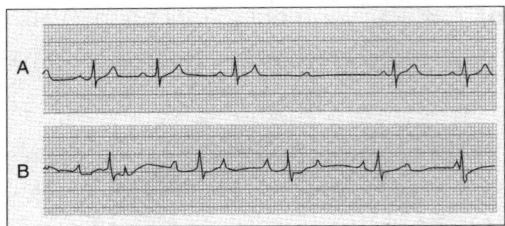

図3.15 A：Ⅱ度房室ブロック，B：Ⅲ度房室ブロック

- 深井喜代子他編集：看護生理学テキスト，p144-155，南江堂，東京，2000．
- 池田隆徳他：不整脈の識別とケア，臨床看護，33：1114-1120，1126-1144，2007．
- 高階經和：心電図を学ぶ人のために（第3版），医学書院，東京，1986．
- 星恵子：やさしい臨床医学テキスト，薬事日報社，2008
- Lundberg GD: Panic valules five years later, Lab. Observer. 9: 27-34 1977

ンパルスが心室に伝わらない。したがって心室内で最も早く自動能を持った刺激伝導系の組織が心室のペースメーカーとして働き始めるが，通常心室内で自動能をもった部位の拍動数は40/分以下である。これでは心臓から十分な量の血液を拍出することができず，脳循環，冠状循環あるいは腎臓などで虚血を起こしてしまう。完全房室ブロックを起こした場合，人工ペースメーカーの植え込み術が行なわれる（図3.15B）。

④電解質の異常

低K血症，高K血症いずれにおいても心筋の興奮性と伝導率を低下させる。これは心停止にもつながる。低K血症の場合ST部分が低下し，新たにU波が出現してくる。高K血症の際にはT波が大きくなり，より重症になるとQRSの幅が広がりP-R間隔が延長する。

参考文献

- 日本臨床検査自動化学会：極端値・パニック値対応マニュアルVer.1.4，30：188，2005
- 黒川清：水・電解質と酸塩基平衡−Step by stepで考える−改訂第二版，南光堂，2004
- 上野芳人：日本臨牀62：250-256，2004
- これだけはやってはいけない臨床検査禁忌・注意マニュアル，医歯薬出版株式会社，メディカル・テクノロジー臨時増刊，29（13），1394-1399，2001
- 赤津拓彦：日本臨牀62:267-270，2004
- 北島勲：流れが分かる実践検査マニュアル 上巻，メディカルレビュー社，2006
- 日本臨床検査自動化学会：極端値・パニック値対応マニュアルVer.1.4，30：78，2005

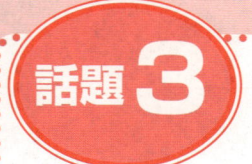

話題3 メタボリックシンドロームについて

　メタボリックシンドローム（Metabolic Syndrome）とは，内臓脂肪型の肥満により，耐糖能異常，脂質異常，高血圧などの代謝異常が2つ以上引き起こされている状態です。内臓脂肪型肥満は，9割に合併症が認められ，残りの1割も放置すれば，合併症が発生するといわれています。合併症に多くみられる糖尿病，脂質異常症（高脂血症），高血圧は，それぞれ動脈硬化の危険因子となりますが，これらの病態が多数重積すると，相乗的に動脈硬化性疾患の発生頻度が高まります（**図1**）。動脈硬化は，脳卒中や心筋梗塞などの重篤な心血管疾患や虚血性心疾患の原因となるため，メタボリックシンドロームと診断されると，ハイリスク群として予防や治療の対象となります。

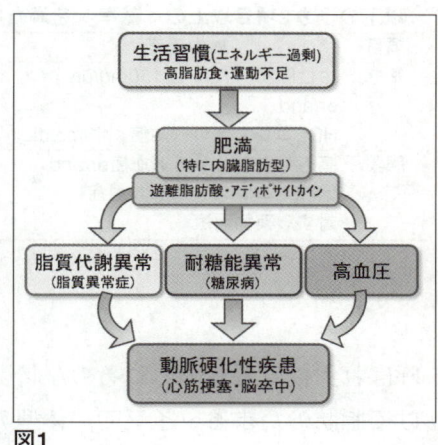

図1

　現在，わが国における高血圧患者数は約5,490万人（正常高値血圧者含め），脂質異常症は約4,220万人（動脈硬化疾患予防ガイドライン2007基準），糖尿病（予備軍を含め）は約1,870万人であり，これらの患者は年々増加しています。また，40～74歳においては，男性の2人に1人，女性の5人に1人が，メタボリックシンドローム（内臓脂肪症候群）または予備軍といわれています（厚生労働省平成18年国民健康調査より）。

　2008年4月からは，40～74歳の健康保険加入者を対象にメタボリックシンドロームの予防・改善を目的とした「特定健康診査」が導入されています。この特定健康診査の結果，生活習慣病の発症リスクが高い場合には，「特定保健指導」を受けます。特定保健指導とは，リスクに応じて動機付け支援と積極的支援があり，医師・保健師・管理栄養士等の指導の下で生活習慣改善のための行動目標・計画を作成し，動機付け支援では6ヵ月後に実績評価がされます。積極的支援では，加えて3ヵ月以上の定期的・継続的な専門家によるサポートが実施されます。

　生活習慣において，食生活（特に高脂肪食）や運動不足によってエネルギー摂取が過多になると，体に脂肪が過剰に貯えられて肥満状態になります。身体の脂肪が蓄積している部位によって，肥満の形態は上半身肥満と下半身肥満に分類されます。上半身肥満は，腹部から上に脂肪のたまるタイプで，体型の特徴から「リンゴ型肥満」とも

表1　メタボリックシンドロームの診断基準

必須項目
　　ウエスト周囲径
　　　　男性≧85cm　女性≧90cm（男女共に，内蔵脂肪面積≧100cm²に相当）
　　※ウエスト径は立ったまま，軽く息をはいた状態でへそ周りを測定する。

以下のうち2項目以上の「基準」を満たすor/and「服薬」がある

項目	血中濃度	血圧	血糖
基準	中性脂肪（TG）≧150mg/dL or/and HDLコレステロール値＜40mg/dL	収縮期血圧（SBP）≧130mmHg or/and 拡張期血圧（DBP）≧80mmHg	空腹時血糖値≧110mg/dL
服薬	高トリグリセライド血症or/and 低HDLコレステロール血症に 対する薬物治療	高血圧に対する薬物治療	糖尿病に対する薬物治療

呼ばれ男性に多くみられるのが特徴です。一方，下半身肥満は，腹部から下半身にかけて脂肪のたまるタイプで，体型の特徴から「洋なし型肥満」とも呼ばれ女性に多くみられます。さらに，上半身肥満は皮下脂肪型肥満と内臓脂肪型肥満に分けられます。内臓脂肪は腸管膜脂肪や大網脂肪などの腹腔内の内臓組織に蓄積している脂肪で，腹部CT検査において，X線－CT画像の内臓脂肪面積が100cm²以上の場合に，内臓脂肪型肥満と判定します。

　肥満の基準としては，BMI（ボディ・マス・インデックス）指数があり，体重（kg）／身長（m）²の値で評価します。標準値は22で，25～30を肥満，30以上を高度肥満とします。しかし，日本人は，欧米人と比較して，軽度の肥満でも合併症の発生リスクが高い傾向があります。また，BMIが25未満の非肥満者においても内臓脂肪の蓄積に伴って合併症のリスクは上昇します。したがって，日本におけるメタボリックシンドロームの診断基準では，体重を用いたBMIではなく，内臓脂肪を反映するウエスト周囲径（男性85cm以上，女性90cm以上）が必須項目とされています（**表1**）。

　内臓脂肪は，皮下脂肪に比べて脂肪の合成や分解が活発で，多くの生理活性物質を産生・分泌しています。これらの生理活性物質は総称としてアディポサイトカインとよばれ，脂質代謝や糖代謝，インスリン抵抗性，免疫，炎症反応，血管収縮，血液凝固などに重要な役割を果たしています。内臓脂肪型肥満の状態では，脂肪細胞内に中性脂肪（トリグリセリド）が蓄えられて肥大化しており，アディポサイトカインの産生・分泌のバランスが破綻して，体内で危険因子として働く悪玉アディポサイトカインが増加し，生体防御因子（善玉アディポサイトカイン）であるアディポネクチンが減少します（**図2**）。

　例えば，悪玉アディポサイトカインであるTNF-α（tumor necrosis factor-α）は，インスリン受容体のチロシンキナーゼ（IRS-1）の活性や糖輸送担体（GLUT4）の発現

図2

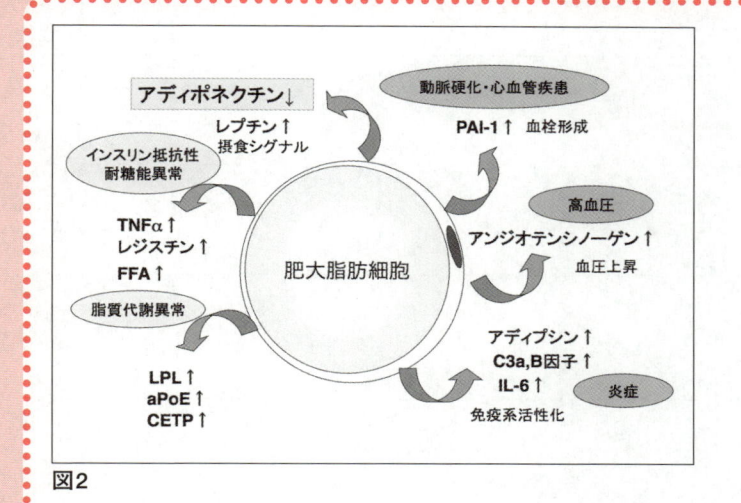

を減少させ，骨格筋などのインスリン依存性の細胞内へのグルコース取り込みを抑制することで，インスリン抵抗性を誘発します。PAI-1（plasminogen activator inhibitor-1）は，プラスミノーゲン活性化因子を抑制し，プラスミン生成を妨げ，フィブリンからのFDP生成を低下させることによって線溶活性を低下させ，血栓形成をもたらします。また，アンジオテンシノーゲンはレニン・アンジオテンシン系（RAS）の亢進を介して，血管を収縮させて昇圧に働きます。

一方，善玉アディポサイトカインであるアディポネクチンは，インスリン感受性の亢進，骨格筋における糖取り込みの促進，肝臓や骨格筋における脂肪燃焼の促進，動脈硬化の抑制，抗炎症，心筋肥大の抑制などに作用している，分泌タンパク質です。血中濃度は一般的なホルモンに比べて高濃度に存在しており，基準値は5～10μg/mLです。メタボリックシンドロームの発症・進展に重要な役割を担っているkey分子で，血中アディポネクチン濃度が低下すると，インスリン抵抗性や冠動脈疾患につながります。肥大化した脂肪細胞では分泌が低下するため，内臓脂肪量とは逆相関を示します。さらに，アディポネクチン遺伝子多型解析から，日本人の約40％では，遺伝的にアディポネクチンが低値になりやすい素因を保持していることがわかり，生活習慣とともにメタボリックシンドロームの増加要因となっています。

メタボリックシンドロームの治療では，動脈硬化性疾患の発症や進展を抑制が目標となります。そのために，内臓脂肪の蓄積削減を目的に食事療法による摂取カロリーの適正化と，脂肪燃焼を促す目的での運動療法が実施されます。生活習慣の改善後も解消されない危険因子（耐糖能異常，脂質代謝異常，高血圧など）に対しては，薬物療法を並行して実施する場合もありますが，原則的な治療は共通の基盤である内臓脂肪を減少させることです。内臓脂肪は皮下脂肪と比べて代謝によって分解がされやすく，少しの減量でも削減効果が期待できます。また，喫煙は個別の動脈硬化の危険因子であるため，禁煙も重要です。最終的に，動脈硬化性疾患の発症や進展を抑制することは，QOL（生活の質；Quality of Life）の維持と，心血管疾患イベントによる死亡率を低下させることに深く関連しています。

MEMO

第4章

急変時に必要とされる物品，器具および心肺蘇生法

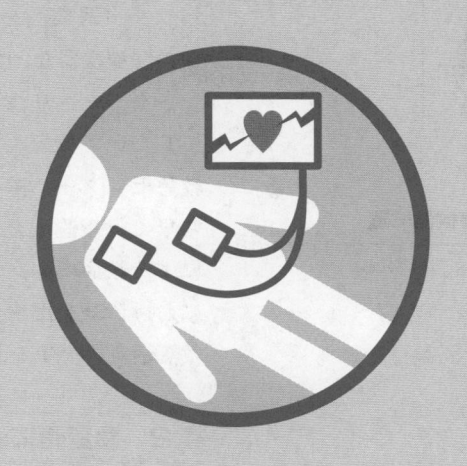

第4章 急変時に必要とされる物品，器具および心肺蘇生法

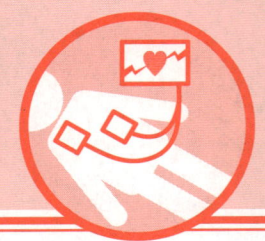

4.1 ドクターカーの装備，ヘリの装備

救急救命時や急変時に必要とされる物品や器具には，どんなものがあるだろうか。ここでは，まず，ドクターカー（図4.1）の装備とドクターヘリ（図4.2）の装備について調べてみた。

a）ドクターカーの装備（表4.1）

ドクターカーには，救急医と救急救命士が一緒に乗車して，所轄の救急隊と同時出動できる態勢をとっている。医師が同乗することによって，現場や救急搬送中に救命処置が行える。また，搬送先へ的確な情報を伝達することによって，効率的な救急応需体制が期待される。

b）ドクターヘリの装備

救急専用の医療機器を装備し，救急医療の専門スタッフが搭乗した専門ヘリコプターをドクターヘリという。ドクターヘリには，操縦士，整備士の他にフライト・ドクター，フライト・ナースが乗り込み，救急患者等を2〜3名収容できるようになっている。搭載医療機器は，ストレッチャー（状況により2名分），酸素ボンベ，モニター，バックボード，除細動器，各種医療品，吸引器，ドクターズバッグ（医薬品を収納），人工呼吸器，その他の医療機器などである（図4.2）。

ドクターヘリは消防機関等からの出動要請に基づいて救急現場に向かい，現場及び救命救急センターに搬送するまでの間，患者にいち早く救命医療を行う。救急搬送時間の短縮による救命率の向上や後遺症の軽減，へき地における救急医療体制の強化，災害時の医療救護活動の充実を目的としている。

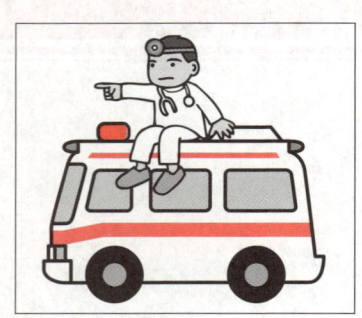

図4.1　ドクターカー

表4.1　ドクターカー搭載医療機器一覧

① 人工呼吸器
② 除細動器
③ 自動心肺蘇生器
④ ドミナント吸引器
⑤ 心電図モニター
⑥ パルスオキシメーター
⑦ LSPショックパンツ
⑧ シリンジポンプ
⑨ ハートビュー
⑩ 心電図電送装置

4.2 急変時に必要とされる物品，器具

救急カートとは，救急時の検査や治療に使用する器具や薬品を格納しておく手押し車の

第4章　急変時に必要とされる物品，器具および心肺蘇生法

●ドクターヘリ

MD902の医療機器機内配置状況

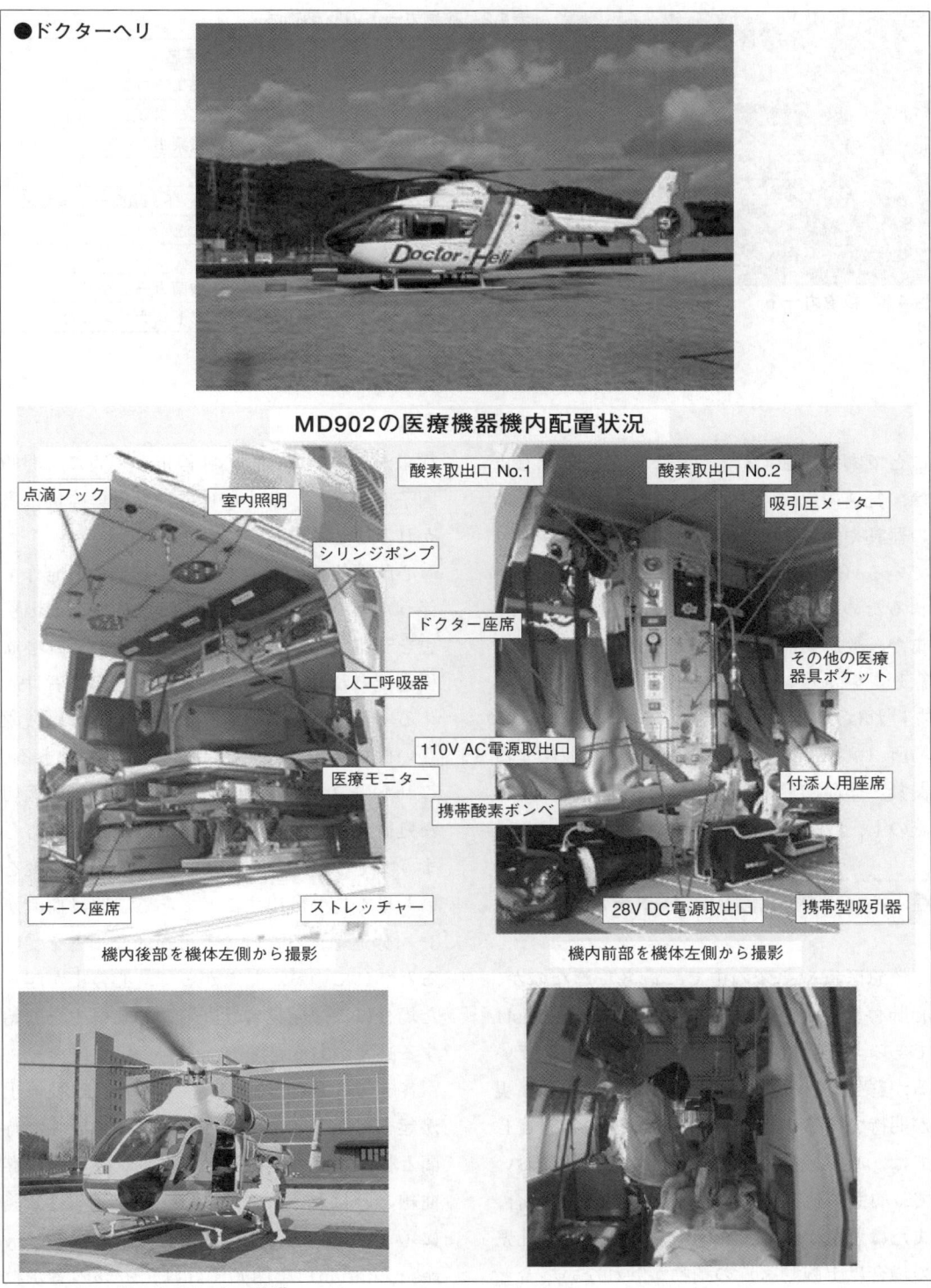

点滴フック／室内照明／シリンジポンプ／ドクター座席／人工呼吸器／医療モニター／ナース座席／ストレッチャー

酸素取出口 No.1／酸素取出口 No.2／吸引圧メーター／その他の医療器具ポケット／110V AC電源取出口／携帯酸素ボンベ／付添人用座席／28V DC電源取出口／携帯型吸引器

機内後部を機体左側から撮影　　機内前部を機体左側から撮影

図4.2　ドクターヘリとその装備

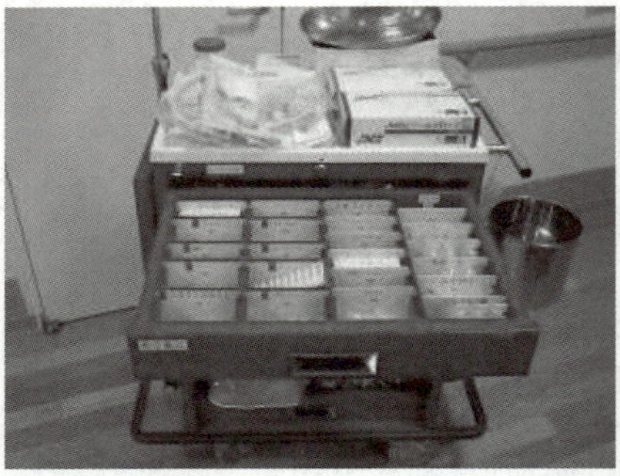

図4.3　救急カート

表4.2　救急カートの収納物品

用途	物品名
気道確保	経口エアウエイ，経鼻エアウエイなど
気管内挿管	挿管セット（気管チューブなど）
人工換気	アンビューバック，酸素ボンベなど
注射器材	注射器，注射針など
輸液・輸血	中心静脈圧（CVP）セット，輸血セットなど
診療	ペンライト，聴診器など
カテーテル類	吸引カテーテルなど
その他	尿量計，滅菌手袋，滅菌ガーゼなど
医薬品	アドレナリン，ノルアドレナリンなど

ことである（図4.3）。カートの各引き出しには，気道確保，人工呼吸，静脈路確保のための器具や薬品などが用途別に整理・収納されている（表4.2）。これらは，緊急時に使用されるため，日々の点検や整理が重要である。また，救急薬品に関しては，使用期限にも注意し，いざというときに不備がないようにしなければならない。救急カートは，配置する場所（病棟，外来など）によって，収納する器具・薬品に違いがあるため，予め医師と相談の上，収納品を決めておく必要がある。

4.3　心肺機能停止とバイタルサイン

　救急医療や急変の中で，最も重篤なのが，心肺停止（CPA：cardiopulmonary arrest）である。心肺機能停止とは，心肺停止しているが蘇生を行うことによって生命徴候の出現が期待できる場合をいう。臨床上の状態としては，心臓機能停止の状態は，心電図において，心室細動，心静止，電導収縮解離の場合，または意識がなく，頸動脈，大腿動脈（乳児の場合は上腕動脈）の拍動が触れない場合としている。加えて，呼吸機能停止の状態は，観察，聴診器などにより，自発呼吸をしていないことが確認された場合とする。そこには，従来から用いてきた心肺停止との間に時間的因子が関与し，蘇生の可能性がない症例は省かれることになる。

　心肺機能停止状態では必ず意識消失発作を伴うため，患者の転倒直前の動作から原因疾患を予測することができる。すなわち，心筋梗塞であれば，突然の胸部絞扼感を患者は訴えるであろうし，くも膜下出血であれば，激しい頭痛と嘔吐を伴うことから判断できる。これらの急変時には，心肺蘇生法などの適切な処置がなされないと，患者は死に至ってしまう。そうならないためには，患者の急変をいち早く見つけ出すことである。脳は血流が3～4分途絶えるだけで不可逆的な損傷を受けるとされている。したがって，心停止が起きた場合には，発見者は直ちに心肺蘇生を開始する必要がある。

　1966年のWHOの報告書の中で，呼吸停止が起きてから応急手当の開始までに要した時間と救命率との相関関係（ドリンカーの生存曲線と呼ばれる）によれば，呼吸停止1分後に心肺蘇生法（CPR：cardiopulmonary resuscitation）を開始すれば，97％の者が救命されるのに対し，3分後では75％，5分後では25％と時間経過とともに救命率は低下し，10分後には0％となるとされている（図4.4）。

第4章　急変時に必要とされる物品，器具および心肺蘇生法

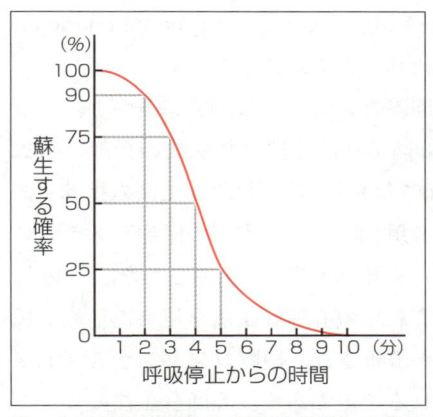

図4.4　心停止時間と生還率を示した生存曲線（Drimker. P：WHO報告書，1966）

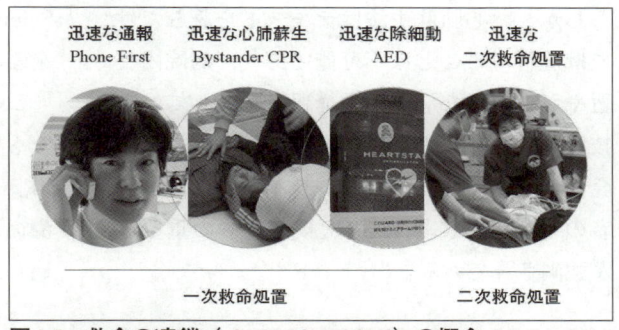

図4.5　救命の連鎖（chain of survival）の概念
成人の心肺停止後の社会復帰は，①第一発見者による迅速な通報（early access），②迅速な心肺蘇生（bystander CPR），③迅速な除細動（early defibrillation），④迅速な二次救命処置（early advanced care）——の4つのステップを必要とし，これをchain of survival（救命の連鎖）と呼んでいる。

ただし，心肺機能停止から10分を経ている場合や体温が28℃以下である場合，出血性ショックを伴う場合，縊頸などのように低酸素状態が先行する場合は予後不良であるといわれている。

4.4　心肺蘇生法の概念

心肺蘇生法（CPR）は，心肺停止（CPA）を素早く診断し，全身循環を得るための手法であり，1次救命処置（BLS：basic life support）と2次救命処置（ALS：advanced life support）の2つから構成される。特に，心肺蘇生法の目的は，全身循環の中でも「脳血流の維持」にあると考えてよい。脳はすべての臓器の中で最も虚血に弱い臓器であり，心肺蘇生法で心肺循環が改善し，循環と呼吸が再起動しても，傷病者は低酸素脳症として社会復帰できない場合を多く認める。この脳虚血時間を短縮するためには，心肺停止を評価する速やかな手順と蘇生システムが必要である。倒れている傷病者を最初にみつけた第1発見者および駆けつけた救助者は，直ちに119番救急通報あるいは院内通報を行った後に，傷病者を社会復帰させるために立会人（bystander）として心肺停止状態にあればCPRを開始する必要がある。

成人の心肺停止後の社会復帰は，①第1発見者による迅速な通報（early access），②迅速な心肺蘇生（bystander CPR），③迅速な除細動（early defibrillation），④迅速な2次救命処置（early advanced care）——の4つのステップを必要とし，これをchain of survival（救命の連鎖）と呼んでいる（**図4.5**）。

これに対して，小児の「救命の連鎖」は，①心肺停止の予防，②迅速な心肺蘇生，③迅速な通報，④迅速な2次救命処置——の4つを構成要素とする。これらの上記①〜③までのステップが1次救命処置であり，傷病者の社会復帰を最も決定する重要な処置である。

> **MEMO**
> CPR：呼吸・循環機能の停止したいわゆる仮死状態にある傷病者に対して実施する。下顎を上げる気道確保，口対口の人工呼吸，掌で胸部を圧迫する心臓マッサージ等呼吸・循環機能を回復させるための応急手当をいう。

しかし，心肺蘇生法はテキストを読むだけでは施行することは不可能であり，病院内実習やさまざまな心肺蘇生講習会を通して，手技として体得する必要がある。2005年以降に発表された心肺蘇生ガイドラインでは，傷病者の社会復帰に対する1次救命処置の重要性が強調されている。

4.5 ガイドライン2000の意義と国際コンセンサス2005のその後

米国心臓病学会（AHA：American Heart Society）と米国医師会（AMA：American Medical Association）は1974年より6年ごとにthe Journal of the American Medical Association（JAMA誌）に「Standards and Guidelines for Cardiopulmonary Resuscitation and Emergency Cardiac Care」を発表し，心肺蘇生ガイドラインを構築してきた。以上の流れの中で，AHAは2000年8月に，国際蘇生連絡協議会（ILCOR〈イルコア〉：International Liaison Committee on Resuscitation）とともに，「Guidelines 2000 for Cardiopulmonary Resuscitation and Emergency Cardiovascular Care」をCirculation誌に発表し，心肺蘇生ガイドラインをより学術性のあるエビデンスの高いものとした。このガイドライン2000は，それまでJAMA誌に掲載された心肺蘇生指針などを，より科学的根拠に基づいて，ガイドラインとして編集したものである。

一方，2003年よりILCORは，コンセンサス2005の作成に向けて，「1次救命処置」「2次救命処置」「急性冠症候群」「小児救命処置」「新生児救命処置」「教育に関する問題」の6つの作動部会を作り，2005年には国際コンセンサス2005（CoSTR〈コスター〉：2005 International Consensus on Cardiopulmonary Resuscitation and Emergency Cardiovascular Care Science with Treatment Recommendations）をCirculation誌に公表した。

この国際コンセンサス2005に基づき，本邦でも2006年6月に「救急蘇生法の指針　市民用」，2007年1月には「救急蘇生法の指針　医療従事者用2005」が，本邦の医療システムに適したガイドラインして公表された。今後は，さらにこれらの心肺蘇生法を用いた治療成績の結果が解析され，国際コンセンサス2005が改定される予定である。心肺蘇生法のガイドラインは，今後もエビデンスと実用性の高いものへと進化していくと予想される。

国際コンセンサス2005においては，多くの点でガイドライン2000が踏襲されている。ガイドライン2000と国際コンセンサス2005の違いを理解することにより，国際コンセンサス2005の心肺蘇生指針の着眼点が明確化できる。

ガイドライン2000と国際コンセンサス2005の主な変更点は，①心肺蘇生開始のタイミングに死戦期呼吸を含めた点，②人工呼吸の吸気時間を約1.5～2秒より約1秒に短縮させた点，③人工呼吸の施行に難渋する場合には人工呼吸の省略を認めた点，④胸骨圧迫・人工呼吸比率を，15：2より30：2に変更した点，⑤心室細動や無脈性心室頻拍に対する除細動回数を連続3回より1回に減じた点——などである。国際コンセンサス2005では，「絶え間ない胸骨圧迫」を重視している。1次救命処置に対するだけでなく，2次救命処置を含めて，胸骨圧迫の継続をいかに妨げないかに重点が置かれていると理解するとよい。胸骨圧迫法に関しては，「Push hard, push fast」，すなわち，「強く，速く」が随所で強調されている。本稿では，国際コンセンサス2005に沿った心肺蘇生法を概説する。

4.6 心肺蘇生に必要とされる手技

　救急通報は行ったが，bystander CPRが施行されていないケースは2007年の段階でも，一般市民の多くに認められる。医療従事者である以上，bystander CPR開始のタイミングを逸してはならない。

　顔色が変だ，前かがみになっているなどの異常状態に気付いた場合には，意識，呼吸と循環の順番で，傷病者を評価する。まず，意識を確認し，意識低下が認められた場合には，院外であれば119番通報，院内であれば，「応援要請」と「資機材の手配」を行わねばならない。交通事故や転落などの外傷では，蘇生処置に移行する際に，頸髄損傷を否定できないため，頭頸部を安易に他動的に動かしてはならないことにも留意しなければならない。

4.6.1　傷病者発見時の初期対応

　傷病者を発見した際には，まず，意識の確認が大切である。肩を軽く叩きながら大きな声で呼びかけて反応がなければ，「意識低下」と評価する。外傷では呼びかける前に頭頸部を用手的に保持し，意識を確認する（図4.6）。

　「意識低下」と評価した場合に，次に行うことは，大きな声で周囲に状況を知らせ，人を集めることである。大きな声で呼んだにもかかわらず，誰も応答のない場合には，携帯電話や院内PHSなどを用いて，救助者を集めることに留意しなければならない。各医療施設では，このような緊急事態に対応する院内通報の仕組として，「コードブルー」や「DRハリー」などが用意されている。

　この緊急通報の後には，第1発見者や集まってきた救助者は，直ちにbystander CPRを開始する必要がある。救助者が一人しかいない場合に，緊急通報に先駆けてbystander CPRを2分間施行する例外基準は，8歳未満の小児，薬物中毒，溺水などに多く認められる呼吸原性の心肺停止である。呼吸原性心停止では，気道の開通と人工呼吸により心拍が再開する可能性が高い。

4.6.2　Bystander CPR

　Bystanderが施行するCPRが，1次救命処

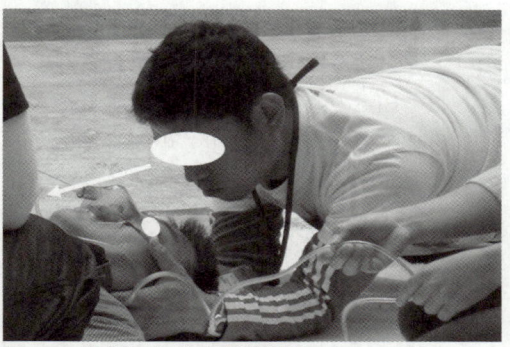

図4.6　外傷における頸椎保護
外傷では呼びかける前に頭頸部を用手的に保持し，意識を確認する。

NOTE

Phone firstとPhone fast
　通常は，意識の悪い傷病者を発見した際には，すぐに緊急連絡を行い，これをphone firstと呼んでいる。これに対して，心肺蘇生を2分間施行したあとで，救急通報することをphone fastといい，溺水，薬物中毒，小児などの呼吸原性の心肺停止が疑われる場合の対応である。

蘇生に必要とする資機材
　院内発症の心肺停止では，応援要請とともに，バッグ・バルブ・マスク，背板，救急蘇生セット，自動体外除細動器（AED：automated external defibrillator）などの資機材の要請を行う。

置(Basic Life Support：BLS)である。国際コンセンサス2005ではBLSが重視されている。このBLSの過程で，最も留意するべき点は，胸骨圧迫法を可能な限り中断しないことである。適切な気道確保状態で，胸骨圧迫法を継続できる手技が必要とされる。

1) 気道確保と呼吸・循環の確認

意識低下の発見に次いで，傷病者を心肺停止と評価するためには，適切な気道確保を行い，呼吸と循環を確認する必要がある。気道確保は，一般に，頭部後屈あご先挙上法(図4.7)で行う。項部挙上法は不適切な気道確保法である。一方，外傷などで頸髄損傷が疑われる場合の気道確保は，下顎挙上法(図4.8)が第1選択となる。気道は一般に，あごを胸壁に押し付けることで閉塞し，匂いをかぐポジション，いわゆるスニッフィングポジション(sniffing position)で開通する。

この呼吸確認の手技は，「見て，聞いて，感じて」を中心とする5感で行い，10秒以内に評価する。呼吸確認に，10秒以上かけてはならない。すなわち，呼吸観察のためには，図4.8のように，観察者は同一姿勢で周囲に振り返らず，胸壁運動を見て，耳で呼吸を聞

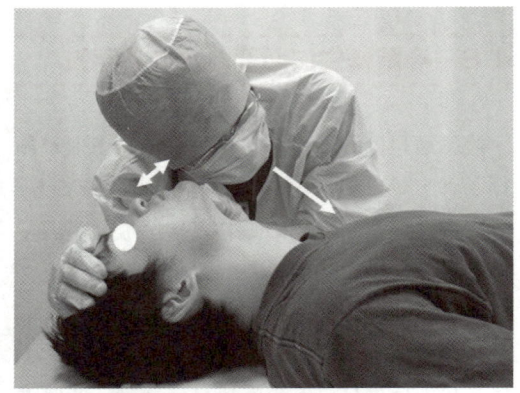

図4.7　頭部後屈あご先挙上法

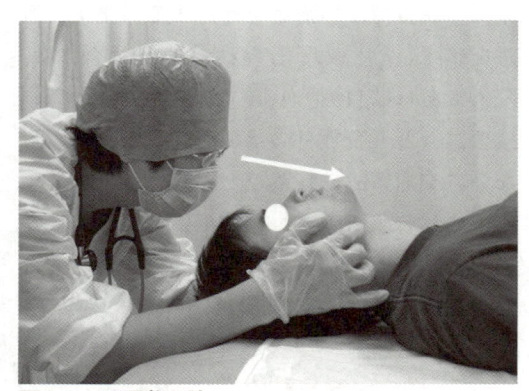

図4.8　下顎挙上法

いて，頬で呼気を感じる姿勢が必要である。この際に，あわせて図4.10のように頸動脈を触知し，循環の有無を確認する。頸動脈触知

NOTE

コードブルーとDRハリー

病院内で心停止，もしくは心停止に近い状態の人を発見した場合，院内関係者は救急部などの所定の院内部署へ「コードブルー」や「DRハリー」を依頼する。「コードブルー」や「DRハリー」などは，院内で急変した患者の緊急蘇生を告げる暗号であり，この院内放送により，傷病者の場所に，手の空いている医師や看護師が駆けつける院内約束事項である。「コードブルー」や「DRハリー」の依頼する者は，場所と状況を簡潔に伝えることが大切である。

コードブルー宣言の1例：院内地下1階の売店の前で女性が倒れていて，意識がありません。直ちに，「コードブルー」発令をお願いします。

WitnessとBystander CPR

意識を消失しそうになるところを見ていた場合，「Witness(目撃)あり」とする。また，この目撃者や集まってきた救助者により，直ちに心肺蘇生が行われた場合，「bystander CPRあり」とする。「Witness(目撃)あり」「bystander CPRあり」により，社会復帰率が高まる。「Witness(目撃)なし」「bystander CPRなし」の状況では，二次救命処置により心拍や呼吸が再開されても，低酸素脳症の可能性が高まる。

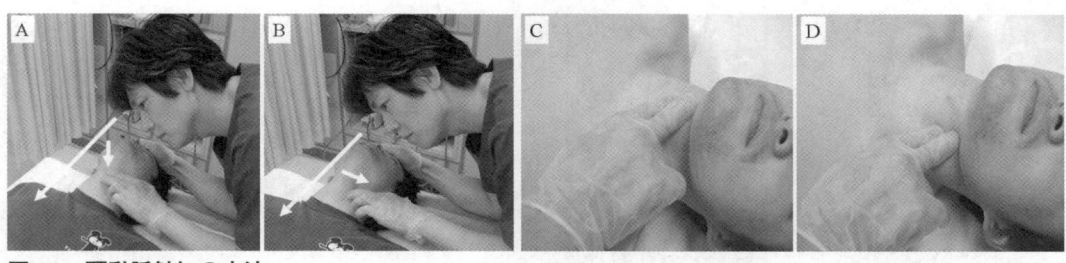

図4.9 頸動脈触知の方法
頸動脈触知は，手掌や多指を用いるのは不適切であり，まず，甲状軟骨を触知することが重要である．頭部後屈を維持させsniffing positionを保ちながら，甲状軟骨を触知し（A），触知した指を肘方向に戻し，胸鎖乳突筋との間隙に頸動脈を触知する（B）．1次救命処置の過程では，呼吸を見て，聞いて，感じながら，この操作を施行し，循環を確認する．通常の脈の確認においても，（C），（D）のように，甲状軟骨を触知し，手前に滑らせて，胸鎖乳突筋との間隙に頸動脈を触知するように行う．

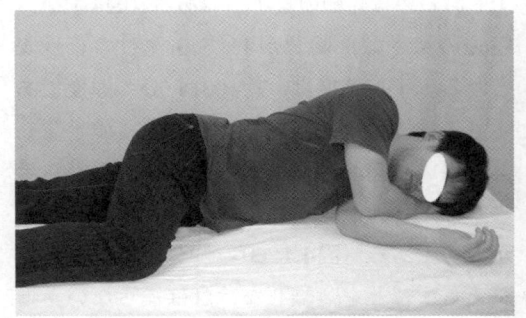

図4.10 回復体位
呼吸と循環が確認された場合には，外傷患者でない限り，傷病者を回復体位とする．

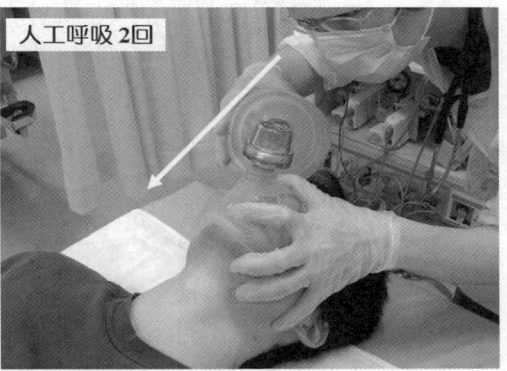

図4.11 バッグ・バルブ・マスクによる人工呼吸

は，手掌や多指を用いるのは不適切であり，甲状軟骨を触知した後に，示指と中指を自らの肘の方向に滑らせ，胸鎖乳突筋と気管軟骨の間で触知する．呼吸と脈が確認された場合は，呼吸と循環が保たれていると評価できる．呼吸と脈が確認され，さらに外傷でない場合は，傷病者を回復体位（**図4.10**）として，救命救急医などの蘇生専門医師の到着を待つ．

2）人工呼吸2回

次に，呼吸と循環が確認できない場合には，まず，人工呼吸を2回試みる．人工呼吸には，約1秒かけて胸の挙上を確認できるレベルまで送気する．ガイドライン2000では人工呼吸の吸気時間を約1.5～2秒に設定していたが，これらの気道確保手技に戸惑うことで，胸骨圧迫までの時間が遷延することが多く観察された．国際コンセンサス2005では，約1秒，2回の吸気吹き込みが推奨されている．人工呼吸に際しては，手元にバッグ・バルブ・マスクがある場合は，これを用いるべきである（**図4.11**）．人工呼吸が困難な場合は，スニッフィングポジションで気道確保した状態で，胸骨圧迫のみを施行する．人工呼吸にとらわれて，胸骨圧迫までの中断時間が10秒を超えることを避けることに留意する．

感染防御の観点からは，傷病者がHIV，肝炎ウイルスなどの感染症罹患者である可能性もあるため，口対口，鼻対口の無防備な人工呼吸は，決して推奨されない．ベッドサイド

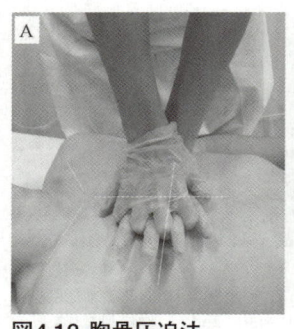

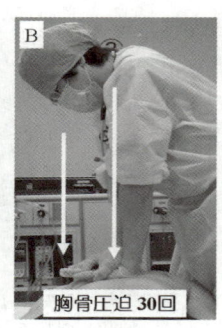

図4.12 胸骨圧迫法
圧迫部位は，「左右の乳頭を結ぶ線の胸骨上」あるいは「胸の真中」である（A）。圧迫の深さは，胸骨が4〜5cm沈むのを目安とする。圧迫速度は，約100回/分の速度である。圧迫姿勢は，指先を胸壁に当てず手掌基部を用い（A），肘を曲げず，肩から手掌基部へ外力が垂直に加わるように行うことが大切である（B）。

であれば直ちに手袋を着用し，バッグ・バルブ・マスクを用いるべきである。感染防御体制が直ちにとれない場合には，資機材，感染防御具，蘇生熟練者などの到着まで，人工呼吸は施行せず，頭部後屈などの気道確保状態での胸骨圧迫法を優先させる。感染防御が取れない場合には，人工呼吸2回にこだわるべきではない。

3）胸骨圧迫法の開始

呼吸と循環が確認できない場合には，人工呼吸の試みに次いで，胸骨圧迫法を開始しなければならない。胸骨圧迫には，胸骨の圧迫部位，圧迫の深さ，圧迫速度，圧迫姿勢，そして圧迫解除に対する理解が必要である。

圧迫部位は，「左右の乳頭を結ぶ線の胸骨上」あるいは「胸の真中」である（図4.12A）。圧迫の深さは，胸骨が4〜5cm沈むのを目安とする。圧迫速度は，約100回/分の速度である。圧迫姿勢は，指先を胸壁に当てず手掌基部を用い（図4.12A），肘を曲げず，肩から手掌基部へ外力が垂直に加わるように行うことが大切である（図4.12B）。胸骨圧迫は，指先をそらすことを意識しなければならない。指先が胸壁に当たるような不適切な圧迫法では，肋骨骨折などの合併症の要因となる。圧迫部位を間違えれば，脾損傷，胃破裂，肝損

> **NOTE**
>
> **2人法による心肺蘇生**
>
> 救助者が1人の場合は，胸骨圧迫と人工呼吸を30：2の比率で交互に行うことになるが，救助者が2人以上いる場合には，気道確保および人工呼吸と，胸骨圧迫を2人で分担するとよい。2人法による心肺蘇生では，互いに声を出し，胸骨圧迫と人工呼吸のタイミングを損なわないように工夫する。心肺蘇生においては，胸骨圧迫や人工呼吸を無言で行うことはなく，大きな声で回数を数えながら，周囲に蘇生動作を伝えるように施行するのが原則である。
>
> **胸骨圧迫と人工呼吸の比率**
>
> 蘇生に熟練した専門医を除けば，人工呼吸の手技に時間を取られ，胸骨圧迫の断続時間が長くなる傾向は否めない。このような背景より，絶え間ない胸骨圧迫を保つために，国際コンセンサス2005では胸骨圧迫と人工呼吸の比率が，15：2から30：2に変更された。しかし，この30：2を示唆する明確な根拠はない。胸骨圧迫と人工呼吸の比率として，理論値として50：2を推奨する見解も存在する。胸骨圧迫の際には，sniffing positionで気道が確保されていれば，胸腔内圧の変化により多少の換気が促される。気道確保の状態で絶え間ない胸骨圧迫が施行されるならば，胸骨圧迫と人工呼吸の比率が，50：2などに変更される可能性がある。
>
> **心肺蘇生における人工呼吸の省略**
>
> 感染防御が取れない場合や人工呼吸に難じた場合には，人工呼吸にこだわる必要はない。しかし，医療従事者は，人工呼吸に難じることがないように，心肺蘇生講習会を受講しておき，心肺蘇生法に精通することが大切である。感染防御に関しては，フェースシールドやハンカチなどを用いても，ウイルスや結核菌などからの感染を防御するのに十分でない。

傷の原因となる。絶えず手掌基部を胸骨上に接着させることに留意することが大切である。不適切な外力は，上記の外傷合併の原因となる。また，圧迫と圧迫解除の時間は，ほぼ同時間としなければならない。胸骨圧迫後の胸郭復帰（complete recoil）により心臓内への血流が十分に確保されるため，胸骨は押すのみではなく，戻すことを意識する。圧迫解除においても手掌基部が胸骨より離れないように意識し，十分に圧迫が解除されたことを手掌基部で感知しなければならない。胸壁の戻りを確認して胸骨圧迫法が施行されれば，通常の約25％レベルの心拍出量が得られる。

このような胸骨圧迫と解除30回に対して，人工呼吸2回のリズムで心肺蘇生が行われる。しかし，人工呼吸との連動が不可能である場合には，人工呼吸2回を加えることにこだわる必要はない。この心肺蘇生は，傷病者が動き始めるまで，あるいは，AEDが到着するまで，絶え間なく継続する。傷病者が動き始めた場合，「循環徴候あり」と評価し，呼吸と循環の確認を行う。

4.6.3 除細動の適応とAED

心電図による心停止状態は，①心室細動（VF：ventricular fibrillation），②無脈性心室頻拍（pulseless VT：pulseless ventricular tachycardia），③無脈性電気活動（PEA：pulseless electrical activity），④心静止（asystole）——の4つに分類される（**図4.13**）。

AEDやマニュアル除細動器による除細動の適応は，心室細動と無脈性心室頻拍の2つに限られる。AEDは，VFとVTを自動認識し，VFとVTのみを除細動の適応とする。ホルター心電図の装着中に突然死した患者の心電図解析などからは，心肺停止直後の80%以上にVFが認められることが確認されている。ガイドライン2000では，除細動が1分遅延するごとに約10％の救命率低下が生じることが明記されている。

以上のことなどから，心肺蘇生における早期除細動適応の評価は，「救命の連鎖」の1つとして，国際コンセンサス2005でも継承されている。心肺停止患者の発見に際しては，資機材に加えて，AEDを持ってきてもらうように具体的な指示を心がける必要がある。

1）AEDの基本原理

VFやVTでは，心臓の刺激伝導路の自動能亢進とリエントリーにより，心室筋細胞の興奮性が多様化し，有効な心拍出量が認められない。

AEDは，傷病者の心電図を自動解析の後に，自動的に除細動を指示する機器である。2004年7月1日の厚生労働省医政局による「非医療従事者による自動体外式除細動器の使

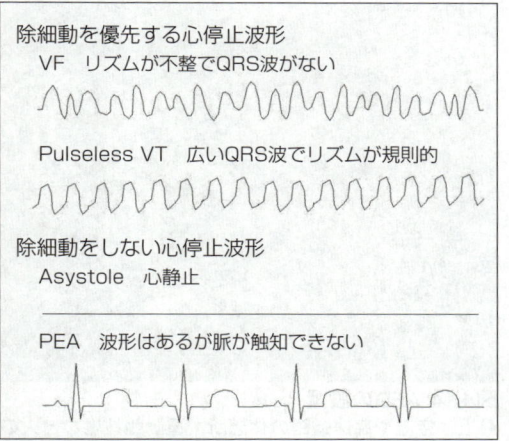

図4.13 心停止の波形
心電図による心停止状態は，①心室細動（VF：ventricular fibrillation），②無脈性心室頻拍（pulseless VT：pulseless ventricular tachycardia），③無脈性電気活動（PEA：pulseless electrical activity），④心静止（asystole）——の4つである。

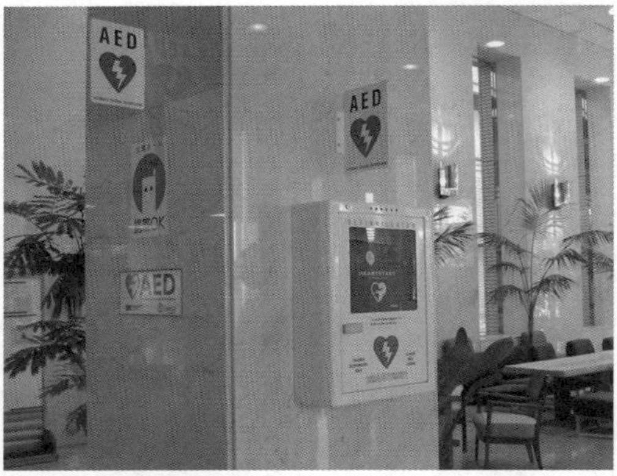

図4.14 AEDの設置
最近，空港や高速道路の休憩所，運動競技場など人の集まるところにAED（自動体外式除細動器）の器械が設置されるようになってきた。写真は大学病院の通路に設置されたAEDとその看板である。

用」の通知より，本邦のさまざまな施設でもAEDが設置されるようになった（図4.14）。

AEDの特徴は，傷病者に必要とする電気刺激量を自動調節し，VFとVTに対してのみ，除細動を自動的に施行する点にある。AEDは，その充電時や除細動施行時に，傷病者の胸壁抵抗を自動計測し，電流量，通電波形，位相率，および通電時間を調節し，適切な通電エネルギーを決定している。

2) AEDの使用手順と注意

AEDは，電源を入れると音声メッセージが流れ，手順を音声で解説する。使用に際しては，まず，電源を入れることが大切である。勝手に電極パッドなどを装着することは禁忌である。また，AEDが心電図解析を行う際や除細動を施行する際には，傷病者の体に触れてはいけない。それ以外では，胸骨圧迫法を途絶えさせない工夫が必要である。

2-1) AEDを持ってくる

応援要請の際にAEDを持ってくることを依頼するが，他に誰もいない状態でAEDが近くにあることがわかっている場合は，救助者自身がAEDを取りに行くのがよい。院内などでは，AEDの設置場所をあらかじめ把握しておく必要がある（図4.14）。

2-2) まず，電源を入れる

AEDには，電源ボタンを押すタイプと，ふたを開けると自動的に電源が入るタイプの2種類がある。電源が入る前に，勝手にパッドなどを装着してはならない。AEDの操作は，音声メッセージと点滅ランプに従った手順で行うことが重要である。

2-3) 電極パッドを貼る

音声メッセージに従い，傷病者の上半身の衣類を脱がせ，袋から取り出した電極パッドを装着する。パッドの1枚は右上前胸部に，もう1枚は胸の左下胸部に密着させるように貼る。8歳以上では，成人と同様に，成人用パッドを用いる。1歳以上8歳未満の小児には，小児用電極パッドを用いる。1歳未満にはAEDの有効性を示すエビデンスが2007年の段階では認められない。一度貼られた電極パッドは，心肺蘇生の最中にも，剥がしてはならない。

2-4) 心電図の解析

電極パッドが貼られると，「患者から離れてください」という音声メッセージが流れる。AEDは心電図を自動解析するため，この間に傷病者の体に触れていると，振動などにより心電図波形を誤認識する。心電図解析中には，傷病者の体に触れてはいけない。

2-5) 電気ショックおよび心肺蘇生の再開

AEDが除細動を必要とすると評価した際には，「ショックが必要です」などの音声メ

ッセージが流れ，AEDの充電が自動的に開始される。救助者たちが傷病者の体に触れていないことを，もう一度確認する。充電が完了すると，連続音とショックボタンが点灯し，電気ショックを行うように音声メッセージが流れる。この合図に従い，「ショックボタン」を押す。除細動により，傷病者の体が跳ね上がったり，四肢が硬直することがあるが，救助者は驚く必要はない。除細動後は，その結果を待つことなく，直ちに胸骨圧迫法を開始する。傷病者が動き始めれば，「循環徴候あり」と評価し，呼吸と循環の確認を行う。一方，AEDの音声メッセージが「ショックは不要です」だった場合には，その後の音声メッセージに従い，直ちに胸骨圧迫を開始する。

2-6）AEDと心肺蘇生の連動

初回のAED処置後，心肺蘇生を再開して2分すると，再びAEDが自動的に心電図の解析を行う。音声メッセージに従い，救助者は再び傷病者の体に触れないようにする。AEDの音声に従い，2-5) に準じてAEDに対応すればよい。

2-7）心肺蘇生の継続

AEDの心電図波形解析と除細動の時間を除いて，絶え間ない心肺蘇生が，継続されていなければならない。傷病者が動き始めた場合と呼吸が再開した場合には，一旦，心肺蘇生を中止し，呼吸と循環を評価する。呼吸と循環が回復した際には，気道確保の状態で，蘇生専門医の到着を待つ。やむを得ず傷病者から離れる場合は，回復体位（図4.10）とする。脈拍はあるが呼吸がない場合は，1分間に10回の人工呼吸を行う。この際，できれば継続的に，少なくとも2分は置かずに頸動脈触知を行い，循環の維持を確認しながら，蘇生専門医の到着を待つ。呼吸のみならず頸動脈触知が消失すれば，直ちに胸骨圧迫法を再開しなければならない。

2-8）AED使用の注意

AED使用に際しては，胸部の①体の湿潤，②胸毛，③貼付剤，④植え込み型ペースメー

> **NOTE**
>
> **除細動に必要な電気エネルギーの理解**
> エネルギー（J）＝
> 電流（A）×電圧（V）×時間（秒）
> 電圧（V）＝電流（A）×胸郭抵抗（Ω）
>
> 傷病者の胸郭抵抗は，主に胸壁，皮膚の性状，骨，脂肪などで決定され，一般に70－80Ωである。除細動により必要で最小のエネルギーを与えるには，胸郭抵抗に合わせた電流を決定することが必要である。このため，AEDを提供する各社は，各社独自の波形解析のアルゴリズムに加えて，胸壁抵抗補正の解析システムを独自に開発している。国際コンセンサス2005におけるAEDの除細動に対する必要エネルギーは，二相性波形を用いた場合には200Jレベルの各機種の推奨ジュールとし，単相性波形を用いた場合では360Jとしている。用いられている二相性波形には，truncated exponential（切断指数）波形，rectilinear（矩形）波形，damped sine（減衰型正弦）波形などがあるが，機種によりまちまちであり，それらの有効性の差異は，2007年の段階では明確ではない。
>
> **若年者の突然死**
> VFやVTは，中高齢者の心筋虚血や，慢性腎不全に合併した高カリウム血症などでも誘発されるが，若者にも突然に生じる可能性がある。このような状態の背景として，Long QT症候群，Brugada症候群，拡張型心筋症，肥大型心筋症，急性心筋炎，アミロイドーシス，サルコイドーシス，外傷後心筋打撲，心臓振盪などが挙げられる。

カ，⑤酸素——の5点に注意して，施行する。傷病者の体表が汗や雨などで濡れているときにはAEDの通電効果が損なわれるため，胸部を乾いたタオルや布などで拭いてから，電極パッドを貼る。胸毛が多い場合には，電極パッドが肌に密着しないため，AED効果が期待できないため，予備の電極パッドなどで胸毛を剥がした後に，電極パッドを正式に貼る。カミソリがAEDケースに入っている場合には，カミソリで胸毛をそってから電極パッドを貼るが，これらの胸毛処置は素早く行う必要がある。ニトログリセリンなどの貼付剤が胸部に貼られている場合には，発火の可能性があり，これらを剥がす必要がある。ペースメーカが埋め込まれている場合には，胸部の一部にペースメーカが突出した硬いこぶとして触知できる。AEDパッド貼付の所定の位置の場合は，ペースメーカの場所から，2～3 cm離して貼る。また，AEDを含めた除細動の際には，酸素を投与していると発火や爆発の危険性がある。周囲に酸素の流れがないことを，確認しなければならない。

4.7　1次救命処置から2次救命処置への移行

4.7.1　救命の連鎖

　心肺停止の傷病者の救命のためには，①迅速な通報（early access），②迅速な1次救命処置（early CPR），③迅速な除細動（early defibrillation），④迅速な2次救命処置（early advanced care）——の4つから構成される「救命の連鎖」が重要であると前述した。「救命の連鎖」では，第1発見者が迅速に連絡し，第1発見者や集まってきた救助者により適切にbystander CPRが施行され，救命に必要な資機材が到着した際にはAED処置を行い，それでも心肺停止が継続している状態であれば，適切な部署で2次救命処置（advanced life support：ALS, advanced cardiac life support：ACLS）を開始する手順となる。この4番目の最終項目に位置する2次救命処置は，2次救命処置を開始できるシステムをもった病院内の適切な場所で施行されることが望まれる。

　2次救命処置への搬送を必要とする場合は，搬送過程で絶え間ない心肺蘇生が継続される一方で，救急車内であれば，心電図解析，追加される気道確保（食道閉鎖式エアウェイ，食道気管コンビチューブ，あるいはラリンジアルチューブ）や，静脈路確保による輸液が，医師のオンラインメディカルコントロールのもとで，救命救急士に指示される。また，一定期間の研修や試験を通過した救命救急士には，オンラインメディカルコントロールのもとで，気管挿管やアドレナリン投与が認められている。

4.7.2　Primary ABCD survey

　病院内の適切な部署への搬送後の2次救命処置の開始にあたっては，まず蘇生に熟練した医師による心肺停止の評価が，1次救命処置の手順に準じて行われる。意識確認と，気道（A：airway）・呼吸（B：breathing）・循環（C：circulation）のABCの計15秒以内の初期評価に加え，心電図を装着後は，まず心電図波形を評価し，この波形がVFかVTの場合であれば，除細動（D：defibrillation）の適応とする。これらの2次救命処置の初期評価を，ガイドライン2000では「primary ABCD survey」と呼んでおり，1次救命処置における心肺蘇生法を総括する呼称でもある。2次救命処置開始にあたっても，VFとVTに対する早期除細動の必要性を伝える呼

第4章 急変時に必要とされる物品，器具および心肺蘇生法

表4.3 Primary ABCD surveyとSecondary ABCD surveyの違い

Primary ABCD survey		
A	Airway	気道確保と呼吸の評価
B	Breathing	人工呼吸
C	Circulation	循環評価と胸骨圧迫心臓マッサージ
D	Defibrillation	心電図波形の評価と除細動
Secondary ABCD survey		
A	Airway	気管挿管
B	Breathing	気管挿管後の酸素化と換気の確認
C	Circulation	心電図モニタ，輸液，薬剤投与
D	Differential Diagnosis	原因の鑑別診断と治療

Primary ABCD survey とSecondary ABCD surveyは，ガイドライン2000において重視された呼称である。これらを対比して理解するとよい。

称である。この処置の2分後にはガイドライン2000における「secondly ABCD survey」に類似する内容に移行する。

4.7.3 Secondly ABCD survey

　Secondary ABCD survey も primary ABCD surveyと同様に，ガイドライン2000において重視された呼称である。あくまでもガイドライン2000のものとして，secondary ABCD survey を primary ABCD surveyと対比して理解するとよい（表4.3）。

　Primary ABCD surveyで心拍が確認できない場合，ガイドライン2000における2次救命処置ではsecondary ABCD surveyへ移行させていた。このガイドライン2000におけるsecondary ABCD surveyでは，確実な気道確保として気管挿管が望ましいとしていた。しかし，現在，国際コンセンサス2005では，気道確保法として気管挿管にこだわる必要はなく，十分な換気が可能であれば，救命救急

士の挿入した食道閉鎖式エアウエイ，食道気管コンビチューブ，あるいはラリンジアルチューブを用いるのでよいと考えている。しかし，気管挿管では，胸骨圧迫と呼吸の比率として，30：2の「同期」を行う必要がなく，これを「非同期」と呼ぶ。他の気道確保方法で「非同期」を行うと，誤嚥する可能性や，気道内圧の変化によりチューブ固定位置が損なわれる可能性がある。気管挿管後の呼吸は，用手換気による1回換気量6～7 mL/kg，呼吸数10/分レベルが望ましく，過度の陽圧換気は静脈還流を妨げ心拍出量を低下させることにも留意しなければならない。

　また，ガイドライン2000におけるsecondary ABCD surveyにおけるBは，気管挿管後の酸素化と換気状態の確認だった。心肺停止状態では酸素運搬能が停止しているため，組織虚血より代謝性アシドーシスが進行しやすい。このため，心肺蘇生にあたっては，可能であれば100％に近い高濃度酸素を投与すべきである。

　Secondary ABCD surveyにおけるCは，心電図モニタ装着と，輸液・薬剤投与による循環の評価を意味する。ガイドライン2000におけるsecondary ABCD surveyでは，2次救命処置における心停止の最終評価に，頸動脈によるcheck pulseを用いていた。しかし，3誘導レベルの心電図を装着すれば，VF, VT, asystoleの評価を持続的に行うことができる。さらに，マニュアル除細動器でも，その電極を胸部に接着させることにより，心電図波形を確認できる。このような理由から，現在，国際コンセンサス2005では，胸骨圧迫中断時間を可能な限り少なくする目的で，check pulseに代わり，心電図モニタによる「リズムチェック」が推奨されている。

　以上のように，国際コンセンサス2005では，ガイドライン2000における除細動前後の

表4.4 無脈性電気活動（PEA）における原因検索（4H4T）

Hypoxia	低酸素血症
Hypovolemia	循環血液量減少
Hypo/hyparkalemia/metabolic	低/高カリウム血症/代謝障害
Hyperthermia	低体温
Tension pneumothorax	緊張性気胸
Tanponade, cardia	心タンポナーデ
Toxins	急性薬物中毒
Thrombosis (coronary, pulmonary)	急性冠症候群，肺血栓塞栓症

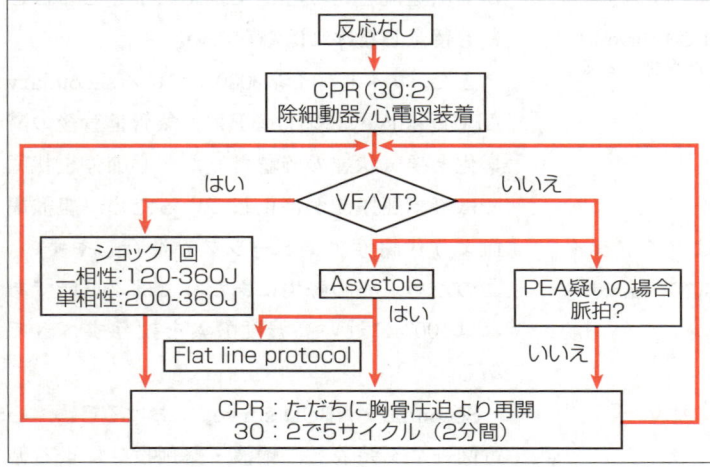

無脈性電気活動（PEA）は，低酸素症や循環器血液量減少などを原因とするものがある。この原因となる重要病態はその頭文字をとって4H4Tと表すことができる。PEAの心電図波形は図4.13参照。

表4.5 心電図Flat line protocol

1. 心電図電源の確認
2. 疑似心停止の除外
   リード線の装着の確認
   （患者サイド，モニタサイド）
3. 潜在性心室細動の除外
   ①心電図感度を上げる
   ②心電図誘導を変える

図4.15 2次救命処置のアルゴリズム
心電図による心停止状態である心室細動（VF），無脈性心室頻拍（VT），無脈性電気活動（PEA），心静止（asystole）における2次救命処置のアルゴリズム（成人）を示した。各状態の心電図波形は図4.13参照。

check pulseの重要性は薄れ，2次救命蘇生におけるcheck pulseの絶対適応は，心電図波形が保たれているPEAのみである。VTにおいても，ガイドライン2000ではpulselessにのみ除細動を適応していたが，国際コンセンサス2005後の本邦ではcheck pulseによるVTのpulselessの評価は行わず，VTの心電図波形を確認した際には頸動脈を触知することなく，除細動を施行する方針としている。

最後に，Secondary ABCD surveyにおけるDは，differential diagnosis（鑑別診断）である。国際コンセンサス2005では，特にPEAの鑑別診断に必要とされる重要病態として，原因検索の4H4Tをまとめている（表4.4）。

4.7.4 国際コンセンサス2005に準じた成人の2次救命処置のアルゴリズム

国際コンセンサス2005に準じた本邦のガイドライン「救急蘇生法の指針 医療従事者用2005」では，上述したprimary ABCD surveyとsecondly ABCD surveyの区分をなくし，図4.15のような2次救命処置の簡素なアルゴリズム（一部改変）にまとめている。この2次救命処置ではチームリーダーを決定し，リーダーの指示に従い，行動することが

大切である．皆がばらばらに動く心肺蘇生は，混乱を招き，蘇生効率が低下する．このため，2次救命処置では2次救命処置のアルゴリズムを十分に理解した蘇生法に熟練した医師が，リーダーとなることが望ましい．リーダーには，患者状態評価と蘇生における問題解決能力が要求される．

1) Flat line protocol

　心電図を装着してまっすぐな直線（flat line）だったからといって，早急にasystoleと評価してはならない．心電図波形がflat lineである場合，flat line protocol（表4.5）に準じて，心電図波形の確認が必要となる．しかし，この確認のために胸骨圧迫が妨げられる可能性があるため，flat line protocolは心肺蘇生と平行して確認される必要がある．心電図電極の装着の確認，心電図感度を上げる，心電図誘導を変えることにより，隠れたVFの発見につながる．2次救命処置のリーダーは，心電図を装着してflat lineを確認した際には，心電図誘導を変え，心電図感度を最大とするように周囲に依頼することが必要とされる．

2) 心電図波形に準じた心停止治療の開始

　心電図装着後は，2次救命処置チームリーダーが心電図波形（図4.13）を評価し，「VFのアルゴリズムで治療を開始します」などのように，治療のアルゴリズムを大きな声で宣言し，チームが同一の治療方針にあるように方向付けることが大切である．心電図波形に

NOTE

気管挿管の必然性

　気管挿管には，熟練が必要である．熟練者にとっては気管挿管を施行する際に胸骨圧迫法を中断する必要はないが，気管挿管困難患者や胸骨圧迫中断時間10秒以上を必要とする場合には，気管挿管は断念すべきである．国際コンセンサス2005では，換気が十分に可能であれば，バック・バルブ・マスク，あるいはラリンジアルマスク，救命救急士の挿入した食道閉鎖式エアウエイ，食道気管コンビチューブ，あるいはラリンジアルチューブを用いるのでよいとされている．

呼気ガス二酸化炭素モニタによる胸骨圧迫法の効果判定

　心肺蘇生を行う過程の有効な胸骨圧迫の評価として，カプノグラフによる呼気ガスモニタがある．気管挿管やラリンジアルマスクの呼吸回路より呼気ガスサンプリングを行うことで，呼気ガスがモニタできる．胸骨圧迫法がうまく施行されている場合には，肺血流が生じるため，カプノグラフに呼気ガス波形が検出される．

薬剤投与経路の選択

　薬剤投与経路の確保のために，胸骨圧迫の断続時間が生じてはならない．このため，薬剤投与経路は胸骨圧迫に比較的妨げとならない末梢静脈路が第1選択となる．末梢静脈路確保が難しい場合には，脛骨などの骨髄となる．末梢静脈路は，上腕正中皮静脈などの上腕の太い静脈が望ましく，薬剤投与後にはすぐに輸液20mLを後押しするか，輸液速度を最大として，上肢を10〜20秒間挙上する．心肺蘇生の過程で，胸骨圧迫の妨げとなる中心静脈路を選択する意義はない．

マニュアル型除細動器のショックエネルギー量の選択

　マニュアル型除細動器のショックエネルギーの供給型式は，単相性と二相性の2種類に分けられることは，AEDと同様である．二相性マニュアル型除細動器では，truncated exponential（切断指数）波形であれば150−200J，rectilinear（矩形）波形であれば120J，波形が不明な場合には200Jを選択することが推奨されている．2回目以降の除細動に関しては，切断指数波形であれば200Jの最大値を用いるようにする．除細動器のエネルギー特性は，機種により異なることから，VFやVTに対する二相性除細動器エネルギーは，機種開発メーカーの推奨する量を選択するのがよい．これに対して，単相性マニュアル型除細動器では，200J，300J，360Jの順に，VFやVTに対するショックエネルギー量を選択するのが一般的である．

より心停止治療アルゴリズムの詳細が異なることに留意して治療に当たる。二次救命処置においても，絶え間ない胸骨圧迫が原則であり，不用意に胸骨圧迫が中断しないようにチームリーダーが工夫する必要がある。タイムキーパーを1人用意し，循環の再評価は2分毎に心電図確認による「リズムチェック」で行い，2分毎に大きな声で連絡してもらうとよい。さらに，記録係を1人設けることで，処置内容や使用薬物，心電図波形の記載を残すことが必要である。あわただしい中にあっても，記録を残すことができなければ，心肺蘇生の救命システムが整った施設とは評価されない。

3）VFとVTのアルゴリズム

心電図装着後，心電図がVFとVTである場合，電気的除細動の絶対的適応となる。ガイドライン2000では，VFかpulseless VTが継続する限り，3回の除細動が終了するまでは単相性除細動器のパドルを胸壁より離さずに200 J，300 J，360 Jの順に除細動を継続することを推奨していた。しかし，国際ガイドライン2005では，除細動は1回とし，除細動後はすぐに心肺蘇生に戻る「1ショックプロトコール」が推奨された。蘇生に長けている医師においては，従来のガイドライン2000に準じた「3ショックプロトコール」でもよい。

2次救命処置チームリーダーが，気道確保者に気管挿管の指示を出す際には，気管挿管に熟練したものを第1選択とする。気管挿管完了までは心臓マッサージと人工呼吸は30：2の比率で同期させるが，気管挿管後の胸骨圧迫法は1分間に約100回の速度とし，人工呼吸10回/分の非同期でよい。原則として，気管挿管に10秒以上の胸骨圧迫中断時間を費やすようであれば，バッグ・バルブ・マスクによる同期換気の継続，あるいはラリンジアルマスクの挿入を考慮する。

また，2次救命処置チームリーダーは別な医師に静脈路確保の指示を出す。気管挿管後は気管内からエピネフリンを投与し，静脈路確保後からは静脈内投与に変える。除細動を行う以外では，チームリーダーは絶え間ない心臓マッサージを指示し，2分毎に「リズムチェック」を行う。エピネフリンは3～5分毎の投与とし，その間2分毎の「リズムチェック」に際しては，VFやVTが継続している場合，リーダー自らが単相性除細動器であれば360 Jで除細動を1回のみ行う。

それでもVFやVTが継続している場合には，抗不整脈薬投与を考慮し，「リズムチェック」にあわせてアミオダロン（アンカロン® 300 mg iv），ニフェカラント（シンビット® 0.15 mg/kg iv），リドカイン（1－1.5 mg/kg iv），プロカインアミド（アミサリン® 50 mg/分，最大投与量17 mg/kg）を選択する。この他に，Toresade de pointesや，低マグネシウム血症に伴うVFやVTには，マグネシウム（マグネゾール®，コンクライト-Mg®）を1－2 gを希釈し，緩徐に静脈内投与する。このような治療に効果を示さない難治性不整脈は，心原性の心肺停止の可能性が高く，経皮的心肺補助（PCPS：percutaneous cardiopulmonary assist systems）の導入も考慮する。

4）Asystoleの治療のアルゴリズム

心電図装着後，flat lineを確認した場合，flat line protocol（表4.5）に基づき，心肺蘇生を継続させながら，隠れたVFを除外する。チームリーダーは「リズムチェック」の際に最終判断としてasystoleと確定した場合，「asystoleのアルゴリズムで治療を開始する」と宣言する。気管挿管と末梢静脈路の確保を指示し，2分毎の循環評価の際にasystoleが継

続していれば，まずエピネフリン，次の「リズムチェック」の際にはアトロピンの順で用いる。初回または2回目のエピネフリンの代わりに，バゾプレッシン40単位（ピトレッシン® 2 mL）を静脈内投与してもよい。

動脈血ガス分析により代謝性アシドーシスや高K血症が高度な場合や，三環系抗うつ薬による薬物中毒では重炭酸ナトリウムの投与を考慮するが，重炭酸ナトリウムはルーチンに投与してはならない。Asystoleの治療においても，チームリーダーは，10秒以上の断続のない，絶え間ない心臓マッサージを指示することが大切である。

5）PEAの治療のアルゴリズム

心電図装着後，心電図波形が認められる場合には，10秒以内を限定として頸動脈触知を行う。頸動脈で脈拍を触知できない場合，2次救命処置チームリーダーは心電図波形がPEAであると評価し，「PEAのアルゴリズムで治療を開始する」と宣言する。PEAの治療はasystoleに準じるが，原因検索として**表4.4**の4H4Tを評価することが必要である。このためには，チームリーダーは患者既往歴を聴取する者を別に指定し，さらに別な医師には動脈血ガス分析，さらに別な医師にはエコー図を施行させる。

しかし，これらの過程においても，胸骨圧迫を中断させてはならず，中断しても10秒以内とする。Asystoleと同様にPEAに対する最も重要なことは，治療可能な原因を検索し，原因を特定し，取り除くことにある。

動脈血ガス分析の結果，極度なアシドーシスや高カリウム血症が存在する場合，重炭酸ナトリウムの投与を考慮し，出血や脱水による循環血液量低下に対しては急速輸液を行う。緊張性気胸は胸部打診で評価し，胸腔内の脱気を必要とする。低体温，急性冠症候群，

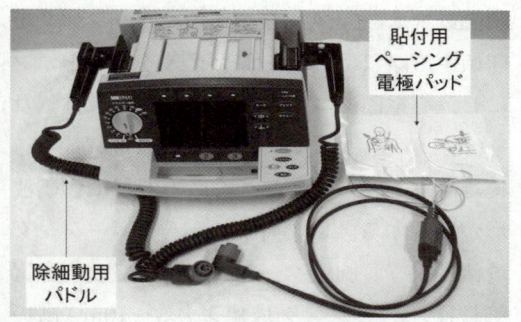

図4.16 マニュアル除細動器と経胸壁ペーシング

肺血栓塞栓症の可能性が示唆されれば，PCPSの導入を積極的に行う施設も多い。

4.7.5 感染防御の重要性

2次救命処置の施行に際しては，標準予防策に準じた感染防御を行うことが必修である。2次救命処置に参加する医療従事者には，あらかじめ，手袋，マスク，ガウンを着用しなければならない。

4.8 心臓ペーシングの適応

不安定な徐脈患者には，除細動器に設置されたペーシング用パッドを用いて，経胸壁ペーシングを施行できる（**図4.16**）。これは，あくまでも冠動脈造影や経静脈ペーシングに移行するまでの緊急避難的な治療である。

4.8.1 経胸壁ペーシングの設定

除細動器の通常の除細動パドルのコネクタを除細動器よりはずし，貼付用ペーシング電極パッドのコネクタを除細動器に装着する。電源を入れ，心電図モニタ電極を装着し，ペーシングモードに切り替える。貼付用ペーシングパッド（**図4.16**）を患者の心尖部と左背部に装着する。ペーシングレートを60/分，

刺激電気量を0mAに設定する。ペーシングを開始する際には、ペーシングスイッチをオンにし、心電図モニタをみながら、刺激電気量を0mAから上げていく。ある刺激電気量を越えた時点で、ペーシング波形のあとにQRS波形が出現する。この時点のmAをペーシング域値という。胸壁ペーシングの最終の刺激電気量は、ペーシング域値より5〜10mA高い値とする。

4.8.2 経胸壁ペーシングの注意

モニタ波形が骨格筋収縮による波形である可能性があり、心室細動の発見に遅れることがある。また、PEAである可能性もあるため、ペーシングに際しては、必ず、常に患者のABCの確認が必要である。このモニタリングには、パルスオキシメータが有効である。ペーシング中には、心停止となる可能性があり、その危険に備えて、酸素投与と静脈路確保が同時に行われるべきである。

4.9 小児および乳児の心肺蘇生で留意すること

成人を対象とする施設では、8歳未満を小児として、成人と心肺蘇生法を区分する。小児の「救命の連鎖」は、①心肺停止の予防、②迅速な心肺蘇生、③迅速な通報、④迅速な2次救命処置——の4つを構成要素とする。

国際コンセンサス2005においても、8歳未満の小児の1次救命処置では、人を呼ぶ前にすぐに5サイクル（2分間）の心肺蘇生が推奨されている。成人と8歳未満の小児の心肺蘇生の違いは、以下の点に集約される。

4.9.1 Phone Fast

心肺蘇生を5サイクル施行した後で、救急通報することをphone fastといい、通常の蘇生における人を集める場合のphone firstと区分している。8歳未満の小児の心肺停止では、呼吸原性心停止が多いため、発見時の蘇生を優先するphone fastとしている。

NOTE

緊急ペーシング
[英] emergency pacing
[同義語] 一時的ペーシング　temporary pacing
　緊急ペーシングは、循環不全を伴った不整脈に対して、心臓に電気的刺激を加えて心拍数を増やし、循環動態の改善を図る操作をいう。緊急ペーシングの適応は、①房室ブロックでAdams-Stokes発作が頻発する場合、②房室ブロックに伴う徐脈で心不全を生じている場合、③心筋梗塞で房室ブロックや心室性不整脈を伴う場合、④洞停止や洞房ブロックでAdams-Stokes発作を生じている場合、⑤心室性頻脈が多発し、薬物でのコントロールが不能な場合、⑥心臓手術中あるいは術後に房室ブロックを生じた場合、⑦Adams-Stokes発作は起こしていないが、全身麻酔や大手術を受ける場合などが挙げられる。緊急ペーシングには、経静脈的ペーシング、経胸的ペーシング、体表ペーシングの3種類があり、その中で経静脈的ペーシングが最も多く行われている。経静脈ペーシングでは、尺側皮静脈（肘関節部）、上腕静脈、内頸静脈、外頸静脈および鎖骨下静脈などからカテーテル電極を右室に入れて行う。この場合、透視下に右心室まで進める方法とバルーン付きカテーテルを用いて非透視下に右心室まで進める方法がある。
　一方、心臓マッサージを施行中に右心ペースメーカを挿入することは非常に困難である。このような場合には除細動器に装着してある体外式ペースメーカを一時的に用いることがある。

4.9.2 徐呼吸と徐脈への早期対応

呼吸数10回/分未満の徐呼吸や，60/分未満の徐脈に意識障害，チアノーゼなどの循環障害所見を認める場合には，完全な心肺停止を待たず，心肺蘇生を直ちに開始する。8歳未満の小児や乳児は，生理学的予備力が乏しいため，人工呼吸や胸骨圧迫の開始が成人に比較して早いことに留意する必要がある．

4.9.3 胸骨圧迫の深さと方法

8歳未満の小児や乳児の胸骨圧迫の深さは，胸の厚みの1/3を目安とする。乳児の場合，救助者が一人の場合は2本指で，救助者が2人の場合は胸骨を包み込み母指圧迫法で，左右の乳頭を結ぶ線のやや尾側の胸骨を圧迫する。8歳未満の小児に対しては，両腕で圧迫する場合もあるが，一般に片腕で胸骨を圧迫する。

4.9.4 胸骨圧迫と人工呼吸の比率

コンセンサス2005では，胸骨圧迫と人工呼吸の回数比は8歳未満の小児や乳児においても，成人と同じ30：2が推奨されている。小児は酸素化を十分に施す必要があり，医療従事者2名による心肺蘇生では，15：2が推奨されている。

4.9.5 AEDと除細動に対する規制

2007年現在では1歳未満の乳児へのAEDの十分なエビデンスはなく，ガイドラインに取り込まれていない。1歳以上8歳未満の小児に対しては，原則として心肺蘇生を施行した2分後に，エネルギー減衰機能をもっている専用の小児用電極パットを用いて，AEDを施行する。マニュアル除細動器では，VFとVTに対して，単相性，2相性ともに，2〜4 J/kgの除細動1回が推奨されている。

4.9.6 2次救命処置

小児の「リズムチェック」は成人と同様に2分毎であり，エピネフリン静脈内投与量は0.01mg/kgである。アルゴリズムは，成人のものに類似している。

話題 4　胸骨圧迫のみのCPR（心肺蘇生法）
－アメリカ心臓協会声明2008とオーストラリア蘇生協議会の対応－

　アメリカ心臓協会（American Heart Association: AHA）ガイドライン2005は，バイスタンダーCPRの普及と質の向上を目的として発表されたものである。これは，人口呼吸2回に続いて胸骨圧迫を30回行うことを基本としている。ところが，CPRにおける人口呼吸の実施と非実施で生存率に差がないとする臨床成績が報告されたことにより，AHAガイドライン2005を変更して，胸骨圧迫のみのCPR（ハンズオンリーCPR）を推奨すべきとの考え方が広がってきた。これを受けて，2008年3月，AHAは，ハンズオンリーCPRの推奨と実施を呼びかけることとなった（AHA声明2008）。
　AHA声明2008は，概ね次の通りである。

①成人が突然卒倒したとき，バイスタンダーは訓練の有無にかかわらず，最低限でも地域の救急医療システムを起動し，胸骨圧迫を最小限の中断時間で行う。
②バイスタンダーがCPRの訓練を受けていない場合は，ハンズオンリーCPRを行うべきである。救助者はAEDが到着し使用の準備ができるまで，もしくは救急隊が傷病者の対応に当たるまでハンズオンリーCPRを継続するべきである。
③バイスタンダーが過去にCPR訓練を受けていて，胸骨圧迫の中断を最小限にして人工呼吸を行う自信がある場合には，胸骨圧迫と人工呼吸を30：2で行う従来法のCPRまたはハンズオンリーCPRのいずれかを行うべきである。救助者はAEDが到着し使用の準備ができるまで，もしくは救急隊が傷病者の対応を替わるまで，CPRを継続するべきである。
④バイスタンダーが過去にCPRの訓練を受けてはいるが，良質な胸骨圧迫（十分な圧迫回数（rate）と深さの胸骨圧迫で，中断が最小限のもの）と人工呼吸を含む従来法のCPRを行う自信がない場合には，ハンズオンリーCPRを行うべきである（Class IIa）。救助者はAEDが到着し使用の準備ができるか救急隊が傷病者の対応を替わるまで，ハンズオンリーCPRを継続するべきである。

　一方，この声明に対してオーストラリア蘇生協議会（Australian Resuscitation Council: ARC）は最近のエビデンスを広範囲に検討し，次のような主張を提示した。

①最近になって報告された研究は観察研究である。この種の研究が，どのCPR法が他の方法と同等か他より優れていることを証明するのに十分でない。

②これらの論文で報告された生存率は，従来式のCPRで得られている，対照となる生存率を上回っているわけではなく，むしろ低い。

③これらの研究で報告されたデータは，2003年以前に得られたものである。これは2005年にガイドラインが変更されて，30：2の胸骨圧迫：人工呼吸比と，胸骨圧迫中断を減らすことが勧告されるより前である。

④現行のガイドラインが推奨するCPR，すなわち30：2の胸骨圧迫：人工呼吸と胸骨圧迫のみのCPRとを直接に比較・検討した研究はない。

⑤人工呼吸を必要とする心停止傷病者が存在する。例えば，小児の心停止や，溺水や窒息による心停止，病院内で発生した心停止，あるいは3〜4分以上の蘇生努力を要する場合などである。このような状況では，胸骨圧迫のみのCPRでは不十分である。

　以上により，オーストラリア蘇生協議会（ARC）は現行のガイドラインを変更しないことを決定し，a）CPRを行う際は，胸骨圧迫と人工呼吸を30：2で行う，b）胸骨圧迫のみのCPRは，従来法のCPRを行うことが不可能な場合，または救助者がCPRを躊躇する場合に限る，c）どのような蘇生でも行うべき――との推奨内容を示した。

　ARCを初めとする各国の蘇生関連団体は引き続き，新たな科学的データが得られ次第それを速やかに評価し，その知見の裏付けを基にガイドラインを策定して行く必要がある。

　なお，AHA声明が示す推奨内容はヨーロッパ蘇生協議会（European Resuscitation Council: ERC）の推奨内容とほぼ一致している。

参考文献

1. International Liaison Committee on Resuscitation. Consensus on Science and Treatment Recommendations. Resuscitation 2005;67:181-314.
2. Iwami T, Kawamura T, Hiraide A, et al. Effectiveness of bystander initiated cardiac only resuscitation for patients with out of hospital cardiac arrest. Circulation 2007;116:2900-7.
3. Nagao K, Cardiopulmonary resuscitation by bystanders with chest compression only (SOS-KANTO）: An observational study. Lancet 2007;369:920-6.
4. Bohm K, Rosenqvist M, Herlitz J, Hollenburg J, Svensson I. Survival is similar after standard treatment and chest compressions only in out of hospital bystander cardiopulmonary resuscitation. Circulation 2007;116:2908-12.
5. http://circ.ahajournals.org/cgi/reprint/CIRCULATIONAHA.107.189380

MEMO

第5章

重症患者の全身管理の基本

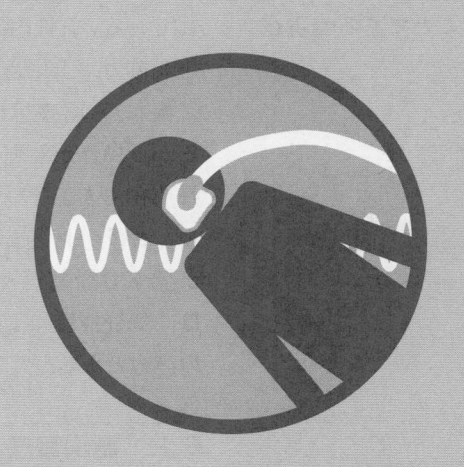

第5章 重症患者の全身管理の基本

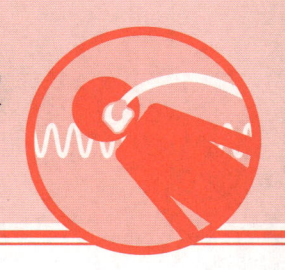

　救急患者の診療において基本をなすものは，患者の救命である。このことを確実に遂行できるためには，生体維持に必要な（1）呼吸管理，（2）循環管理，（3）栄養管理の知識，そして（4）病態についての知識とその改善・治療法についての知識を修得しておく必要がある。第1章でも述べたが，ICU，CCU，NICUなどでは，治療される重症患者の心肺疾患や慢性呼吸器疾患などが主なものであり，医師，看護師のほか，呼吸療法士，理学療法士，臨床工学士などを主としたチーム医療で担われる。

5.1　呼吸管理

　呼吸療法とは，呼吸循環機能の維持管理を目的に，心肺機能の障害された患者の治療，リハビリテーションを行うことである。現在は非侵襲的陽圧換気法（NPPV），すなわち，気管挿管を行わない人工呼吸療法が増えている。特に高炭酸ガス血症をきたしている場合に適応となる。広義には体外式陰圧人工呼吸（クィラス式やドリンカー式）もこれに含まれる。一般にはフェイスマスクまたは鼻マスク，圧支持換気（PSV），持続的気道陽圧法（CPAP）などの換気モードが使用される。特に最近，鼻マスクを用いたBiPAP（bi-level positive airway pressure）が呼気終末陽圧換気（PEEP）効果を付加したPSVモードの呼吸器として注目されている（図5.1）。主に，肺結核後遺症，後側彎症などの胸郭性拘束性換気障害や神経筋疾患による慢性呼吸不全に有効のほか，高炭酸ガス血症を伴った慢性閉塞性肺疾患（COPD）例にも有効とされる。また最近では睡眠時無呼吸症候群にも使用されている。気管内挿管下の人工呼吸に比べて，患者協力，上気道確保，マスクフィット（空気漏れ），喀痰排出などの点で不利が生じうるが，操作が簡便で非侵襲的であることから長期在宅人工呼吸管理に適しており，今後さらに普及が見込まれる。しかし，意識レベルが低下した状態や気道分泌物の多い症例では，気管挿管による気道確保と人工呼吸管理の適応となる。

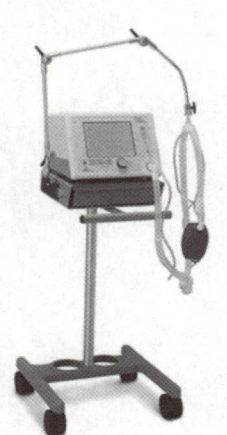

図5.1　NPPV人工呼吸器
（フジ・レスピロニクス（株）のBiPAP Vision）

5.2　循環管理

　循環管理は，広義には心肺機能の管理まで含まれるが，狭義には心機能や末梢循環の管

理を意味する．循環不全での低血圧，高血圧，徐脈，頻脈，不整脈などの症状を適切に改善すべき十分な知識と技術が修得されていなければならない．

心拍出量が不足し末梢循環機能が低下すると，さまざまな臓器障害が惹起され生命の維持が困難となるので，連続的または経時的に肺動脈カテーテルからのデータを計測し，心・食道エコーなどの画像所見から速やかに対処する必要がある．

直接循環機能を測定するものには血圧，心拍数，心電図，中心静脈圧，右房圧，肺動脈圧，肺動脈楔入圧，心拍出量，動脈血酸素飽和度があり，体温，尿量，尿浸透圧，体重測定も重要である．

心機能の低下症例に対してはCCUスタッフとの連携を密にとって，適正な治療薬の使用，また大動脈内バルーンパンピング法（IABP）や経皮的心肺補装置（PCPS）などの心肺補助装置も導入している．

5.2.1 循環管理のための指標

直接循環機能を測定するものには血圧，心拍数，心電図，中心静脈圧，右房圧，肺動脈圧，肺動脈楔入圧，心拍出量，動脈血酸素飽和度がある．それぞれの測定について以下に簡単に述べる．

1）中心静脈圧 (CVP：central venous pressure)

右心房から約5cm以内の上，下大静脈領域の静脈圧として定義され，右心系前負荷である右心房圧（right atrial pressure；RAP）を反映する．中心静脈圧の正常値は1～8（平均5）mmHgである．中心静脈圧は右室機能，右室コンプライアンス，右室後負荷，循環血液量，静脈還流量，胸腔内圧および体位により影響を受ける．

2）肺動脈圧 (PA：pulmonary arterial pressure)

肺動脈の血管内圧をいう．安静時の正常値は収縮期圧15～35mmHg，拡張期圧8～12mmHgで，肺血流量の増加（中隔欠損など）や左房圧の上昇（左心不全，僧帽弁疾患など），肺血管抵抗の増加（気道，肺胞障害など）で高値を示す．これを肺高血圧症という．

3）肺動脈楔入圧（PAWP：pulmonary arterial wedge pressure）

肺毛細管楔入圧（PCWP：pulmonary capillary wedge pressure）ともいう．スワン-ガンツ・カテーテルのバルーンを膨らませ，肺動脈の枝を閉塞した時に閉塞末端圧として測定される肺静脈圧．左心系前負荷である左房圧（left atrial pressure；LAP）を反映するため，左室の前負荷状態の指標として有用である．正常値は2～15（平均9）mmHgで18mmHg以上では肺うっ血存在の可能性を示唆する．

NOTE

大動脈内バルーンパンピング法
略語　IABP；intra-aortic balloon pumping
[同義語] バルーンパンピング法
心臓のポンプ機能を直接補助する機械的補助循環法の1つ．大腿動脈からバルーン付きカテーテルを大動脈弓部遠位端まで挿入し，心周期に同期させ拡張期にバルーンを膨張，収縮期に収縮させる．これにより拡張期動脈圧が上昇し冠灌流圧を上昇させ(diastolic augmentation)，収縮期動脈圧を低下させ後負荷が軽減できる (systolic unloading)．急性心不全，心原性ショック，低心拍出状態，および薬物抵抗性の虚血性心疾患などが適応となる．

表5.1 各病態における循環動態パラメーターの変動

	出血性ショック	心原性ショック	アナフィラキシーショック	肺塞栓症
心係数	↓	↓	↓	↓
体血管抵抗	↑	↑	↓	↑
肺動脈楔入圧	↓	（左心不全）↑	↓	（肺動脈圧）↑
中心静脈圧	↓	（右心不全）↑	↓	↑

4) 心拍出量（CO：cardiac output）

心臓がポンプとして1分間に拍出する血液量。一回拍出量（70kgのヒトで約80mL）に心拍数を乗じた値で，安静時心拍数が毎分70回とすると5.6L/分となる。運動時には安静時の4〜6倍にもなりうる。心機能の指標として重要であり，臨床的には色素希釈法，熱希釈法，フィック法を用いて1分間の平均心拍出量として測定する。また造影や超音波による1回拍出量の測定からも計算しうる。心係数は体表面積当たりで表した指数。心不全による低心拍出は全身倦怠感や筋肉の易疲労性を起こす。

5) 心係数

1分間に心臓から拍出される血液量（心拍出量）を，体格差を補正するために体表面積＊当たりに換算した値でL・min^{-1}・m^{-2}で表す。心臓指数は循環血液量，心収縮力，末梢血管抵抗などを総合的に判断する指標である。基準値は2.2〜3.5L/min/m^2。通常2.2L/min/m^{2}以下をポンプ機能低下として対処する。

なお，体表面積は，デュボアーデュボア体表面積の式（身長と体重から体表面積を求めるための算出式）で求める。

$$S = W^{0.425} \times H^{0.725} \times 71.84$$

〔S：体表面積（cm^2），W：体重（kg），H：身長（cm）〕

NOTE

急性閉塞性化膿性胆管炎（AOSC）

急性閉塞性化膿性胆管炎（acute obstructive suppurative cholangitis：AOSC）は，胆管炎の中でも，肝内および肝外胆管において，胆石などにより胆道が閉塞し，胆汁が細菌感染した膿性胆汁を呈する。そのため，エンドトキシンが血流内に逆流するような胆管内圧の上昇を生じ，特に，急速な胆道減圧を行わないと救命できないような重症の胆管炎となる。症状としては，高熱・黄疸・右上腹部痛のほか，ショック・意識障害も示す（Reynolds 5徴）。敗血症を合併しやすく，多臓器不全を引き起こすと重篤になる。

病態の考え方として，大腸菌などのグラム陰性菌によるエンドトキシンの産生が起因になる。感染経路として，①内視鏡処置などによる十二指腸からの胆道を逆行する感染の経路，②腸管から門脈を介して細菌が肝内に運ばれ，胆汁中に排泄されるという経路——などが考えられている。細菌およびエンドトキシンに対する生体の防御反応が起こるが，その主体となるのは白血球やリンパ球であり，産生されるサイトカインが，生体自らの肺，肝臓，腎臓，心臓，血液，脳神経などの重要臓器・器官を攻撃し，多臓器不全を引き起こすに至る。

治療としては，ショックに対する治療と同時に，強力な抗生物質の投与，胆管内を閉塞している炎症物質や胆汁を排除して，胆道減圧を行うためのドレナージ法などの緊急な対応が必要となる。

6）全身血管抵抗（SVR：systemic vascular resistance）

観血的動脈圧モニターから平均動脈圧（MAP）と肺動脈カテーテルから求めた中心静脈（CVP）と心拍出量（CO）から算出する（SVR＝MAP－CVP/CO×80）。正常値は900～1500dynes/sec/cm^{-5}である。敗血症などによる全身血管抵抗の低下，循環作動薬の反応などを把握できる。

7）左室駆出率（LVEF：left ventricular ejection fraction）

心収縮力の評価として，心カテーテル検査時に記録される。心エコーから左室拡張期容量（LVEDV）と左室収縮期容量（LVESV）を算出しても求められる〔LVEF＝（LVEDV－LVESV）/LVEDV×100（％）。正常値は男性で60～80％，女性で55～75％である。

8）動脈血酸素飽和度

酸素が完全に結合しうるヘモグロビン量に対する酸素化されているヘモグロビン（オキシヘモグロビン）の割合である（記号：SaO_2）。呼吸不全の定義である酸素分圧60Torrは約90％に相当する。酸素分圧との関係（酸素解離曲線）ではS字状を示す。酸素解離曲線は，pH低下，動脈血炭酸ガス分圧（$PaCO_2$）の上昇などの影響を受けている。オキシメーターにより指尖での測定が可能で，測定値はSpO_2と表示する。

9）他の指標

また，体温，尿量，尿浸透圧，体重測定も循環管理を行う上で重要な指標となる。これらの指標を追いながら，薬物等を用いて，循環動態の安定化を図る。

表5.1に病態時における循環動態指標の変動について示した。

5.2.2 ショック時の薬物の使用法

1）昇圧剤の使い方

循環血液量が十分に足りていながら血圧が上昇しない出血性ショックの際のショック遷延状態や心臓機能低下により血圧上昇がみられない状態，大腸破裂や急性閉塞性化膿性胆管炎（AOSC）などの敗血性ショックで術後も血圧が上昇しない状態には以下の昇圧剤を使用する。ドーパミン，ドブタミン，ノルアドレナリン（第6章参照）。ただし，循環血液量が十分足りていることが前提である。肺動脈楔入圧測定やSwanz-Ganz Catheter挿入による確認をよくしておくこと。

2）プロテアーゼ阻害剤とステロイド

敗血性ショック，出血性ショックを問わず，ショック状態が遷延する時はプロテアーゼ阻害薬としてウリナスタチン10万～30万単位を投与する。また，ステロイド剤のメチルプレドニゾロン（製品名，メドロール，ファイザー社製）を最初に30mg/kgを1回使用し，6時間後に改善がみられないときは再度使用す

> **NOTE**
>
> **ウリナスチン**
> （製品名，ミラクリッド，持田製薬社製）
> ヒトの尿中より抽出・精製された糖蛋白質。トリプシン，α-キモトリプシン，エラスターゼなどの蛋白分解酵素さらにヒアルロニダーゼ，リパーゼなどの糖・脂質分解酵素を阻害する多価酵素阻害剤。白血球エラスターゼをはじめ，トリプシン，ホスホリパーゼA_2刺激により遊離した膵酵素を阻害し，またサイトカインの産生および好中球の活性化を抑制することにより，急性膵炎および慢性再発性膵炎の急性増悪期および急性循環不全の病態を改善する。

```
45L×1/3=15L           45L×2/3=30L

血漿:          間質液:
Plasma        Interstitial     細胞内液: Intracellular
3L            Fluid (ISF)      Fluid (ICF) 30L
              10L
血球:
Blood
cells 2L

血管内液，つまり循環血液量は約5L
```

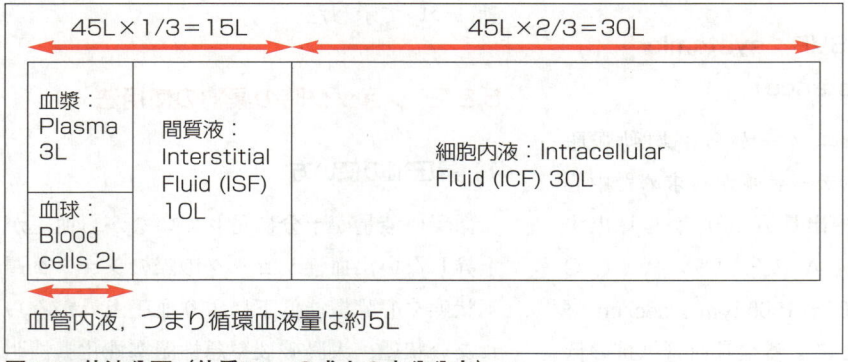

図5.2　体液分画（体重75kgの成人の水分分布）

る方法が以前は行われていたが，近年はこの方法は否定されている。少量ステロイドとしてハイドロコルチゾルを1日量200～300mgを上限として，カテコラミン不応性のショックにのみ使用する。

5.3　体液，電解質の管理の基本

5.3.1　輸液の基礎

1. 体液分画と循環血液量

（ア）体液分画（図5.2）

成人の体液量，言い換えれば総水分量は体重の約50～65％である。しかし，生体はある一定の範囲で細胞内外の体液量を保っている。一般には，成人の細胞内液量（Intracellular Fluid：ICF）は体重の約40％，細胞外液量（Extracellular Fluid：ECF）は約20％とされている。簡単に話を進めるために体液量を体重の60％として，"rule of thirds"（1/3の法則）を用いて体重75kgの成人を体液分布に分けてみる。すなわちこの成人の体液量は45Lとなり，ICFは30L，ECFは15Lとなる。

さらにECFは血管外液である間質（Interstitial Fluid：ISF）と血管内液である循環血液（Blood Volume：BV）に分けられ，2/3はISF，1/3はBVに分布する。つまり，体重75kgの成人のISFは15Lで，BVは5Lとなる。このように"rule of thirds"を用いるとわかりやすい。

そして，BVは約60％が血漿（Plasma），40％が血球（Blood cells）に分けられる。この成人の場合は，血漿が約3L，血球成分が2Lとなる。

（イ）循環血液量

循環血液量（BV）とは血管系に存在する体液量のことで，血液量の総量ととらえて考える。実際には各臓器や血管系により流速が異なるために，測定することは不可能に近い。しかし，赤血球量などから算出する血液量を循環血液量と考えると，成人の場合体重の約7％となる。この値は体重75kgの成人に当てはめると，ほぼ5Lとなり"rule of thirds"による概算とほぼ一致する。

2. 体液分布と輸液成分（図5.3）

（ア）輸液の水分分布の基本メカニズム

①糖液は細胞外液，細胞内液の両方に広がる

②生理食塩液（細胞外輸液）は細胞外液全

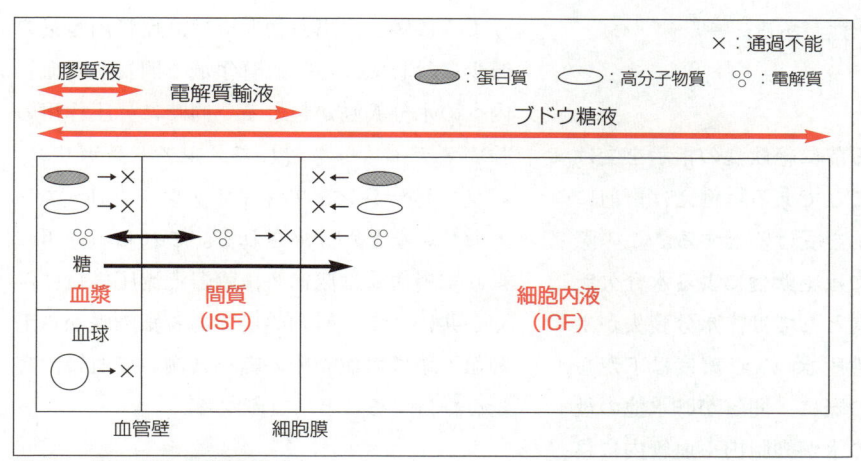

図5.3 体液分布と輸液成分

体に広がる
③膠質液は血管内に留まる

(イ) 3つのコンパートメントと輸液

体液は大きく細胞内液（ICF）と細胞外液（ECF）に分けられるが，臨床上問題となる脱水と出血に対応するためには，ECFを間質（ISF）と循環血液（BV）に分けて全体を3つのコンパートメントから考えると輸液療法もわかりやすくなる。

脱水のように身体全体の水分を喪失する場合，最大容量を持つICFの減少が主となる。しかし輸液療法でICFを補充しようとするとき，直接にICFを満たすことは不可能である。水分は血管，間質，細胞という順序を経なければならないのである。ブドウ糖は血管内に投与されると，血管壁を通過し，間質から容易に細胞内へ分布する。そのため，脱水には糖を含んだ輸液を投与するのが主となる。

出血のように血管内容量を喪失した場合，血管内に留まる輸液が必要となる。一般に細胞外液輸液と称される商品は細胞外液の電解質成分とほぼ同じに調整されている。そのため，血管内に投与された輸液は細胞外液全体に浸透する。つまり，点滴500mLを静脈から一本投与したとすると，BV，ISF全体に水分は浸透する。その結果として血管内に留まる輸液は1/4程度になる。

同じECFである血管内液と間質液との間で成分上最も異なるのは，膠質の存在である。血管内にはアルブミンとして存在し，血管内に水分を保持する上で重要な存在となっている。上記に示したように，出血に対して細胞外輸液のみを大量に投与すると大部分は間質に移動する。その結果として浮腫が発生する。軽度の浮腫は時間と伴に減少するが，重度となって肺浮腫などを招くと重大な合併症となる。これを防ぐためアルブミンが大量に使用された時期があったが，コストの問題や先進国の自給率の低さからその使用を慎む動きが強くなった。現在は，アルブミンに変わる膠質として人工膠質であるデキストラン（Dex）やヒドロキシエチルスターチ（HES）が用いられることが多くなった。これらの輸液は基本的には静脈内に投与された場合，血管内に留まるはずである。しかし，これらの高分子はいずれ分解されて尿から排泄されるが，小さな分子量となった一部は血管外に漏出して

浮腫を形成する可能性がある。

3. 術前の脱水

　医的処置を受ける前に絶飲食の指示を受けることはよくあることである。例えば術前に半日の絶飲食の指示を受けるとする。この際の脱水は，基本的には絶飲食による水分欠乏である。脱水の傾向としては，水分喪失が主であるので，高張性脱水（Na^+濃度は下がらない）になる。この際に，間質が貯水池の役割を果たし，間質の水が細胞内や血管内に移動する。このように重要臓器への灌流圧を維持するためのいわば防御機構により，血圧低下は顕著とならない。だからこの程度ではバイタルサインには現れないため，脱水を見逃すことが多いのである。

　また，術前の絶飲食はエネルギー補給の遮断を伴う。半日の絶飲食によって糖の補給がなされないため，生体は糖利用が低下して飢餓傾向に陥る。手術などの外科的侵襲下ではインスリン分泌が抑制されるので，検査値では血糖は増加傾向を示す。このような外科手術中の高血糖を増長してはならないという目的で，以前は術中に糖を含む輸液を投与することはさらなる高血糖を招くとされて避けられてきた。しかし，侵襲が小さい状況や硬膜外麻酔や麻薬を使用して交感神経緊張を抑制した状況では，少量の糖を投与することでインスリン分泌は促されるため，代謝環境は改善する。そのため，現在では周術期に糖を投与することも再検討されている。

4. 出血と体液変動

　出血の生体に与える影響の本態は，血管内容量の減少に伴って起きるさまざまな反応である。出血の程度によりその反応は異なるが，血管内容量の減少に伴い，生体は重要臓器への酸素供給を賄うべく臓器灌流圧の維持に適うように働く。出血初期では，血管内容量の減少に対して，毛細血管領域で間質から血管内への水分異動が起こる。同時に昇圧作用の強いメディエータとしてノルアドレナリン，バソプレッシン，アンギオテンシンⅡ，エンドセリンなどが分泌される。これらの作用により末梢血管は収縮し，臓器灌流圧維持に働くと共に，水分異動の場である細動脈から毛細血管領域の血管床の縮小に働いて血管内容量を維持することに貢献する。

5. サードスペース（第3間隙）

　Randallは術中に体液の分布異常が発生し，体液の貯留が起こると報告し，これをサードスペースと呼んだ。実際に侵襲の大きな手術では，十分な輸液を投与しているにもかかわらず，低血圧，頻脈，尿量減少などの循環血液量減少を疑わせる現象に遭遇する。以前より侵襲下では投与した輸液が有効に血管内に留まっていない状態が生じることは知られており，"細胞内"でも"細胞外"でもない，第3の間隙としてとらえられてきた。本来，投与した輸液は約1：3の割合で血管内と間質に分布して，互いに水分の異動がみられる。しかし，このサードスペースは，血管内と移動可能な水分を保持する間質とは性格を異にする。

　現在，サードスペースの発生機序は，間質を構成する成分の構造的変化が水分保持と強く関係することによるとされている。細胞間質は，2糖類の重化合物であるヒアルロン酸などのグリコサミノグリカンと蛋白質であるプロテオグリカンやコラーゲン線維が複雑に絡み合った構造を形成している。

　この構造が手術などの侵襲により変化し，水分をとらえやすくなった結果がサードスペースの本態と考えられる。手術やストレス下で炎症反応が起こると，組織において細胞間

質のコラーゲン線維やグリコサミノグリカンを加水分解する酵素が放出される。これらの酵素の働きにより細胞間質の繊維の絡みがきつい状態（ゲル）から絡みの緩やかな状態（ゾル）になり水分が捉えられやすくなる。

大きな侵襲を伴う開腹術では，特に腹部は間質細胞に富む臓器が豊富なため，サードスペースが発生しやすく，大量輸液をしても十分に循環血液量を維持できないことに遭遇する。特に，心肺機能が低下した患者では肺水腫が発生しやすく，食道の術後管理が難渋する大きな要因である。

現時点ではサードスペースを有効に防ぐ方法はないが，手術に伴う生体反応を防げない以上，大量の細胞外液輸液の投与は浮腫を増長すると考えられる。そのため術中術後の輸液管理には大量を要さないでも循環血液量を維持できる膠質液を使用することが望ましいと考えられる。

6. 手術侵襲が体液代謝環境に与える生理的反応

心臓血管手術の際には，強いストレスを受けて自律神経系，内分泌系，免疫系を通じて体液代謝環境は大きく変化する。

交感神経を介する反応は，神経末端よりカテコラミンを分泌し，血管の収縮や尿量の減少をもたらす。内分泌系を介する反応では下垂体−副腎を通じてコルチゾル，抗利尿ホルモン（ADH），アルドステロン（ALD），成長ホルモン（GH），甲状腺ホルモン，グルカゴンなどの分泌を促す。これらは体内への水分とNaの蓄積とK排泄を促進する。

7. 血管内外の体液移動

前項までは侵襲下における体液分布を主に血管外の状況変化について述べた。ここでは血管内からみた循環血液量を維持するための要因について触れたい。

血漿と組織間の体液が移動する場は毛細血管領域である。毛細血管領域の血管内皮では水分は自由に通過し，そこでの静水圧と膠質浸透圧のバランスが体液移動を規定する。

$$Jv = KF\,[(Pc - Pi) - \delta\,(\pi_c - \pi_i)]$$

Jv：毛細血管内から細胞間質への正味の水移動速度
KF：毛細血管壁の濾過係数
Pc：毛細血管内の静水圧
Pi：細胞間質の静水圧
δ：反射係数
π_c：毛細血管内の膠質浸透圧
π_i：細胞間質の膠質浸透圧

臓器によりろ過係数は異なり，膠質浸透圧を主に規定するのはアルブミン濃度である。

出血性ショックでは，血管内容量が減少するため毛細血管内の静水圧が減少する。同時に水分移動の場である毛細血管床が減り，全体的には血管内から間質へ移動する水分は減少する。

炎症性ショックでは，ブラジキニン，ヒスタミンなどにより毛細血管床は拡大し，かつ毛細血管における透過性亢進が発生する。また，虚血再灌流ではアンギオテンシンII等の作用により，毛細血管そのものの構造が変化するとされる。これらは，静水圧とは無関係に血管外へ水分が移動しやすい環境を作る。

5.3.2 輸液の実際

1. 目的

輸液療法の主たる目的は，内部環境の維持（水分・電解質，栄養の補給）と循環血液量維持の2つである（表5.2）。これらの目的を単一の輸液で賄うことは不可能であり，麻酔・手術による侵襲が生体にどのような影響

表5.2　術中輸液の目的

① Basal Fluidの補給：術中維持輸液
　　絶飲食による脱水の補給
　　術中不感蒸泄水分の補給
　　侵襲による体液分布変化（サードスペース）
　　に対する補給
　　細胞における好気的代謝の維持
　　細胞内補水
② 安定した循環の確保・維持：循環血液増量液
　　血管内容量の確保と維持
　　微小血管血流量の充実
　　微小循環の開通性の確保

を与えるかを把握した上で輸液療法を行うことが肝要である。極論すれば内部環境維持のための輸液を第1として，循環血液量の減少が考えられるならば循環血液量維持目的の輸液・輸血を別途行うべきである。

2. サードスペースと輸液

1960年代より，手術操作の影響で術野に細胞外液が蓄積（いわゆるサードスペース形成）するとの報告がみられるようになった。Shiresらによれば，特に腹部手術のような手術侵襲の強い手術では，サードスペースは2〜3Lにも及ぶと推定された。この報告に基づき，機能的細胞外液の不足に対し大量の乳酸加リンゲル液輸液が推奨されてきた。しかし測定手技上の問題が指摘され，現在ではサードスペースはせいぜい500mLと考えられている。

3. 周術期のエネルギー代謝

手術侵襲により視床下部－下垂体－副腎髄質－交感神経系の反応は刺激され，血糖値は上昇する。ところが，インスリン分泌は抑制され耐糖能異常を起こす（外科的糖尿病）。さらに脂肪分解（遊離脂肪酸の産出）が促進され，蛋白・アミノ酸がエネルギー源として動員される。

4. 輸液とアルカリ化剤

通常アルカリ化剤として用いられている乳酸イオンは，主に肝臓で代謝されて炭酸水素イオンとなり代謝性アシドーシスの改善効果を発揮する。しかし，ショックなどによる低肝血流状態や，著しい肝障害を呈する状態では，乳酸代謝は抑制され，代謝性アシドーシスの補正には働かないばかりか，乳酸が蓄積し，アシドーシスを悪化させるとの指摘がある。

一方，酢酸は肝臓および全身の末梢組織でも代謝が可能であり，肝障害時にも蓄積の恐れが少なく，しかもその代謝速度が速やかといわれている。

5. 輸液とナトリウム（Na^+）

さまざまな侵襲は，体表面や四肢の手術より腹腔や胸腔内臓器の手術の方が強く，血液の体液成分は細胞間へ移行し，水分とNaの体内蓄積の下地はできる。そこへ大量のサードスペース補填のためのハルトマン輸液はさらなるNa貯留を引き起こす。結果的に，Naの大量の体内貯留により間質浮腫が生じ肺機能の低下を引き起こす。循環血液量維持を目的としながら，細胞外液を補給するのは合理的でないと考えられる。それにもかかわらず一部では，ハルトマン輸液の大量投与が未だに実践され続けており，水分・Na蓄積に拍車をかけている。そこで過剰なNa投与を避けるためにNa含有量の少ない内部環境維持液と循環維持効率の高い輸液と分けて使用することが大切となる。

6. 晶質液

現在使用されている晶質液は実に多く，一

表5.3 非手術時の電解質維持液の組成

Na⁺	35-70 mEq/L
K⁺	20-35 mEq/L
Ca²⁺	2-3 mEq/L
Mg²⁺	2-3 mEq/L
Cl⁻	35-70 mEq/L
HCO₃⁻	24-28 mEq/L

一般的な名称として，1〜4号液，維持輸液，細胞外液補充液，血漿増量液などがあるが，そもそも1〜4号液は小児の脱水の治療輸液として開発されたものであり，維持輸液は非侵襲時における電解質喪失分補給（表5.3）を目的として開発された。また輸液として最もポピュラーな乳酸リンゲル・酢酸リンゲル液のような細胞外液補充液は実際のところNa^+は130mEq/Lで低張輸液であり，その性質上血管内に留まる割合は投与量の1/4にも満たないといわれている。このような背景から，1〜4号液，細胞外液補充液で循環動態を管理すると大量の輸液が必要になり，必要以上の輸液を要することになる。

7. 膠質液

血漿量を維持あるいは増量させるには，毛細血管を通過しにくい膠質浸透圧を有する物質を投与するのが最も有効である。特に重症患者では，炎症性反応が亢進していることが多く血管透過性が亢進した状態に遭遇する。いかに必要最小限の投与量で，充分な循環血液量を維持するかが重要である。

生理的な膠質液はアルブミンであるが，血漿由来製剤は感染（肝炎，エイズ（AIDS）等）の危険があり，高価な点，資源に制限がある点などの問題を抱えている。

一方，人工的な膠質液としてはヒドロキシエチルスターチ（HES）とデキストラン（Dex）がある。日本では効果的な高分子人工膠質（Dex70,HES130-480）が認可されておらず，いわゆる低分子量の膠質（Dex40,HES70）（サヴィオゾール，低分子デキストラン液，サリンヘスなど）しか使用できない。このように選択範囲が狭いこともアルブミン使用量が減少しない理由の1つである。残念ながら日本で使用できる膠質液に血漿増量・維持効果に優れたものはない。

8. まとめ

生体が持つ体液の代謝能力は優れているが，それが逆に侵襲時の輸液療法を硬直させる。しかし手術患者を含め重症患者の体液代謝環境は大きく変化する。生体がどのような反応を起こしているかを少しでも理解して，その状況に見合った輸液療法を行うべきである。従来の乳酸リンゲル一辺倒の輸液療法をあらため，生体反応に基づいて，生体の内部環境にも目を向けた輸液を行う必要がある。

全ての症例で水分・電解質，栄養の補給目的と循環血液量維持目的に分けて輸液を選択することが輸液療法の基本である。

5.4 栄養管理

本項では，多発外傷や広範囲熱傷，敗血症などの大きな侵襲を受け集中治療中の重症患者に対する栄養管理について述べる。近年，この方面の多くの研究結果を解析評価したガイドラインが発表されており，人工呼吸下の重症患者を対象としたカナダのガイドライン（2003年）と欧州静脈経腸栄養学会（ESPEN）の経管栄養に関するガイドライン（2006年）を参照する。

侵襲期の重症患者に栄養管理を行うには，侵襲に対する生体反応の理解が必要である。また，臨床の現場では的確な病態の把握と病

態の変化に応じた迅速な対応が必要となる。さらに，感染症の治療や合併予防を目的とした免疫能の維持や賦活（Immunonutrition），侵襲に対する過剰な生体反応の制御（Nutritional Immunomodulation）などを意識した栄養管理を行う必要がある。

5.4.1 侵襲に対する生体反応と代謝変動

1．侵襲時の生体反応

重症感染症や多発外傷など，生体が大きな侵襲を受けると，マクロファージやリンパ球から各種のサイトカイン（cytokine）が放出されるとともに神経系や内分泌系が反応して，侵襲の種類によらず類似した生体反応が起こる。侵襲に対する生体反応を全身性の炎症反応として捉えたものが，全身性炎症反応症候群（systemic inflammatory response syndrome；SIRS）という概念である。たとえば，敗血症は感染症に伴うSIRSである。SIRSは高サイトカイン血症に起因する過大な生体反応であり，多臓器障害（mutiple organ dysfunction syndrome；MODS）をきたす可能性がある。

2．侵襲時の代謝変動

侵襲時の代謝変動の特徴は，糖新生（gluconeogenesis）の亢進と体蛋白の異化（catabolism）である。

侵襲刺激は，視床下部－下垂体－副腎系（hypothalamic-pituitary-adrenal axis；HPA-axis）を活性化し副腎皮質ホルモン（cortisol）の分泌を高め糖新生（gluconeogenesis）やグリコーゲン分解（glycogenolysis）が促進される。また，カテコールアミン（cathecholamine）やグルカゴン（glucagon）の分泌も高まり，糖新生に関与する。そのため，高血糖を呈し外因性の糖利用（耐糖能）は低下する。外科手術後の高血糖（surgical diabetes）はその一例である。そのため，侵襲期に体外から必要十分量の熱量を投与することは困難な場合が多い。一方，内因性の脂肪が動員され，必要エネルギーの多くを内因性脂肪に依存するようになる。

侵襲期にはサイトカインの働きによって異化が亢進し体蛋白の喪失が起こる。体蛋白の喪失が持続すると，①筋肉量の減少，②免疫能の障害，③創傷治癒遅延，④臓器障害，が順次引き起こされる。体蛋白量は除脂肪体重（lean body mass；LBM）で示されるが，LBMが健常時の70％を下回ると死に至る（窒素死；nitrogen death）。そのため，侵襲期には蛋白質・アミノ酸の十分な補給が必要となる。また，体内に貯蔵されたグリコーゲンの量は少ないため，耐糖能に応じて比較的早期（12〜24時間）から少量の糖質補給を開始する場合が多いが（グルコースで50〜100g/日程度），この程度の糖質補給でも異化抑制効果（protein sparing effect）がある。

体蛋白の異化によって筋肉から2種類のアミノ酸（アラニン，グルタミン）が放出され，アラニンは肝臓に運ばれ糖新生に使われる。一方，侵襲期には免疫担当細胞，消化管粘膜，創傷部などでグルタミンの需要が亢進し，筋肉から放出されたグルタミンが供給される。グルタミンは非必須アミノ酸であるが，侵襲期には需要が供給を上回る。

5.4.2 栄養評価

侵襲期の重症患者では浮腫の発生や血液製剤の投与などの理由により，一般的な栄養アセスメントで用いられる身体計測や血液検査による栄養評価は困難である。既往歴や現病歴などから侵襲を受ける以前に低栄養が存在したか否かを推測することは重要である。侵

襲の急性期を脱すれば，総リンパ球数や血清アルブミン値，血清コレステロール値，体重などを参考に栄養評価がある程度可能となる。

5.4.3 栄養法の選択

1．経管栄養 vs 経静脈栄養

消化管に問題のない症例では経管栄養（enteral nutrition；EN）を選択することが重要である。たとえ少量であっても消化管を用いることは，消化管粘膜の恒常性を維持し腸内細菌や毒素が生体内へ侵入するbacterial translocationを予防するなど侵襲期の重症患者において有利に働く。

ガイドラインでは血行動態が安定し消化管が機能していれば侵襲から24〜48時間以内にENを開始（早期EN）することを推奨している。ただし，胃内投与の場合に積極的な増量は誤嚥性肺炎のリスクを増すことに注意が必要としている。通常20mL/hr程度の少量持続投与から開始し，耐容性を判断しながら徐々に増量する。

また，ガイドラインではENと経静脈栄養（parenteral nutrition；PN）を同時に開始すべきでなく，ENが不十分な場合にPNで補うことを推奨している。

2．経管栄養のルート：胃 vs 空腸

胃内への栄養チューブ留置は容易であるが，空腸への栄養チューブ留置はふつう内視鏡的またはレントゲン透視下に行われるため必ずしも容易ではない。しかし，直接的な損傷がなければ侵襲直後であっても小腸機能は保たれる場合が多く，空腸投与は早期ENに適している。また，誤嚥性肺炎のリスクも低い。そのため，カナダのガイドラインでは，空腸への栄養チューブ留置が容易に行える施設では空腸投与を推奨するとした。一方，ESPENガイドラインは，重症患者における有効性は胃内投与と同等と判断し，胃内投与に耐えない場合に空腸投与を推奨するとした。そのため，一般的には胃内投与が第1選択となる。

5.4.4 投与熱量と血糖値管理

1．投与熱量

侵襲の急性期においては高血糖を来しやすく十分な熱量投与は困難である。一方，炭水化物の過剰投与は脂肪の合成を促して不要な代謝負荷となり，換気需要の増大や肝機能障害，体温上昇等をきたすため避けるべきである。Harris-Benedictの式（表5.4）から算出した基礎エネルギー消費量（basal eneregy expenditure；BEE）は過量になりやすい。さらに，BEEに活動係数（AF）やストレス係数（SF）を乗じて算出する1日必要熱量（Longの式：表5.4）も侵襲の急性期には過剰になりやすく，身長（m）の二乗×22で理想体重（kg）を算出し，目標投与熱量を25kcal/kg/day程度とするのが実際的である。血糖値を計測しつつ2〜3日またはそれ以上かけて徐々に目標値に達する。

ESPENガイドラインでは，重症病態の急性期においては20〜25kcal/kg/day以上の熱量投与は予後を悪化させる可能性があり，回復期は25〜30kcal/kg/dayを目標とするとしている。また，カナダのガイドラインは短期的（10日以内）なhypocaloric feeding（必要熱量を満たさない栄養管理）は感染性合併症を減少させる可能性があるとしている。

2．血糖値の管理

高血糖は好中球機能を障害して感染性合併症の頻度を増し予後を悪化させる可能性があるため避けるべきである。ICU入室患者でイ

表5.4　1日必要熱量の算出法（Longの式）

Longの式：1日必要熱量（kcal/day）＝基礎エネルギー消費量（BEE）×活動係数（AF）×ストレス係数（SF）
1) 基礎エネルギー消費量（BEE；kcal/day）：Harris-Benedictの式
　　男性：BEE＝66＋（13.7×体重）＋（5×身長）－（6.8×年齢）
　　女性：BEE＝655＋（9.6×体重）＋（1.7×身長）－（4.7×年齢）
　　体重：kg，身長：cm
2) 活動係数（AF）：活動に応じて1.0～1.8
　　安静＝1.0，歩行可能＝1.2，労働＝1.4～1.8
3) ストレス係数（侵襲因子；SF）：重症度に応じて1.0～2.0
　　術後早期：侵襲に応じて1.2～1.8
　　熱傷：1＋熱傷面積10％ごとに0.2ずつ，上限は2.0
　　臓器障害：1臓器不全＝1.4，2臓器不全＝1.6，3臓器不全＝1.8，4臓器不全以上＝2.0
　　体温：37℃＝1.2，38℃＝1.4，39℃＝1.6，40℃以上＝1.8

ンスリンを用いて血糖値を80～110mg/dLに管理した群と180～200mg/dLに管理した群を比較した研究では，前者の群で死亡率低下，ICU滞在日数・人工呼吸日数短縮，腎障害発生低下を認め注目されている（強化インスリン療法）。現時点では低血糖を避ける意味もあって血糖値を150mg/dLまたはそれ以下とすることが推奨される。侵襲の急性期にあっては十分な熱量投与よりも血糖値のコントロールを優先する。

5.4.5　蛋白・アミノ酸投与量

侵襲期には体蛋白の異化に見合った蛋白・アミノ酸投与（通常1.5～2.0g/kg/day程度）が必要である。尿中窒素排泄量（UUN）と血中尿素窒素（BUN）値の変化から異化蛋白量を推測することができる。

経静脈栄養（PN）では，骨格筋のエネルギー源となる分子鎖アミノ酸（branched chain amino acids；BCAA）含有量の多い（30％程度）アミノ酸製剤が用いられる。グルタミンを含有するPNは重症患者全般で予後改善効果が報告されているが，本邦では商品化されておらず実施不可能である。

5.4.6　急性期における脂質投与

1．脂質投与と必須脂肪酸欠乏の予防

脂質は高カロリー（8～9kcal/g）であり，必須脂肪酸補給の意味からもその投与は必要である。一般的には必要熱量の20％程度を脂質で投与する。生体内で合成できない長鎖脂肪酸（long chain triglyceride；LCT）が必須脂肪酸であり，2週間程度の無脂肪の栄養管理によって代表的必須脂肪酸であるリノール酸（linoleic acid；LA）が欠乏し，創傷治癒遅延などの症状を生じる。必須脂肪酸はω-6系列のLA，アラキドン酸（arachidonic acid；AA）とω-3系列のα-リノレン酸（α-linolenic aid；ALA），エイコサペンタエン酸（eicosapentaenoic acid；EPA）の2種類に分けられ，本邦における栄養指導ではω-6/ω-3＝4程度が推奨されている。経管栄養（EN）実施に際しては，この点を考慮した比較的新しい製剤の使用が望ましい。AAやEPAからは炎症反応や血液凝固などに必要な生理活性物質（プロスタグランジン，ロイコトリエン

など）が産生される（**図**5.4）。細胞膜におけるAAとEPAの構成比率（EPA/AA比）によって炎症反応は調節を受けるため，投与脂質の組成によって炎症反応の制御（Nutritional Immunomodulation）が可能となる。

2．侵襲期の大豆油脂肪乳剤投与の是非

本邦で静脈内投与可能な脂肪乳剤は大豆油から作られたもので，LCTのみを含んでいる。この製剤はLA含有量が多く（LA＝54%，ω-3：ω-6＝1：7.7），必要熱量の20%を投与してもLA量はやや過剰となる。多発外傷患者のPN（5日目から10日間）において，非蛋白熱量（NPC＝30kcal/kg/dayの25%を大豆油脂肪乳剤とした群と無脂肪群（NPC＝22.5 kcal/kg/day）で比較し，無脂肪群は感染性合併症が少なくICU滞在日数や人工呼吸日数が短い。そのため，カナダのガイドラインでは低栄養を伴わない重症患者のPNでは大豆油脂肪乳剤投与を控える（10日以内）ことを考慮すべきとした。

一般にLCTは代謝が遅く，エネルギーとして燃焼するのは投与量の約30%ともいわれる。一方，中鎖脂肪酸（medium chain triglyceride；MCT）は侵襲期でも代謝されやすい。また，消化管からの吸収も速やかでMCTを含有する経管栄養剤も多い。

5.4.7 免疫栄養療法

1．アルギニン強化経管栄養剤

必須アミノ酸であるアルギニンは免疫増強作用を持つ。重症患者の免疫を賦活する目的で，アルギニン，ω-3系必須脂肪酸，核酸を強化した経管栄養剤が予定手術患者や重症患者で用いられ有用性が報告されてきた。本邦での臨床使用は2002年のインパクト™発売以降であり，現在4種が市販されている。

しかし，アルギニンは一酸化窒素（NO）の前駆物質であるため特に敗血症性ショックでの使用が問題視され，敗血症患者の予後を悪くする可能性が指摘された。そのため，ガイドラインでは予定手術患者や外傷患者では有用であるが重症患者で明らかな有効性はなく，敗血症患者では有害である可能性が強く使用すべきでないとしている。したがって，SIRSの状態では用いるべきでない。

2．グルタミンの経管投与

侵襲の急性期に0.3～0.5g/kg/day程度のグルタミンを補充することによって，蛋白代謝改善（異化の抑制），消化管粘膜の維持，免疫増強，感染性合併症の頻度低下，などが期待できる。広範囲熱傷患者では死亡率低下，治癒促進，入院日数短縮などが，外傷患者では肺炎，敗血症などの感染性合併症の減少が報告されている。そのため，ESPENガイドラインでは広範囲熱傷，外傷患者での投与を強く推奨している。その他の重症患者での明らかな有効性は示されていないが，われわれは有用と考え，ほぼルーチンで経管投与（15～30g/日，分3～4）を行っている。

3．ω-3系必須脂肪酸強化栄養剤

SIRSに伴う急性肺障害が成人呼吸窮迫症候群（acute respiratory distress syndrome；ARDS）である。ARDS患者の強い炎症反応を制御（Nutritional Immunomodulation）する目的で，ω-3系列のEPAを強化した経管栄養剤（脂質55.2%，炭水化物28.1%；EPA 5.2 g/1500kcal）が開発され本邦でも2007年8月に発売された（オキシーパ™）。高脂肪であるのは，呼吸商を低くして換気需要を減らす目的である（呼吸商は炭水化物＝1.0，脂質＝0.7）。EPA以外にもγ-リノレン酸（γ-linolenic acid；GLA，ω-6系列）と抗酸化ビ

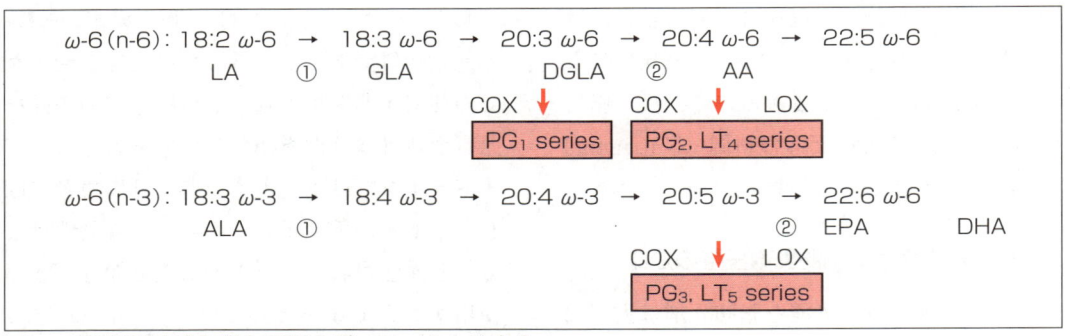

```
ω-6(n-6): 18:2 ω-6  →  18:3 ω-6  →  20:3 ω-6  →  20:4 ω-6  →  22:5 ω-6
            LA      ①    GLA           DGLA    ②    AA
                                         COX ↓       COX ↓   LOX
                                       PG₁ series    PG₂, LT₄ series

ω-6(n-3): 18:3 ω-3  →  18:4 ω-3  →  20:4 ω-3  →  20:5 ω-3  →  22:6 ω-6
            ALA     ①                            ②    EPA         DHA
                                                 COX ↓   LOX
                                               PG₃, LT₅ series
```

図5.4 必須脂肪酸代謝と脂質メディエーターの産生

①：Δ-6 desaturase，②：Δ-5 desaturase，COX：cyclooxygenase，LOX：5-lipoxygenase，LA：リノール酸 (linoleic acid)，GLA：γ-リノレン酸（γ-linolenic acid），DGLA：ジホモ-γ-リノレン酸（dihomo-γ-linolenic acid），AA：アラキドン酸（arachidonic acid），ALA：α-リノレン酸（α-linolenic acid），EPA：エイコサペンタエン酸（eicosapentaenoic acid），DHA：ドコサヘキサエン酸（docosahexaenoic acid），PG：プロスタグランジン（prostaglandine），LT：ロイコトリエン(leucotriene)

血液凝固や炎症・免疫反応には各種のPG・LTが関与している。EPAから産生する3-seriesのPGや5-seriesのLTは，AAから産生する2-seriesのPGや4-seriesのLTに比べて一般に作用が非常に弱い。そのため，血液凝固や炎症・免疫反応は生体内におけるEPAとAAの構成比率によって調節を受けることになる。

タミンが強化されている。EPAはAA代謝に関与して抗炎症・抗凝固作用を発揮する（図5.4）。

GLAはジホモγ-リノレン酸（dihomo-γ-linolenic acid；DGLA）に変換されて肺血管拡張作用のあるプロスタグランジン（PGE₁）を産生する。ARDS患者における酸素化改善，人工呼吸日数・ICU滞在日数短縮などの報告に加え，2006年には敗血症由来のARDS患者の生存率改善が報告された。ガイドラインではARDS患者における早期からの投与を強く推奨している。投与期間はSIRSの時期とするのが適当である。日本人はω-3系必須脂肪酸摂取量が比較的多く血漿リン脂質中のEPA/AA比は欧米人に比べて高いため，日本人での至適投与量や安全性の確立は今後の課題である。

5.5 血液浄化法について

近年，救命救急領域における治療手段として血液浄化療法が著しく進歩し，必須の治療方法の1つとなってきている。これに伴い，救命救急領域で取り扱う適応疾患の増加，および電子工学系の進歩により医療器材は格段に複雑化し，高レベルの医療技術が必要になってきたため，専門知識をもった医師，看護師，臨床工学技士の協力体制が不可欠になってきた。ここでは，救命救急領域で実際に行われる代表的な血液浄化療法について概説する。

急性血液浄化療法とは，肝不全（劇症肝炎など）および腎不全などで正常の代謝経路の機能が低下あるいは廃絶することにより体内に貯留したさまざまな有害な病因物質や，外傷，熱傷および重症感染症（敗血症）などで産生される急性臓器障害に深く関与する炎症性サイトカイン，エンドトキシン，アナンダマイドなど生理活性物質，急性薬物中毒などで直接組織障害をもたらす薬物とその代謝産物などを，拡散，濾過，吸着，交換など物理・化学・生物学的原理を用いて除去し，生

命維持に必要な体液恒常性の維持を確保することにより致死的状態を克服し，救命することを第1目標としている。

頻繁に行われる血液浄化法としては血液透析（hemodialysis，HD），血液濾過（hemofiltration，HF），血液透析濾過（hemodiafiltration，HDF），持続的血液透析（continuous hemodialysis，CHD）および持続的血液濾過透析（continuous hemodiafiltration，CHDF），血漿交換療法（plasma exchange therapy，PE），血液吸着法（direct hemoadsorption，DHP）と血漿吸着療法（plasma adsorption，PA）などが挙げられる。

そもそも，血液の中からある特定の細胞や成分を除いた後，再度，血液を患者自身に戻すことをアフェレーシス，apheresisという。サイトカインアフェレーシスのように有害な成分を除去するために行う。血液吸着や血漿交換が通常，アフェレーシスに含まれるが，広義的には血液濾過もこの中に入る。そのほかに，ビリルビン吸着療法，LDL吸着療法，抗A・抗B抗体吸着療法，β_2ミクログロブリン吸着療法，エンドトキシン吸着療法，免疫グロブリン，リンパ球吸着療法，抗DNA抗体吸着療法，白血球除去療法，血漿交換療法などが，アフェレーシス療法の中に含まれる。

● **血液透析（HD：hemodialysis）および血液透析濾過（HDF：hemodiafiltration）**

腎不全に対する血液浄化療法として血液透析（HD：hemodialysis），血液濾過（HF：hemofiltration），血液透析濾過，hemodiafiltration（HDF：hemodiafiltration）のいずれもが応用される。近年の高透水性（high flux）膜により，逆濾過（透析液側から血液側への濾過）がみられるダイアライザーでは，血液透析と血液透析濾過に近似した物質の除去が行われる。日本透析学会の透析調査委員会報告によると，慢性腎不全の治療としては血液透析が主体であり，血液濾過，血液透析濾過は合わせて約1%を占めるのみである。

わが国では約24万人の慢性腎不全患者が週3回，1回約4時間の血液透析治療を受けている。血液透析の仕組みは，半透膜（透析膜）を介して体外循環させた腎不全患者の血液と透析液を接触させ，拡散により蓄積した代謝物を透析液側に除去する（図5.5a，b）。ドナンの膜平衡によりそれぞれの電解質数が両側で等しくなるように血液中の過不足が補正される。過剰水は透析液側にかけた陰圧による限外ろ過により除去される。

血液透析は小分子量物質（分子量2000以下，あるいは500ダルトン以下）の除去効率に優れており，小分子分画領域の腎不全による尿毒症物質，肝不全による昏睡惹起性物質などの除去に有効である。その反面，中分子量，大分子量，脂溶性が高い物質，血漿蛋白結合率の高い物質の除去効率は劣る。最近は膜孔径が大きくて，低分子蛋白領域の物質まで除去可能なハイパフォーマンス膜透析器の開発によって，低分子蛋白領域の物質やサイトカインなどを透析膜に吸着する特性をもつため，多臓器不全の発症過程で生じる急性腎不全など救急救命領域での血液浄化器としての有効性が期待されている。一方で，アルブミン喪失の問題があるため使用に当たっては血中アルブミン値をモニターする必要がある。抗凝固薬の使用に関しては，ヘパリンを使用することが多い。実際には，体外循環路の充填液に体内移行量として1000〜1500単位投与し，透析開始後1時間当たり500〜1000単位持続投与する。出血傾向が強い症例では，ヘパリン拮抗薬であるプロタミンを体内還流部から投与するか，メシル酸ナファムスタットや低分子ヘパリンを使用する。

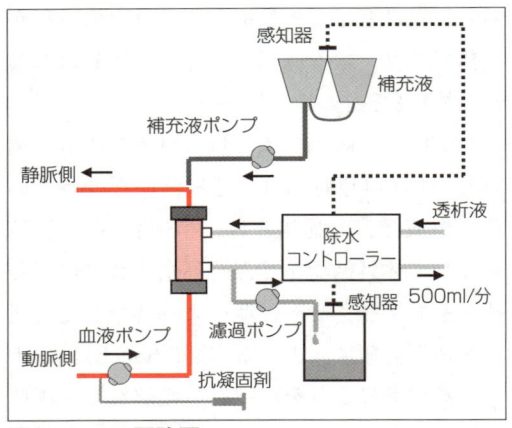

図5.5a HDF回路図
1回あたり150～200リットルの透析液が使用されるため1mL単位で制御する必要がある。

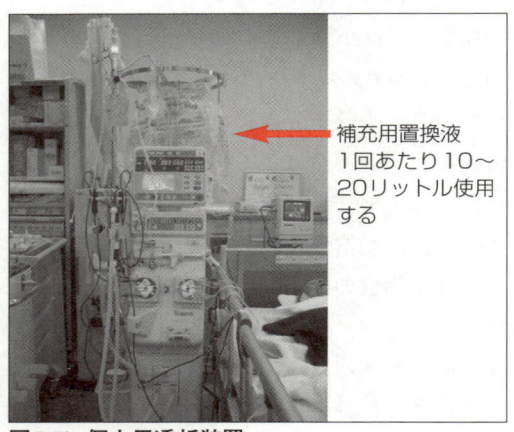

補充用置換液1回あたり10～20リットル使用する

図5.5b 個人用透析装置
薬物による急性腎不全患者に対して行われたHDF実施例

● **持続的血液透析（continuous hemodialysis, CHD）および持続的血液濾過透析（continuous hemodiafiltration, CHDF）**

　救命救急領域で取り扱う病態の多くは循環動態が不安定な重症例が多い。このような症例では、間歇的血液浄化療法である血液透析や血液透析濾過では治療中に血圧低下をきたし十分な浄化、ならびに除水を行えない例が少なくない。そのため、循環動態が不安定な重症な病態で血液浄化が必要である病態に

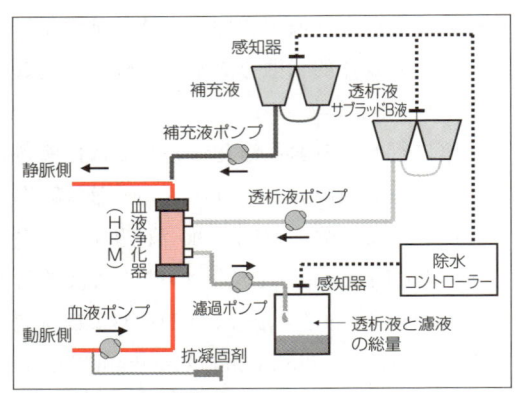

図5.6 CHDF回路図

は、数日にわたる持続的血液浄化法は有効な方法である。これには、持続的血液透析CHDや持続的血液濾過透CHDFがあり、保健上の適応疾患は急性腎不全、重症急性膵炎、劇症肝炎または術後肝不全である。持続的血液濾過透析は持続的血液濾過CHFと血液透析HD療法の原理を組み合わせることによって、互いの欠点を補い利点を最大限に利用した、優れた血液浄化療法として現在汎用されている（**図5.6**）。しかしながら、実際にICUや高度救命救急センターでは保健上の適応疾患だけでは適切な治療を行うことが困難として、その他の病態に対しても持続的血液浄化療法を施行している（**表5.5**）。

　従来より、敗血症や多臓器不全に伴う急性腎不全においては持続的血液浄化療法が施行されてきた。しかしながら、これらの病態に対する概念が変化し、最近では、全身性炎症性反応症候群（SIRS，サース）という病態として捉えられるようになってきた。全身性炎症性反応症候群は、心拍数や呼吸数、体温、白血球などの臨床症状や検査値から診断され（**表5.6**）、その概念は**図5.7**で示されるように、非常に軽症な感染症や外傷から敗血症、播種性血管内凝固症候群（DIC）、重症急性膵炎に至るような病態まで含むことが理解できる。

表5.5 持続的血液浄化療法の適応

適応疾患あるいは病態	
1. 急性腎不全（水分電解質異常，酸塩基バランス異常）	CHDF，CHF，CHDのいずれかを行う。（使用フィルターの膜素材は問はない）
2. 急性心不全，心原性ショック	
3. 劇症肝炎	高サイトカイン血症合併例ではPMMA膜を用いたCHDFを行う。
4. 急性薬物中毒	組織内に広く分布した薬物の場合，CHDF，CHF，CHDか，活性炭素吸着を行う。
5. 高サイトカイン血症 ・重症敗血症，敗血症ショック ・ARDS（acute respiratory distress syndrome） ・重症急性膵炎 ・血液関連疾患・悪性腫瘍関連疾患（HPSなど） ・溶血性尿毒症症候群（HUS） ・血栓性血小板減少性紫斑病（TTP）	原則，PMMA膜を用いたCHDFを行う。 血中サイトカイン濃度が低下しない場合は大面積，大孔径のPMMA膜を使用したCHDFを施行。サイトカイン吸着カラムを用いたDHPを行う。

したがって，全身性炎症性反応症候群の病態の中でも持続的血液浄化療法の適応を絞り込む必要がある。全身性炎症性反応症候群の病態の中心は，さまざまな刺激（感染，外傷，炎症）に対して生体が過剰に反応・産生する炎症性サイトカイン（interleukin（IL）-6など）血症で，炎症性サイトカインが生体に悪影響を与え，病状を進行させることになる。このため，持続的血液浄化療法の適応は全身性炎症性反応症候群に含まれる病態のうち，重症化して循環動態が不安定になった敗血症，多臓器不全，重症急性膵炎に代表される高サイトカイン血症が中心と考えられ，分子量数万ダルトンの炎症性サイトカインの除去が重要である。そのほか，心筋梗塞や手術後の心臓のポンプ機能失調による循環不全に基づく急性腎不全に対しての緊急血液浄化療法として持続的血液浄化療法の適応が重要になってきた。抗凝固薬の使用に関しては，出血傾向が強い重症例が多く，治療時間も長いため，抗凝固薬としてメシル酸ナファムスタットや低分子ヘパリンを使用する場合が多い。

表5.6 全身性炎症反応症候群（SIRS）の定義

様々な重篤な臨床的侵襲に対する全身的の炎症性反応，この反応は以下の2つないしそれ以上の項目により明らかにされる。

1) 体温＞38℃，ないし＜36℃
2) 心拍数＞90回/分
3) 呼吸数＞20回/分，ないし $PaCO_2$＜32mmHg
4) 白血球数＞12000/μL，＜4000μL，ないし桿状核好中球＞10％

SIRSの病態の中心は炎症性サイトカイン血症である。外傷，熱傷，膵炎などでも起こる。感染症に起因するSIRSは敗血症と定義される。SIRSがすべて重篤な敗血症に移行するわけではないが，敗血症ショックといった重篤な病態に移行することが多く，その前段階として注意されるべきであるとされる。

> **NOTE**
>
> **播種性血管内凝固症候群**
> 〔略語〕DIC，disseminated intravascular coagulation．DICでは，血小板，凝固・線溶因子の欠乏状態を起こして出血傾向を呈し，他方では微小な血栓による組織循環障害のために多臓器不全を生じてくる。
> 　DICの基礎疾患としては，ショック，外傷，熱傷，悪性腫瘍，前置胎盤早期剥離や羊水塞栓など多種多様である。

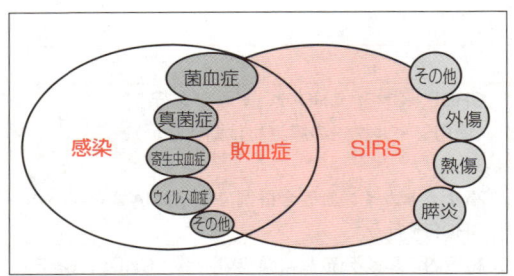

図5.7 全身性炎症反応症候群（SIRS），敗血症と感染症との相互関係

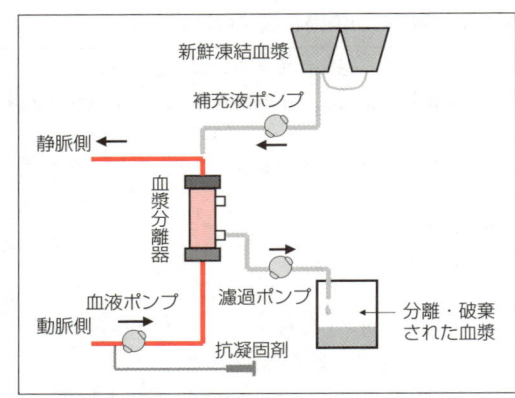

図5.8 単純PE回路図

また，体外循環血液が長時間の治療中に凝血するのを防ぐために，活性化凝固時間（ACT）を適宜測定し，150〜200秒前後になるよう投与量を調節する必要がある。

● 血漿交換療法（plasma exchange therapy，PE）

救命救急医療の現場で使用される血漿交換療法PEとは，血漿分離膜や遠心分離法を用いて血液を血球成分と血漿成分に分離して，患者血漿を廃棄，その後これに見合った量の血漿成分（新鮮凍結血漿）やアルブミン製剤などで補充することによって，治療効果を上げようと試みられる単純血漿交換療法と，分離された血漿成分をさらに細かい孔径を有する2次膜で分離した上で破棄する二重濾過血漿分離交換法とがある（図5.8，図5.9）。二重膜濾過法を用いて分画血漿交換する方法（二重濾過血漿交換）が一般的である。50〜60mL/体重kgの血漿を交換すると除去目標の病因物質を半減できる。適応疾患は，抗体や免疫複合体を除去する目的でグッドパスチャー症候群，急速進行性糸球体腎炎，ループス腎炎がある。そのほか，リウマチ性疾患（関節リウマチ，全身性エリテマトーデスなど），皮膚疾患（尋常性天疱瘡など），神経疾患（ギランバレー症候群など），血液疾患（血栓性血小板減少性紫斑病，溶血性尿毒症症候群など），腎疾患（巣状糸球体硬化症など），循環器疾患（家族性高脂血症など），消化器疾患（劇症肝炎，急性肝不全，術後肝不全など）など多岐にわたって適応が考えられている。なかでも，劇症肝炎，急性肝不全，術後肝不全に対する単純血漿交換は，アンモニアやメルカプトン，低級脂肪酸，芳香族アミノ酸など肝性脳症惹起物質や，胆汁酸やビリルビンなど肝細胞毒性物質，臓器不全に関与するサイトカインなどを除去し，新鮮凍結血漿による凝固因子の補充目的を持ち，最近では，効

> **NOTE**
>
> **グッドパスチャー症候群**
> 糸球体や肺胞上皮の基底膜が自己抗体の標的となり特定の臓器（腎，肺）に障害が起こる臓器特異的自己免疫疾患。肺出血と急速進行性糸球体腎炎を呈するようになる。抗糸球体基底膜抗体が肺胞基底膜とも交差反応するためと考えられている。Ⅱ型アレルギーに分類される。治療法には非ステロイド性抗炎症薬，ステロイド薬，免疫抑制薬の使用，血漿交換療法がある。

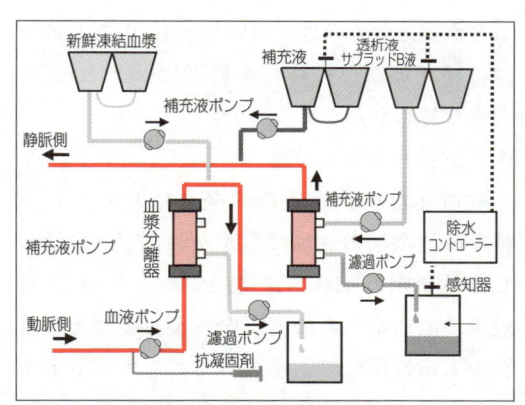

図5.9 単純PEとHDF併用回路図

率的な毒性蓄積物質の除去を目的として持続的血液濾過透析との併用が一般的になってきたため，救命救急医療の現場などで重要になってきた。

また，肝不全などで行われる単純血漿交換療法は，病因関連物質を除去し，不足する凝固因子を新鮮凍結血漿成分で補充する目的をもつ。出血傾向が強い場合は，抗凝固薬としてメシル酸ナファムスタットや低分子ヘパリンを使用する場合が多い。メシル酸ナファムスタットは血漿分離の際に一緒に除去されるため，血液透析よりも多めの量が必要となり，0.5〜1.0mg/kg/時必要である。また，体外循環血液が長時間の治療中に凝血するのを防ぐために，活性化凝固時間（ACT）を適宜測定し，150〜200秒前後になるよう投与量を調節する必要がある。問題点は，置換液に伴う感染症，ショック，アナフィラキシー反応，過敏症，量的・濃度的不均衡などの副作用が問題となる。新鮮凍結血漿にはACD（acid-citrate-dextrose solution）液が含まれるため，多量に投与すると血中カルシウムがキレートし低カルシウム血症が惹起され，四肢末梢のしびれ，悪心，嘔吐，痙攣，意識消失など合併する危険がある。また，新鮮凍結血漿に含まれる高濃度のナトリウムによる血圧上昇なども合併することが知られている。対処法として，クエン酸やナトリウムの除去のため，血液透析あるいは血液透析濾過を併用したり，イオン化カルシウム製剤の補充などが行われている。最後にPEなどは，一回約30万円と高額な治療費がかかり医療経済的にも大きな負担となっている。

● 血液吸着法（DHP：direct hemoadsorption）と血漿吸着療法（PA：plasma adsorption）

吸着療法は，吸着の原理を応用して体内あるいは血液中に存在するさまざまな病因物質を除去する方法である。体外循環での吸着現象を用いた血液浄化療法には，全血を直接吸着材に接触させる血液吸着法（DHP）と，血液を血漿分離器で一旦分離してから血漿を吸着材に接触させる血漿吸着療法（PA）がある。最近では，血液吸着法は，血液透析濾過や持続的血液濾過透析など他の血液浄化療法への移行が認められ，あまり施行されなくなった。

直接血液灌流法（DHP）による血液吸着法をhemoadsorption，血漿灌流法（PP）による血漿吸着法をplasma adsorption（PA）（図5.10）というが，直接血液吸着法をDHP，血漿吸着法をPPということも多い。ここではDHPとして行われる活性炭吸着およびエンドトキシン吸着について概説し，PPについては血漿交換（治療的プラスマフェレシス）の項で述べる。

▲活性炭吸着

血液吸着法で最も広く使用されている吸着材は活性炭である。活性炭による血液吸着では，活性炭からの炭塵流出や血小板の付着が大きな問題となっていたが，活性炭のマイクロカプセル化によりこれらの問題点が改善し

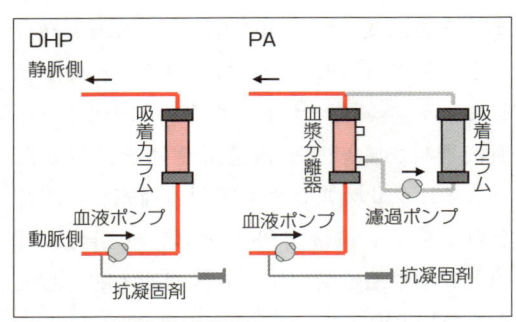

図5.10 DHPとPA回路図

たことにより広く普及した。活性炭の原材料としては，ヤシ殻系，石油ピッチ系，ピート系，木炭系などに分けられ，その表面にある発達した多孔性構造と，非常に大きな表面積にはカルボキシル基や水酸基などの活性点が存在しており，さまざまな物質を吸着することが知られている。活性炭を使った吸着型血液浄化器としてDHP-1（クラレメディカル），リクセル（カネカ）などの製品が市販されている。

活性炭の吸着特性は，分子量100〜5000ダルトンの物質を対象とする可逆性の物理的吸着である。血液が直接活性炭に接触すると，赤血球が破壊されたり，白血球が刺激され各種活性因子を放出したり，血液凝固を引き起こすため，それを防止するために，活性炭の表面がコーティングされているのが特徴である。血漿吸着療法の原理は血液吸着法と同じであるが，血漿分離器を用いて血漿だけを吸着カラムに灌流させるため，赤血球破壊，白血球からの各種活性因子の放出，血液凝固など少ないのが特徴である。

活性炭による血液吸着法は，透析では除去しにくい尿毒素，肝不全の肝性昏睡を惹起する病因物質，蛋白結合性の高い薬物の除去などで使用され，血漿吸着療法としては，ノンコーティングの活性炭を肝性昏睡に使用することが適応となるが，HDFやCHDFなど他の血液浄化療法への移行が最近では認められ，あまり施行されなくなった。

▲エンドトキシン吸着

敗血症は抗生物質の開発をはじめとした種々の治療法の進歩にもかかわらず，依然として救命困難な状態に進展することが多い。近年，敗血症性多臓器不全へ至る要因としてグラム陰性菌の細胞壁成分であるエンドトキシンが深く関わっていることが明らかになった。敗血症性多臓器不全のみならず敗血症に起因する種々の合併症には，感染巣や腸管から流入したエンドトキシンが深く関与しており，エンドトキシンは敗血症から進展する種々の病態の中心的病因物質とされている。このようなことから血中のエンドトキシンを除去することができれば，敗血症から進展する病態の予防に有効であることは，容易に予想される。そこで，直接血液灌流用エンドトキシン吸着器「トレミキシンPMX-20R」（東レメディカル社製，以下PMXと略す）が開発された。PMXは，ポリスチレン誘導体（α-クロロアセトアミドメチル化ポリスチレン）繊維に抗生物質ポリミキシンBを共有結合によって固定化した繊維をシート状にし，中心パイプに巻き付けてカラム内に充填されている。カラム内に流入した血液は，中心パイプの中に入り，パイプの側孔から円筒外周へ向けてエンドトキシンが吸着されながら流れ，カラム出口へと導かれる。固定化したポリミキシンBを安定化するため充填液はpH2の酸性にしているため，使用前に4リットル以上の生理食塩水で洗浄する必要がある。

近年，エンドトキシン血症を呈する敗血症性多臓器不全症例に対し，PMXによる血中エンドトキシンの吸着除去を行った結果，従来の抗生物質を主体とした治療群との比較において，PMX治療群の方がより高い生存率

を示すことが明かとなっている。抗凝固薬の使用に関しては，エンドトキシン吸着器（PMX）の場合は，フサン，ヘパリン2000単位/500mL，低分子ヘパリンいずれも使用可能である。活性炭による血液吸着法では，吸着カラム内での血小板付着による血栓形成や凝固を生じやすい。また，血小板低下による出血傾向が出現する危険性がある。治療による吸着能はすぐに飽和されて頭打ちとなるため2～3時間でカラムの交換が必要となる。

さらに，昇圧薬やブドウ糖が吸着されることによって，血圧低下や低血糖症状などが出現することがあるので注意が必要である。

表5.7　血漿交換療法の保険適応疾患

- 劇症肝炎
- 術後肝不全
- 薬物中毒
- 多発性骨髄腫
- マクログロブリン血症
- 重症筋無力症
- ギラン・バレー症候群
- 家族性高コレステロール血症
- 悪性関節リウマチ
- 全身性エリテマトーデス
- 血栓性血小板減少症紫斑病
- 重症血液型不適合妊娠
- 天疱瘡・類天疱瘡
- 閉塞性動脈硬化症
- 巣状糸球体硬化症

● 血漿交換　plasma exchange（PE），plasmapheresis（PP）

血漿灌流法（PP）による血漿吸着法をplasma adsorption（PA）という。全血から大量の血漿を分離することを血漿分離（plasmapheresis）という。血漿分離を治療に応用したものが血漿交換（plasma exchange）であり，患者血漿中に存在する病的因子を除去する目的で行われる。

血漿交換療法（治療的プラスマフェレシス）は，人全血液から血漿を分離・回収するとともに置換液を補充するという2つの操作からなる。肝不全，血液疾患，免疫・神経疾患など従来難病といわれている病的因子や毒性物質，大分子量の物質や免疫複合体なども除去できる。これが他の血液浄化法との最大の相違点である。保険が適応されている疾患名は表5.7の通りである。

この治療の目的とするところは，血漿中から大分子量の病因関連物質を除去し病態の改善を図ることにある。プラスマフェレシスの方法は，全血から血漿を分離する工程（血漿分離）と，さらに分離した血漿に含まれる病因関連物質を選択的に除去する工程とに分けられる。血漿分離の方法は原理的に膜分離法と遠心分離法とに分けられるが，我が国における治療的プラスマフェレシスでは膜分離法が主体である。分離された血漿は，そのまま廃棄される場合と，さらに2次処理をうけてより選択的な除去が行われる場合とがある。図5.11～5.13にこれらの方法を図示した。図5.11は単一膜濾過法といわれている方法である。

単一膜濾過法の適応になる疾患は，劇症肝炎，術後肝不全，薬物中毒などである。この方法は，病因関連物質が血漿中に存在するが，その中のどの成分が病因物質であるかとの特定ができないために，分離した血漿はすべて廃棄し同時にシンクロナイズされたポンプによって，廃棄された血漿と同量の代用血漿（通常凍結血漿を用いることが多い）を置換補充する方法である。置換液としては，新鮮凍結人血漿，fresh-frozen human plasma，FFP，アルブミン液（2～5%溶液として），電解質液が使用できる。一般的には，FFPや5%アルブミン液を利用することが多い。

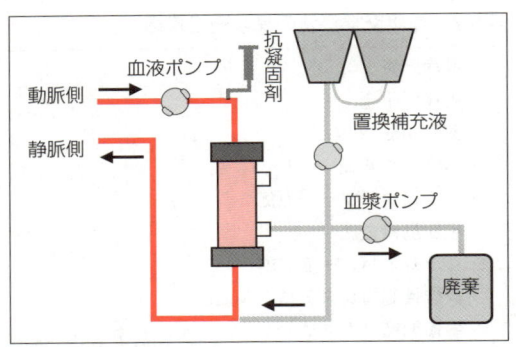

図5.11 単一膜濾過法

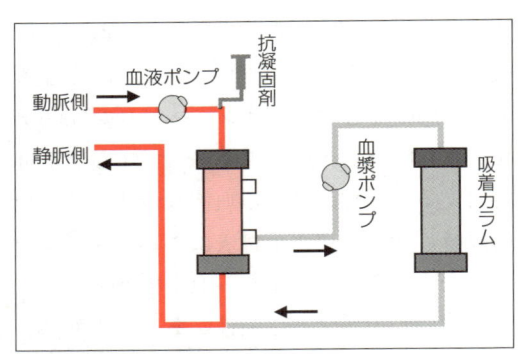

図5.13 血漿吸着法

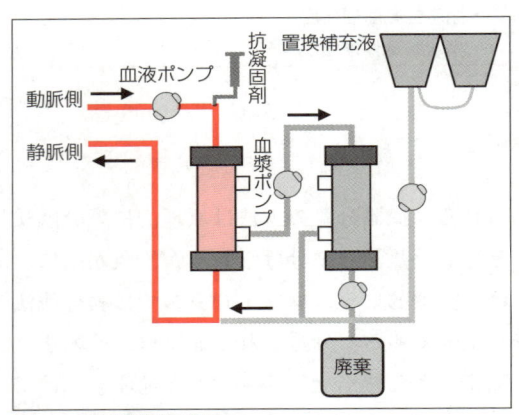

図5.12 二重膜濾過法

▲他の血液浄化法との併用

劇症肝炎のような重症肝疾患では，腎不全を合併しやすい（肝腎症候群）。腎不全を合併している場合は，血液透析（HD）や血液濾過（HF）あるいは持続性動静脈血液濾過法（continuous arteriovenous hemofiltration；CAVH）と同時に血漿交換（PE）も行わなければならないこともある。

5.6 輸血療法

輸血療法の特徴は，赤血球，血小板，凝固因子の機能や量が低下したときにそれぞれの成分を補充するために行われる，安全性と有

> **NOTE**
>
> **新鮮凍結人血漿**
> fresh-frozen human plasma, FFP
> （FFP）（日赤）注：80・160・450mL
> 【適応】1）血液凝固因子の補充：a）複合性凝固障害で，出血，出血傾向のある患者又は手術を行う患者　b）血液凝固因子の減少症又は欠乏症における出血時で，特定の血液凝固因子製剤がないか又は血液凝固因子が特定できない場合　2）循環血漿量減少の改善と維持：晶質液又は膠質液の使用で十分な効果が得られず緊急を要する場合に用いる。
> ヒト血液から分離するか又は血液成分採血で採取した新鮮な血漿を混合することなく，かつ各種凝固因子ができるだけ損なわれない状態で凍結した製剤。容器のまま30～37℃で融解し，融解後3時間以内に生物学的製剤基準・通則45に規定するろ過装置を具備した輸血用器具を用いて，静脈内に輸注する〔通常〕1日200～400mL
> 〔ショック・敗血症など重篤な場合〕1日800mL
> ＊輸血速度：最初10～15分間は1mL/分程度，その後は5mL/分程度で行う。輸血中は患者の様子を適宜観察

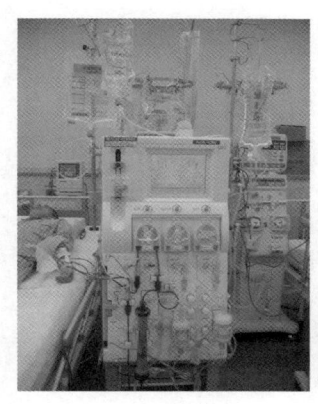

図5.14 血漿交換制御用装置と回路
高脂質血症の症例に対してPA（LDL吸着療法）の実施例

効性を求めた「成分輸血」が推奨されている。必要な血液成分のみを輸血し、組織への酸素供給と止血を試みることが主目的である。このため、血液製剤を使用するにあたっては輸血療法の適応と血液製剤の選択を十分考慮する必要がある。ここでは、救急医療現場で汎用される主な血液製剤について概説し、知っておいてほしい副作用と合併症、ならびに輸血検査についても概説する。

● 赤血球輸血

高度の貧血時には組織への酸素供給が不十分になる。また出血時により循環血液量が不足した場合には血圧低下をきたし、末梢循環障害から末梢の酸素供給不足が生じる。赤血球輸血の目的は、高度の貧血時や循環血液量不足による末梢循環不全に陥っている場合に末梢へ十分な酸素を供給し、酸素運搬能力を改善することである。

赤血球製剤の種類には、①MAP（mannitol-adenine-phosphate）血、②洗浄赤血球、③白血球除去赤血球がある。現在、最も使用頻度の高い血液製剤はMAPである。MAP血は採血した血液の血漿を保存液であるMAP液で置換したもので、血漿成分のほとんどが除去されているため、輸血による循環負荷や血漿成分による副作用が軽減できる利点がある。次に、洗浄赤血球があるが、血漿蛋白がほとんど含まれていないため、血漿蛋白が原因で起こる輸血副作用発生例に適応がある。また蕁麻疹やアナフィラキシーショックをきたす症例に適応がある。一方、白血球除去赤血球であるが、この製剤は白血球除去フィルターで白血球が除去されたもので、輸血によって発熱をきたす症例が適応になる。発熱の原因には受血者血清中の抗好中球抗体による反応が考えられており、製剤中の白血球を除去することで発熱など副作用を回避できる。また、頻回に輸血をすると抗HLA抗体が産生され、血小板輸血不応状態になる。このため、製剤中の白血球除去によって、抗HLA抗体の産生が防止できる利点がある。

これらの適応疾患は多量の消化管出血による急性貧血や白血病など造血器悪性腫瘍、再生不良性貧血、持続する性器出血・消化管出血などによる慢性貧血が挙げられる。臨床上はヘモグロビン（hemoglobin, Hb）値を参考にしながら輸血の適応を決める。最近では、組織の酸素化障害を示す生理学的指標で決定するほうがHb値より優れており、酸素摂取率（O_2ER）は特に推奨されている。また、出血量の判断は、バイタルサインによって推定が可能で、ショックの程度が評価できる（**表5.8**）。なかでも、血圧低下と頻脈は多量出血を示す所見として重要で信頼性が高い。また、脈拍数/収縮期血圧はショック指数（shock index, SI）と呼ばれ、正常では0.5であるが、2.0以上では重症と判断される。

投与のポイントとして、内科的適応はHb値7g/dL以下が輸血の目安になる。しかしながら、貧血の進行度や経過時間によって緊急度が異なり一律に判断するのは困難である。例えば、急性出血時にはHb値10g/dLを上回る場合は輸血を必要としないが、Hb値6g/dL

表5.8　出血量とバイタルサイン

程度	出血量	バイタルサインなど
軽度	10～20%	めまい，立ちくらみ，四肢冷感，倦怠感
中等度	20～30%	低血圧，頻脈（微弱），皮膚蒼白
重度	30%以上	高度の血圧低下，頻脈（微弱），意識障害，強度の皮膚蒼白

出血量20%では出血性ショックという重篤な状態になり，30%では生命の危機に瀕するといわれている。成人の全血液量は，体重の約1/13で，男性80cc/kg，女性70cc/kgと推定されている。

以下では輸血は必須となる。また，周術期はHb値7～8g/dLであれば十分であるが，心疾患や肺機能障害，脳循環障害のある患者にはHb値10g/dL程度の維持が必要とされる（厚労省「血液製剤の使用指針」）。

血小板輸血

血小板製剤の輸血は，血小板の量的あるいは質的異常に起因した出血の予防投与および治療投与に対して補充を目的に使用される。そして，その使用目的の大半は血小板減少に対する予防的投与である。血小板製剤には，献血由来の濃厚血小板製剤とHLA適合ドナーからのものである濃厚血小板HLAがあり，それぞれには，放射線照射を施行されたものがある。

適応疾患は，予防的投与では，①造血不全に起因した血小板減少症，②播種性血管内凝固（DIC），③外科的侵襲，④破壊亢進による血小板減少症などで，治療的投与では中枢神経系や眼科的出血などが挙げられる。

輸血投与の実際は血小板数の数値が目安になっている。例えば，急性白血病では安定した状態では1万/μL，再生不良性貧血時には5,000/μL，DIC 5万/μL，外科手術時には5万/μL（中枢神経系や眼科手術時は10万/μL）などが輸血の目安である。投与のポイントとして，血小板の寿命は約8日と短いため，頻回に輸血する場合が多い。このため，一回輸血量は10～20（200～250mL）単位である。

血小板は呼吸が盛んでかつ外界の環境に敏感な細胞であるため，製剤の保存は室温，水平振とう条件下（60サイクル程度）で有効期間3日間と厳重な管理が必要である。抗血小板同種抗体による免疫学的機序と発熱，重症感染症薬剤（アンホテリシンB，サイクロスポリンAなど）による消費亢進に起因した非免疫学的機序による血小板輸血不応状態が起こることがあるため，血小板輸血実施後には，臨床症状の改善程度と血小板数の増加程度を評価する必要がある。

● 副作用・合併症

輸血療法により，副作用や輸血後移植片対宿主病や感染症の起きることがあるので，未

> **MEMO**
>
> 輸血後移植片対宿主病：〔略〕PT-GVHD；post transfusion graft-versus-host disease；［同義語］輸血後GVHD posttransfusion GVHD，同種血輸血後に供血者リンパ球が患者組織を破壊する病態。輸血後1～2週間頃に発熱と紅斑で発症し，肝機能障害や消化器症状を呈し，多くは骨髄障害により汎血球減少症に陥り，重症感染症や出血などにより死亡する。

然に防がなければならない。まず，溶血性副作用は輸血赤血球が患者体内で破壊されたり，溶血した血液が輸血された場合の副作用をいう。発症時期により即時型と遅発型に分類される。即時型溶血性副作用の大部分は血液バッグの取り違え，血液判定ミス，患者の取り違えなど過誤によるABO不適合輸血で発症する。症状は輸血後すぐに起こり，悪寒戦慄，硬直，胸痛，急激な血圧変動，呼吸困難，出血傾向（DIC），ヘモグロビン尿など重篤な症状が認められる。治療はショックに対してステロイド薬の大量投与や，腎不全に対して血液透析など行う。死亡率は約20％と比較的高い。遅発型溶血性副作用は2次免疫反応により発症し，輸血後7～10日頃に発熱，黄疸など血管外溶血を起こすのが特徴である。症状は軽く無治療で経過観察するだけでよい。

一方，輸血に伴う非溶血性副作用としては蕁麻疹や発熱など比較的軽症の症例が多い。なかには，アナフィラキシーショック，血圧低下，呼吸困難など重症例や，輸血関連急性肺障害（TRALI：transfusion related acute lung injury）による死亡例もある。原因として赤血球以外の成分である白血球，血小板，血漿蛋白があり，最も頻度が高いのが血小板輸血で1/2000の頻度である。重症例は約1/1万人で発症し，発症時には輸血の中止とステロイド薬投与を行う。また，早期発見が重要なため，輸血後5～15分は患者の観察が必要である。

5.7 院内感染対策

5.7.1 感染制御への取組み

近年，教育機関における学生間のはしかの流行や，トリインフルエンザ，SARSやレジオネラ，ノロウイルスを中心とした市中感染症と，セラチアや耐性緑膿菌，MRSAを中心とした院内感染症や輸血後肝炎などの話題が絶えない。このような感染の蔓延は，社会問題化しているのであるが，その対策について，未だ組織化・システム化されている病院機構は少ない。例えば，パソコンでGoogleにより，内科（感染症），感染症科で検索すると，ホームページのある病院，医院，診療所が出てくる。東京都が一番多くて29箇所，神奈川県12箇所，大阪府11箇所，福岡県7箇所，北海道と宮城県がそれぞれ5箇所で，それ以外は1～3箇所，出てこなかった県が10箇所もある（2007年7月調べ）。また，感染症に関する要望に応えうる能力を有する感染症専門医の数も非常に限られている。

理想は，感染症に対する治療を中心とした感染症科と，インフェクションコントロールを中心とした感染制御科の双方を有し，高度

MEMO

SARS：新型コロナウイルス（SARS-CoV）による全身感染症である。2～10日の潜伏期間を経て発熱，倦怠感，筋肉痛，頭痛などで発病，ついで乾性咳嗽，呼吸困難が出現する。ほとんどの例で肺炎をきたし，20％は重症呼吸不全のため人工呼吸管理が必要になる。水様性下痢を呈す例もある。死亡率は約10％である。

MEMO

輸血後肝炎：[略] PTH；posttransfusion hepatitis：輸血により感染した肝炎ウイルスにより引き起こされる急性肝炎。広義の輸血後肝炎では，B型肝炎ウイルスとC型肝炎ウイルスが輸血後肝炎の代表的な原因ウイルスである。

表5.9　院内感染対策のキーポイント

1. リスク・アセスメントの徹底
   1) 病院が特殊環境であることの意識の徹底
   2) 伝播リスクレベル transmission risk level の確認
   3) 感染リスクレベル infection risk level の確認
2. 交差感染の防止
   1) 感染源（保菌者も含め）の把握と除菌
   2) 感染経路の遮断
   3) 病院環境の管理
3. 感染疫学（サーベイランス）の実施
   1) 感染症例の把握
   2) 感染率 infection rate（base line）の把握

問い合わせ先　〒162-8640 東京都新宿区戸山1-23-1, 国立感染症研究所　感染症情報センター（TEL 03-5285-1111）。

先端的対応ができる施設が全国に増えることである。

　まず，感染制御科としては，効果的に院内感染の発生を防止していくために感染症の原因となる微生物の特徴を十分に把握し，感染源や感染経路，さらには宿主要因などを含めた幅広い視野から総合的に感染制御を行っていくことが必要不可欠となる（表5.9）。それゆえ，院内で感染管理を専門的に取り扱う感染管理室を設置して，ここに感染症の治療や予防を行うための感染制御専門家（ICP）を配備する必要がある。人材的には，平成11年4月からICD（infection control doctor）制度が発足した（300床以上の病院に，1名病院感染の感染症専門医を配置し管理に当たらせる）。さらに，感染症専門医，感染管理認定看護師（ICN，日本看護協会認定），感染制御専門薬剤師（ICPh，日本病院薬剤師会認定），認定臨床微生物検査技師（認定臨床微生物検査技師協議会）などのインフェクションコントロールの専門家の育成，配備がなされている。その他の感染症対策専門資格および組織としては，感染管理歯科衛生士（ICDH），感染制御認定臨床微生物検査技師（ICMT），滅菌技士（第一種・第二種），医療環境管理士，感染管理介護福祉士（ICCW），院内感染対策委員会（感染制御委員会・感染対策委員会）（ICC）がある。院内での感染管理はこれらの感染専門家からなる感染制御チーム（ICT）を構成し実際の治療や予防に携わることが望ましいとされている。中央検査部細菌室から毎日報告される耐性菌データをもとに毎日各病棟をラウンドし，最適な院内感染対策ができるように各病棟の担当者にアドバイスをすることである。また，インフェクション・コントロール・チーム（ICT）を組織し，耐性菌対策のみならず針刺し・切創対策や病院内感染を減らすための方策や研修，教育を行うことが重要である。

　感染症は多臓器不全（MOF）の発症に大きく関与している。特に，外傷や術後のような外科系患者では，感染症がMOFの誘因となるケースが多い。したがって，感染巣の排膿や化学療法は時期を失することなく行うことが重要となる。また一般的に，重症患者は基礎疾患やあるいは栄養・代謝障害などが原因となり，免疫能の低下から易感染性となりやすく，日和見感染（健常人には病原性が非常に弱い微生物が，免疫力の低下した患者に感染すること。口腔内・食道カンジダ症，ニューモシスチス・カリニ肺炎などがみられる）が起きる。また，ICUへ収容され，気管内挿管下で人工呼吸管理を受ける患者は人工呼吸器関連肺炎（ventilator-associated pneumonia；VAP）（話題4参照）の発症も考慮しなければならない。手術後も含めた院内肺炎において，挿管患者では非挿管患者と比較して肺炎の発症率が6～20倍増加し，挿管患者の8～28％にVAPが発症する。したがって，中心静脈ラインや気管内チューブ，膀

胱内カテーテルなどの取扱いを厳重にし，適切な栄養管理や抗生物質の使用を心がける必要がある。

現代の抗生物質，消毒薬などは，日進月歩しており，新しい化合物がどんどん作られている。これらを適切に，特徴に合わせて使いこなすには，膨大な知識と経験が必要となる。感染制御専門薬剤師は，肝不全，腎不全，未熟児など，一昔前であればそれだけで死亡していたような合併症をもつ重篤な感染症患者であっても，薬物動態理論や臨床薬理学などを用いて，効果と副作用を併せもつ強力な抗生物質の投与量を適切に決められる能力を養成している。このため，感染制御専門薬剤師と共に感染症治療を行う医師は，単独で治療を行う医師よりも，レベルの高い治療を患者に提供することが可能となる。それゆえ，感染制御薬剤師は，消毒薬と抗生物質などのファーマシュティカルケアの専門家として，活躍することが期待されている。

他方，地域全体，国全体にわたる感染制御のシステム化・ネットワーク化に寄与していくことが必須である感染症科としては，その地方の拠点病院として，外来業務および院内における感染症コンサルティング（相談）を中心とし，近隣の医療機関からの紹介や院内における難治性・耐性菌感染症および結核などへの対応のほか，抗菌薬の使い分けなども対応できなければならない。

感染が広域にわたってきた場合は，感染症に関する情報は，国立感染症研究所内の感染症情報センター（IDSC）に集積され，対策等の情報が発信される。感染症情報センターというものは，それまで国立予防衛生研究所といわれていたものが，1997年4月に「国立感染症研究所」と名称変更になり，それに伴って感染症情報センターが発足した。主な機能は，(1) 感染症サーベイランスデータの集計，感染症情報の収集，解析，その情報の国民への提供，(2) 外国の感染症対策機関との情報交換，(3) 感染症集団発生の疫学調査，およびそれを実行する専門家の養成，(4) 感染症予防制圧戦略の研究，および提言等である。

5.7.2 感染からの防御方法

1996年，米国疾病管理予防センター（CDC：Centers for Disease Control and Prevention）が「病院における隔離予防策ガイドライン」を発表し，スタンダード・プレコーション（標準予防策）といわれる感染予防策を示した。近年，わが国の多くの医療施設でもこのガイドラインに準じた対策が行われている。標準予防策の基本的概念は，病原体が確認されているか，確認されていないかにかかわらず，血液・体液・排泄物はすべて感染の可能性があるものとして扱うということである。具体的には，①手洗いの実施，②手袋の着用，③マスク・ゴーグル・フェイスプロテクターの着用，④ガウンの着用であり，その他としては患者ケア器具，リネンおよびベッドサイドの清潔環境の維持である。

1）手指衛生に関するガイドライン

CDCでは，「手指衛生に関するガイドライン」を発表し，その徹底を呼びかけている。このガイドラインのポイントは，肉眼で見て手指が汚れていなければ，擦り込み式アルコール系消毒薬の使用を推奨している点である。一方，目で見える汚れや蛋白質，血液，体液による汚染があるときは，非抗菌性または抗菌性石鹼と流水で手洗いする。

2）新型肺炎対策と教訓

2002年11月から2003年2月までに，中国広

表5.10 SARSによる教訓（救急ケアマニュアルより）

1. 診断確定前に接した医療従事者の感染発生率が多かった。
2. 感染防御策には，高額な防護材料費がかかった。
3. 感染防御策は，全員に徹底されていなければ容易に破綻した。
4. 頻回の手洗いが有効であった。特に擦り込み式アルコール製剤が徹底された。
5. 防護服の廃棄法や脱ぐ順番も対策として重要であった。
6. 患者搬送，転院は非常に多くの労力を要した。
7. 感染患者にジェットネブライザーを用いた吸入療法を行ったことで，飛沫感染により感染拡大につながった可能性が高い。

表5.11 救急患者の精神的問題

①救急診療受診前からみられる精神症状
　統合失調症
　躁うつ病
　神経症
　臓器質疾患
　アルコール依存症
②精神症状があったため発生した急性症状
　妄想の希死念慮による自殺企画
　行動を自制できない為に起きた損傷
③救急治療中に発現した精神症状
　せん妄想
　昏迷
　感情障害
　幻覚・幻視
　不安状態
　抑うつ状態

東省で305名の肺炎患者が発生した。2月に入り，香港，ハノイ，カナダ，シンガポール，台湾へと感染範囲が拡大し，7月に終息するまで8,437名の患者がでた。この肺炎は，2ヵ月もしない間に世界中に広がったため，世界保健機構（WHO: World Health Organization）は，近年にない警戒を呼びかけた。WHOは，この肺炎を「重症急性呼吸器症候群（SARS: Severe Acute Respiratory Syndrome）」とし，感染拡大の抑制に努めた。SARSは，コロナウィルス科のウィルス性肺炎と考えられ，飛沫感染あるいは接触感染後2〜7日の潜伏期間の後，発熱，悪寒，筋肉痛，乾性咳に続き，重症肺炎を発症する死亡率約15％の疾患である。わが国でも，警戒態勢を強めて対応したが，1名の台湾人渡航者以外の発症はなかった。その感染伝播とそれに対する対策の中で得られた教訓を**表5.10**に示す。

5.8　術前および術後の精神的ケアと留意点

　救急領域で仕事をする医療従事者は，しばしば精神的問題を抱える患者への対応に苦慮している。精神的問題は，身体の急性増悪の一兆候であったり，精神・社会的要因が覆われていたりするので，医療者の情報収集能力と正確な理解・判断による対応が行われなければ患者の回復が遅れることになる。

　救急患者は，精神科疾患の既往がなくても急激な発症・外傷により精神的症状が表われることがある。これには自己の病態把握の困難なこと，治療法の情報不足，初対面の医療従事者に対する不安や不信感をはじめとして，身体的には組織の低酸素状態，ショック，酸塩基不均衡等の病態学的変化が作用している。

　救急の現場で出現しやすい精神的症状は，①救急診療受診前からみられる精神症状，②

精神症状があったために発生した急性症状，③受診前には全く出現していなかったが，治療中に発生する精神症状に大別される（**表5.11**）。

　手術にかなり強い不安を抱いている患者に対しては，主治医が不安を軽減させるような精神的アドバイスを術前に行い，医師－患者関係の絆を強める。救急治療中に発現した精神症状は，不安状態，抑うつ（晴れ晴れしない，気持ちが沈む），不眠ではじまるといわれている。問題行動（治療・検査・看護等に非協力的な言動を示す），退行現象（現在よりも未熟な時に逆戻りし，目前の不安や葛藤から逃避する），せん妄（急性に発症する一過性で可逆的な脳代謝の全般的機能不全），幻覚妄想（実際に存在していないものを知覚する＝幻覚，明らかに誤った思考内容であるが，それを正しいと確信し，訂正不能であること＝妄想，実在のものを誤って知覚する＝錯覚），時には躁状態や過敏反応が出現する。また，脳に梗塞などの器質的な疾患や所見がある患者は術後せん妄を起こしやすいので注意を要する。睡眠・感覚・面会などの遮断や治療薬物惹起性精神障害にも注意する。

　以下に示すような手術後精神病・ICU症候群，人工透析と関連した精神障害，臓器移植関連の精神障害が報告されている。患者の年齢や認知・コミュニケーション能力にあったケア，支援を行い，最善を尽くしていることを，身体に触れたり言語以外のコミュニケーション手段も利用して行う。ICUや個室収容時には，患者の言動や行動を叱責や注意しすぎないことである。また，患者の希望に沿って家族との面会を可及的に満たし，患者や家族の不安の強さに応じて精神状態を説明する。うつ状態の患者では，叱咤激励しないだけでなく，孤独にしないなどの配慮が必要である。

1）手術後精神病・ICU症候群

　長時間の手術の後では術後せん妄（軽度の意識，興奮，幻覚・錯覚）が起きやすい。心肺機能の低下，脳循環の低下，睡眠リズムの乱れ，多様な治療薬剤や死の恐怖，面会遮断などが多元的に作用している。ICU・CCUだけでなく，一般病棟の個室でも，拘禁的で，感覚・睡眠遮断が強く，面会遮断の期間が長ければ精神障害が起きやすい。せん妄が主であるが，収容期間が長引く場合には，うつ状態にもなる。また，家族や医療スタッフの何気ない言葉に悲観的や被害的になりやすい。

2）人工透析と関連した精神障害

　透析導入が早くなり，尿毒症性脳症はまれになった。緊急透析導入例ではパニックや夢幻様状態が一過性にみられる。高速透析後，帰宅後に各種の平衡不全による頭痛や筋肉のムズムズ感などが出現する。

　最近，糖尿病性腎症の透析導入期の患者に問題が多い。根底に医療不信があり，透析スタッフとのトラブルなどを契機に慢性的なうつ状態に陥ったり，執拗な心気的訴えが多くなる。慢性透析患者では，挫折感や孤立無援感から，心気的なうつ状態や透析後のレストレスレッグ症候群様になることが少なくない。これは，睡眠時ミオクローヌス症候群とも呼ばれ，眠っている間に手や足を動かすために途中で目が覚めてしまい慢性の不眠症にかかる睡眠障害である。症状として，夜寝ようとして布団に入ると「足が火照る感じ」や「むずむずと虫が這っている感覚」が何時間も持続する。睡眠中は，よく赤ん坊がやるように，足の指をピクピクと反り返す運動が確認され，この足の動きには本人も家族の方も気付かずにいるので不眠症に悩むことが多い。高齢患者では軽度の痴呆や皮膚寄生虫妄

想，盗害・被害妄想や無気力（アパシー）状態なども増加している。アパシー状態は，うつ病とは違い，外に現れるような症状はないが，現実にしなければならないことに意欲が湧かない状態を指す。

3）臓器移植関連の精神障害

臓器移植後には，免疫抑制剤による術後せん妄に注意する。拒絶反応後は恐怖が強く，不安・焦燥状態になりやすい。挫折感と家族への罪責感や世間体の毀損を刺激された場合，返済不能の罪責・恥辱感を刺激され，うつ状態になりやすい。移植後15年以上の患者ではドナーや家族の発病や死亡後，罪責感や孤立無援感が強くなり，強いうつ状態になったり，遺産相続問題から被害妄想をもちやすくなったりする。また，移植後，配偶者が冷たくなると，嫉妬妄想をもつこともある。

これらの治療を行ううえで最も重要なことは，治療関係である。つまり，医師と患者，患者と家族，家族と医師の関係がよければ，抗うつ薬や抗不安薬による薬物療法も行いやすくなり，その結果，精神症状は比較的速やかに改善する。ここで向精神薬による薬物療法は，あくまで対症療法であり，身体疾患に対する治療が十分に行われ，最善を尽くしていることを，身体に触れたり言語以外のコミュニケーション手段も併用して伝える。ICUや個室収容時には，言動を叱責や注意しすぎない。患者の希望に沿って家族との面会を可及的に満たし，患者や家族の不安の強さに応じて精神状態を説明する。うつ状態の患者では，叱咤激励しないだけでなく，孤独にしない。また，正確な情報提供も重要である。

参考文献

○ 長野修，片山浩，時岡宏明，氏家良人：ARDSに対する新しい経管栄養剤OxepaTMの予後改善効果．人工呼吸 24: 119-125, 2007
○ 平山千佳：血液透析，pp55-64，小児急性血液浄化療法マニュアル，監修：伊藤克己，医学図書出版（東京），2004．
○ 三浦俊二：血液濾過，pp65-72，小児急性血液浄化療法マニュアル，監修：伊藤克己，医学図書出版（東京），2004．
○ 海老沢秀夫：血液透析濾過，pp73-79，小児急性血液浄化療法マニュアル，監修：伊藤克己，医学図書出版（東京），2004．
○ 織田成人他：多臓器不全におけるサイトカイン除去（2）HDFなど，pp433-439，臨床透析，第23巻（4），2007．
○ 武本佳昭他：急性血液浄化療法とその適応病態，pp383-388，臨床透析，第20巻（4），2004．
○ 松田兼一，平澤博之：血液浄化療法の新しいmodality－持続的血液浄化療法，pp211-216，臨床透析，第21巻（2），2005．
○ 清水幹夫：血漿交換，pp80-87，小児急性血液浄化療法マニュアル，監修：伊藤克己，医学図書出版（東京），2004．
○ 阿岸鉄三：血漿交換療法，pp263-272，血液浄化療法ハンドブック，監修：太田和夫，協同医書出版社（東京），1999．
○ 篠田俊雄，中島健一：直接血液灌流，pp272-278，血液

NOTE

睡眠時ミオクローヌス症候群
［略語］PLMD periodic limb movement disorder；［同義語］夜間ミオクローヌス nocturnal myoclonus，睡眠時周期性運動 periodic movement during sleep；PMS，睡眠時ミオクローヌス sleep myoclonus，夜間飛上り night startled movement睡眠中に周期的に反復する常同的な上下肢のミオクローヌス様の不随意運動が出現し，睡眠が妨げられる疾患である。患者自身は気付かないことが多い。また，**レストレスレッグ症候群**とも呼ばれ，糖尿病性腎症の透析導入期の患者に問題が多い。根底に医療不信があり，透析スタッフとのトラブルなどを契機に慢性的なうつ状態に陥ったり，執拗な心気的訴えが多くなる。慢性透析患者では，挫折感や孤立無援感から，心気的なうつ状態や透析後のレストレスレッグ症候群様になることが少なくない。高齢患者では軽度の痴呆や皮膚寄生虫妄想，盗害・被害妄想やアパシー状態なども増加している。

浄化療法ハンドブック，監修：太田和夫，協同書出版社（東京），1999.
○ 篠田俊雄，中島健一：血漿吸着療法，pp278-286，血液浄化療法ハンドブック，監修：太田和夫，協同医書出版社（東京），1999.
○ 内村友則，丸山征郎：急性血液浄化療法適応病態のメディエーター－アナンドマイド，pp389-395，臨床透析，第20巻（4），2004.
○ 鈴木忠：重症敗血症における吸着療法と実際の成果，pp892-900，臨床透析，第20巻（7），2004.
○ 遠藤善裕他：多臓器不全におけるサイトカイン除去（1）吸着カラム，pp425-431，臨床透析，第23巻（4），2007.
○ 倉田義之：適正な成分輸血－赤血球製剤，pp1301-1307，日本内科学会雑誌，第93巻（7），2004.
○ 半田誠：適正な成分輸血－血小板製剤，pp1308-1314，日本内科学会雑誌，第93巻（7），2004.
○ 高田昇：適正な成分輸血－新鮮凍結血漿とアルブミン製剤・凝固因子製剤以外の血漿文画製剤，pp1315-1322，日本内科学会雑誌，第93巻（7），2004.
○ 比留間潔：適正な成分輸血－アルブミン製剤，pp1333-1338，日本内科学会雑誌，第93巻（7），2004.
○ 西郷勝康他：輸血副作用－輸血後GVHD，pp1352-1357，日本内科学会雑誌，第93巻（7），2004.
○ 甲斐俊朗：輸血副作用－溶血性副作用，pp1358-1363，日本内科学会雑誌，第93巻（7），2004.
○ 芦田隆司：輸血副作用－非溶血性副作用，pp1364-1369，日本内科学会雑誌，第93巻（7），2004.
○ Heyland DK, Dhaliwal R, Drover JW, et al. Canadian clinical practice guidelines for nutrition support in mechanically ventilated, critically ill adult patients. JPEN 27: 355-373, 2003
○ Kreymann KG, Berger MM, Deutz NEP, et al. ESPEN guidelines on enteral nutrition: intensive care. Cin Nutr 25: 210-223, 2006
○ Van den Berghe G, Wilmer A, Hermans G, et al. Intensive insulin therapy in the medical ICU. N Engl J Med 354: 449-461, 2006
○ Battistella FD, Widergren JT, Anderson JT, et al. A prospective, randomized trial of intravenous fat emulsion administration in trauma victims requiring total parenteral nutrition. J Trauma 43: 52-58, 1997
○ 小松孝美：初期対応－輸血，pp116-119，実践救急医療（跡見裕監修），日本医師会雑誌，第135巻（1），2006.
○ 大橋学他：吐血・下血，pp157-161，実践救急医療（跡見裕監修），日本医師会雑誌，第135巻（1），2006.
○ Chambrier C, Aouifi A, Bon C, Saudin F, Paturel B, Bouletreau P: Effects of intraoperative glucose administration on circulating metabolites and nitrogen balance during prolonged surgery. J Clin Anesth 1999; 11: 646-51
○ Randall HT: Water and electrolyte balance in surgery. Surg Clin North Am 1952: 445-69
○ Bie P: Osmoreceptors, vasopressin, and control of renal water excretion. Physiol Rev 1980; 60: 961-1048
○ Moran WH, Jr., Shuayb WA, Zimmermann B: The Relationship of Antidiuretic Hormone Secretion to Surgical Stress. Surgery 1964; 56: 99-108
○ Shires T, Williams J, Brown F: Acute change in extracellular fluids associated with major surgical procedures. Ann Surg 1961; 154: 803-10
○ Virtue RW, LeVine DS, Aikawa JK: Fluid shifts during the surgical period: RISA and S35 determiniations following glucose, saline or lactate infusion. Ann Surg 1966; 163: 523-8
○ Roth E, Lax LC, Maloney JV, Jr.: Ringer's lactate solution and extracellular fluid volume in the surgical patient: a critical analysis. Ann Surg 1969; 169: 149-64
○ Lundquist F: Production and utilization of free acetate in man. Nature 1962; 193: 579-80

話題 5 脳低温治療のための全身管理システム

　脳挫傷，脳梗塞，脳溢血，心筋梗塞など急性脳障害の長期間にわたる低温治療のために工学的新技術による脳温自動制御システムを開発した。すでに臨床応用が行われて脳梗塞患者の救命にも貢献している。脳を一定期間低温に維持することは，急性脳障害の治療に有効であることが確認されているが，効果的な脳温を得るための全身冷却は免疫系や呼吸循環系などの正常機能を大きく侵襲する危険性を内包しているので，治療期間中の生命の危険回避には精密な温度管理を要する。開発したシステムによる脳低温療法は，脳温の目標値を設定するのみで，すべての厳密な脳温条件を満たす管理プロセスをシステム制御理論に基づいて完全自動化し，治療効果の向上と副作用の抑制，医療従事者の負担の軽減を実現するものである。これまでの方法は水温設定とそのレベルを医療従事者の経験に基づく手動で実現しようとするもので，本制御システムとは似て非なるものである。したがって始動後には人手をほとんど介さない『誰でもどこでも』受けられる治療環境システムとして，医療経済への貢献にも大きな期待がもてる。

医学的観点から　　脳低温療法は，頭部外傷や虚血性脳疾患など脳に重度の障害を受けたとき，冷却により神経細胞の二次的な壊死を防ぐ治療法である。これによって，多くの場合死に至った患者が後遺症も少なく多数蘇生し，心停止患者の治療にも応用されている。この方法は，ホルモンバランスや脳血流，酸素供給など脳温と脳圧などに影響を及ぼすあらゆる因子を視野に入れた全身状態の管理である。その中で，脳の重度障害時に脳温を数日から数週間にわたって32～34℃に冷却することにより，主としてエネルギー不全細胞死の抑制と神経内分泌過剰反応の抑制が認められている。前者はCa^{2+}の恒常性の改善，フリーラジカルの作用抑制，抗アポトーシス物質の活性化，ドーパミンA10神経群障害の抑制によるものである。後者は，視床下部－下垂体－副腎系の過剰反応によるカテコールアミン過剰に起因する障害脳細胞の回復阻害である。ところで，32℃以下の体温ではエネルギー代謝低下による障害細胞の回復阻害や循環系不全の危険性がある。したがって，二次的障害の防止と回復効果のある脳低温を精確に保つ状況の中で，生理的に安全な範囲内の体温制御によってのみ救命率向上が保証されるゆえ，そのシステムの性能以下によっては，生命の危険に直結しかねない困難な制御でもある。

工学的観点から　　脳温は，カテーテルが脳組織に挿入されていれば直接，それ以外では鼓膜温を自動測定するが，併せて深部体温も測定する。自動制御系の構成につい

ては患者の内外の環境変化に対して制御則を変えることができる適応制御と，医療従事者の経験や知識を反映できるファジィ制御を用いた。いずれの場合にも脳温の目標値や，ブランケットの接触具合，内部発熱量，室温などの環境変化だけでなく，患者の生理状態の変化，個体差による違いを克服できることが基本になる。このシステムは，上記の制御アルゴリズムを用いて適切な冷却水温を刻々と算出・調節するものなので，全く人手を介さず，医師が与えた臨床的に望ましい目標温度に，脳温を長期間にわたって自動制御できる。

全身管理への汎用性　　患者の全身を冷却する脳低温療法は，従来は多くの人手と患者の詳細な観察によってのみ，適正に行うことが可能であった。これに要する労力と費用を考慮した救命率の向上，後遺症の抑制などを実現する脳低温療法の普及は脳死・臓器移植にも大きな関連があり，この種の医療の見直しなどの学術的重要性をも内包している。本方法は熱伝導過程の理論的考察から身体各部の温度分布と脳組織における冷却作用の関係の知見に基づき，自動制御の様子は脳温管理モニタで表示され，その経過を確認できる。加えて，脳低温療法と同様の原理で，呼気ガス濃度を望ましい目標値に設定するだけで，呼吸管理の自動化が可能なシステムもすでに開発している。すなわち，全身麻酔下で全く人手を掛けずに長期間にわたって目標値の許容範囲内に呼吸動態の自動制御を可能にするものである。また，同様の観点から脳圧制御を手がけ，脳圧降下薬剤の投与量と時期の最適化自動制御の実現を図っている。なお，全身麻酔下で行う脳低温療法での生理状態の判断のために，呼吸ガス濃度，動脈血酸素飽和度，心電図，血圧，体温などの状態を集約して全身状態を平明に表示し，異常時に警報を発生するシステムも現在研究中である。患者の個体差や個別性が医学の基本で不可侵の概念である中で，この方法の実現性は周囲からの理解が長い間得られなかった。当然のことながら生体内に存在する，代謝や循環システムなどの個体差は避けがたい事実である。にもかかわらず，本システムは内外に存在するすべての熱的変化を反映する物理的環境変化を検知しながら，制御システムの設計を刻々繰り返し行うことによってマクロ的にその目標値を実現するものである。すなわち表現上は語弊を免れ得ないが，内部の変化が量子力学に対応するとすれば，全体に現れる変化を総体として扱う古典力学に対応する手法といえるものであろう。手動による本方法の例数は未報告で定かではないが多数ある。これに要する費用は膨大なものである。その単純な比較は困難であるが，機器システムそのものは，ソフトウェア，製作費を除き現段階で150万円以下である。本システムは完全な自動制御によるものであるが，未だ解決してない諸問題としては，脳の部位の温度測定センサーの正確な位置固定と断熱条件がある。

今後の展望　　脳低温療法の臨床応用では，冷却部位や冷却深度などの未知の特性を含め，適切な脳温制御法の新たな発見や，代謝に本質的関連をもつ体温管理とそれらに関する新しい医学的知見が期待され，実際上，新生児仮死，循環不全による酸素欠乏症，手術中および予後改善などにも大きな期待がもてる。ところで，当研究室では臨床試験中の水冷式システムに加え，現在空冷式システムも同様の域にある。これは軽量かつ高効率の脳温自動管理に連なるので，施設内だけでなく救急車内など搬送中の脳低温療法の迅速導入やまたエアコンとの組み合わせによる一般家庭での簡易使用という点を含め，安全性や携行性からいって次世代の冷却自動制御システムとして期待できる。

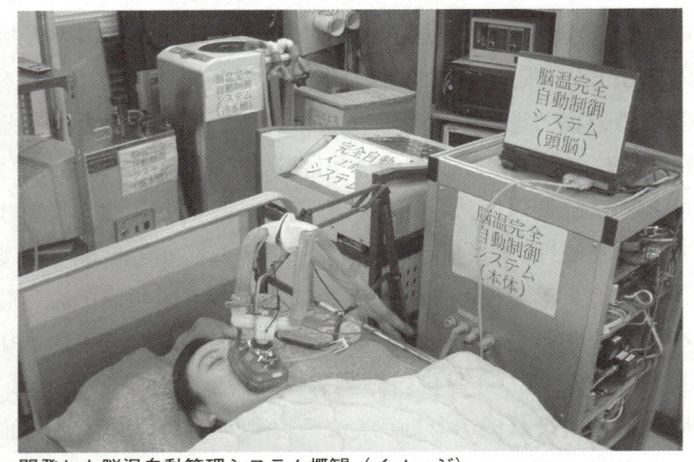

開発した脳温自動管理システム概観（イメージ）

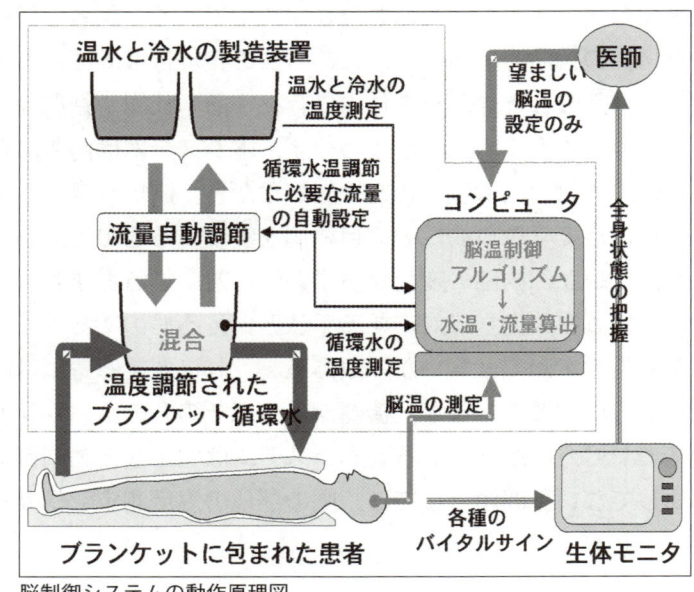

脳制御システムの動作原理図

話題 6 経口挿管された食道癌手術患者などにおける人工呼吸器関連肺炎 VAP：ventilator-associated pneumonia 予防のための口腔ケアの有用性

　人工呼吸器関連肺炎 VAP：ventilator-associated pneumoniaとは，人工呼吸管理に伴う合併症として発症する院内肺炎のことである。

　食道癌手術患者などにおいて，気管チューブが挿管され人工呼吸器に接続され呼吸管理が開始されてから3日以降に発症する肺炎を指すことが多い。この原因として，以前は気管チューブ，気管内吸引カテーテルの汚染が問題視されていた。なぜなら，手術後にICUへ収容される重症患者は，絶食中であることに加え，鎮静剤，利尿剤など薬剤の副作用で唾液分泌が著明に低下する。さらに，人工呼吸器の使用，経口的に気管内挿管されていると閉口困難なため，口腔内の水分が蒸散し乾燥が助長される。その結果，口腔内の自浄作用が低下し，歯垢や舌苔などに含まれる微生物が増殖しやすい状況にあると考えられていた。しかし，最近では，気管チューブ周囲を伝わって気管に流入する唾液内の鼻腔，副鼻腔，口腔，特に歯垢の細菌による発症がより重視されている。それゆえ，絶食中ではあるが，口腔ケアの必要性が高いといえる。

　特に，食道癌手術患者の周術期口腔管理による術後肺炎予防のために，患者は手術予定日の約1週間前に入院し，耳鼻咽喉科，リハビリテーション科などとともに，歯科口腔外科外来を受診すべきである。歯垢の再付着を生じにくくさせるための前処置として，歯科衛生士が歯石除去および歯面研磨を行い，歯科医師は臨床所見，X線写真などからプラークフリーの達成に支障をきたす歯を手術までの期間にできる限り積極的に治療する。具体的には，義歯の補修，不適合冠の修整・除去や（暫間）充填，咬合調整，暫間固定，保存不可な歯の抜歯など。つまり，広義のプラークコントロールの概念を意識し，歯周病に対する「初期治療」に準じて口腔内環境を整備すべきである。また患者に対してはブラッシング指導，周術期の口腔ケアの重要性について説明し，モチベーションの向上を図る。

　その後，入院し，術後ICU入室中の看護師によるケアは，1日3回，各勤務帯で実施し，ブラッシングと洗浄および0.02％塩化ベンザルコニウム綿球（綿棒）による清拭を基本としている。しかし，時間・マンパワーの不足のため，経口気管内挿管中にはブラッシングできず，清拭のみになることもある。プラークフリーを持続させるためには口腔乾燥対策が非常に重要であるので，保湿を心がける。VAP対策で大切なことは，これを予防することであって，そのためには，人工呼吸器の使用，気管挿管を避ける努力をすること，早期に抜管すること，口腔内の除菌を行うことが重要である。

話題 7 栄養サポートチームNSTの現状と展望，薬剤師の関与について

　栄養サポートチーム，Nutrition support team（NST）は，1970年米国シカゴで誕生し，医師，薬剤師，看護師，栄養士らが専門的な栄養管理チームの必要性を唱えたのがはじまりとされている。このように，さまざまな医療スタッフがチームを組み，患者さんに最もふさわしい方法で栄養状態を良好に保つことを目的としている。栄養状態が悪いと，どれだけ治療してもなかなか回復できないし，また手術後に感染症や合併症を起こしてしまうこともある。このような問題を解決するのが栄養支援チームである。

表　NSTの役割と目的

1. 栄養状態を評価する。
2. 適切な栄養管理がなされているかを点検する。
3. 最もふさわしい栄養管理法を指導・提言する。
4. 栄養管理に伴う合併症の予防と早期発見を行う。
5. 栄養管理上の疑問に答える。
6. 資材・素材の無駄を省く。
7. 早期退院や社会復帰を助ける。
8. 新しい知識の習得・志気の向上を図る。

　各国のNST事情として，台湾では25年ぐらい前からNST活動が非常に盛んで，診療報酬に組み込まれている。TPN製剤，IVHやTPNと呼ばれている静脈栄養剤の輸液調製を薬剤科でする場合，NSTが活動していれば加算されるので，70％の病院でNSTが活動している。栄養士は臨床活動が盛んである。韓国や日本では厨房に入ることが多いが，他の国の栄養士は臨床活動だけで，厨房には入らない状況だという。このように，台湾は非常に欧米化された状況になっているそうである。しかし，オーストラリアのシドニーでは，NSTチームの活動は盛んなようにみえないとの報告であった。NST自身は，IVHと静脈栄養の管理チームとなっていて，熱心に活動はしていないということであるが，どの病院でも看護婦以外，薬剤師も栄養士も病棟付けで病棟だけに行くということから，ドクターと看護師と栄養士と薬剤師が病棟でいつもチームを組んで診ていることになっている。「わざわざチームを作らなくてもそういう臨床をやっている」というので，オーストラリアではNSTチーム医療を表に出していないという。

　しかし，日本の医療の場合，チーム医療は長いこと盛んではなかった。そして，この時代における医師の場合，臨床栄養を勉強しておらず，卒業して先輩の見様見真似で，「こういうときはこういう点滴を変えておけばいい」とみせられていた状況であった。1999年以降になって，日本静脈経腸栄養学会の発足を期にNST活動の機運が盛り

上がり，さらに，2001年にNSTプロジェクトが立ち上げられた後にやっとNSTを稼動する支援プロジェクトや医師のための臨床栄養の勉強システムが行われだした。

　最近の大病院では，医師，歯科医師，薬剤師，看護師，臨床検査技師，栄養士，言語聴覚士，理学療法士からなるNSTプロジェクトを立ち上げ，栄養管理の基礎から臨床応用までの勉強会を行い，実際の症例についてNST回診で栄養評価を行っている。実際，各病棟担当薬剤師がリンクナース，診療科担当医師とともに患者の栄養管理にあたっている。

　薬剤師レベルでも同様に，大学病院や日赤病院などを中心に臨床栄養管理活動に参加するのが活発化して来ている。その活動例が徳島大学病院薬剤部から報告されているので紹介する（図a　NST組織とその活動）。

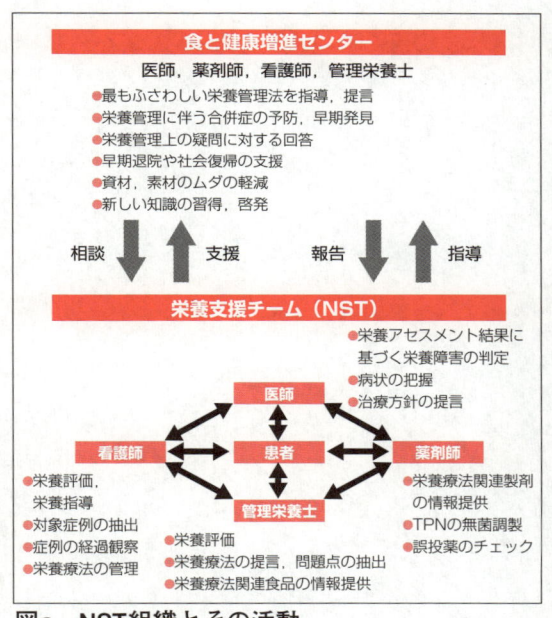

図a　NST組織とその活動

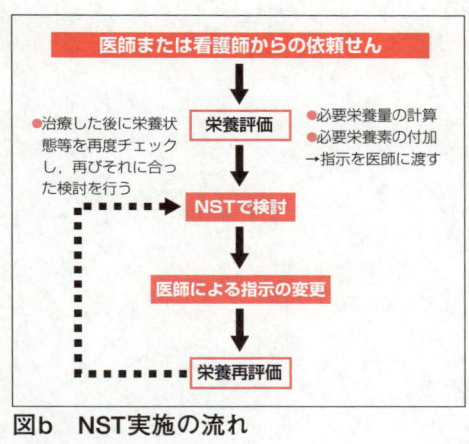

図b　NST実施の流れ

引用文献　Clinical Pharmacist 2006.6月号　3頁

　まず，医師または看護師からの依頼せんによって始まる。依頼せんがでると，週1回のミーティングにおいて症例を検討，対策が練られる。その後，職種に関係なくチームのメンバーの1人がその患者の担当となり，統一された栄養管理システムに則って経過観察，栄養評価をシートに記載，依頼者に報告し，再評価するという流れである（図b　NST実施の流れ）。

NSTにおける薬剤師の役割は，栄養療法関連製剤の情報提供および生化学的知識に基づいた栄養療法の提言，院内採用輸液・経腸栄養製剤の一覧票の作成と開示，TPN処方設計支援ソフトの作成とそれを用いたTPN処方設計支援，TPN処方の無菌調製と誤投薬の予防とチェック，薬剤管理指導業務との連携（薬と食物の相互作用のチェックなど）である。また，対象患者は当然の事，スタッフ，研修医，薬剤部員に対する栄養教育が活溌になされることにより，チーム医療のモデルとして存在意義を発揮している。

話題 8　感染制御専門薬剤師とその認定資格について

　感染制御専門薬剤師（ICPh）は，社団法人日本病院薬剤師会が2005年度より発足させた認定専門薬剤師であり，2007年6月の時点で，95名の薬剤師が認定を受けている。ICPhの役割としては，①医薬品の適正使用，②薬剤の耐性化防止，③医薬品情報，④消毒薬・抗菌薬の使用統計，⑤注射薬無菌混合調整・配合変化回避，⑥医薬品や医療機器の汚染防止，⑦高カロリー輸液（TPN）療法での栄養アセスメント（免疫力増強による易感染状態の回避），⑧感染サーベイランス（巡回，薬歴管理等）などについての臨床現場の実情・評価・指導などが挙げられる。

　特に，抗菌薬の不適切な選択や安易な長期使用は，病原微生物の耐性化をもたらし，メチシリン（抗生物質）に耐性を獲得した黄色ブドウ球菌（MRSA），多剤耐性緑膿菌（MDRP），バンコマイシン耐性腸球菌（VRE）などのような重篤な感染症を引き起こす。また，近年では消毒薬に対する細菌の耐性遺伝子発現も報告されており，抗菌薬や消毒薬の適正使用に関しては，薬理学的特性を知ったICPhの役割は大きい。

　一方，抗菌薬の選択や用法・用量の設定に関してもICPhの活躍が期待されている。抗菌薬の効果は濃度依存型（アミドグリコシド系，ニューキノロン系）と時間依存型（セフェム系，カルバペネム系，グリコペプチド系）に分類される。濃度依存型の抗菌薬では，1日1回投与とし，1回投与量を増加させる必要がある。これに対して，時間依存型の抗菌薬は，投与回数を増やして，常に有効血中濃度を維持する必要がある。このような抗菌薬の薬理学的特徴を理解し，適正に使用するためには，膨大な経験と知識が必要となる。そこで，ICPhは，抗菌薬の選択，用法・用量，TDM解析を含めた薬物動態学的（PK）・薬力学的（PD）評価を促進させ，患者に有効な感染症治療を医師と共に推進させる必要がある。

　現時点におけるICPhの認定資格は，薬剤師歴が5年以上であること，日本薬学会・日本医療薬学会・日本環境感染症学会・日本薬剤師会いずれかの会員であること，関連する学会において感染制御・防止対策に関する学会発表が3回以上あること，学術論文が2編以上あることなどが盛り込まれている。また，病院内の感染症対策委員会またはICTメンバーとして感染防止対策に3年以上関与していること，あるいはICD制度協議会が認定するICDの資格を有することも資格として求められており，臨床の場で業務を行っている必要がある（表）。

　一方，ICPhは認定取得後も認定更新の審査が行われる。更新にあたっては，学会参加，学会発表の有無，論文投稿，研修会への参加などの条件が必要となっている。したがって，ICPh認定取得後も高度な感染症の知識と継続的な自己研鑽が必要となって

いる。

　現在，感染制御専門薬剤師の資格認定取得者の配置に関する診療報酬上の点数化は明記されていない。しかしながら安全管理対策として，医療機関の感染制御に対する組織的対応は，医療の質の担保として当然行うべき対策として義務付けられている。また，病院機能評価でも重点項目として感染対策委員会活動が認知されている。医療機関において，ICTでの薬学的知識を活かしたICPhの活躍は，今後一層重視される業務となる。

表　感染制御専門薬剤師認定申請資格

以下の全てを満たす者は感染制御専門薬剤師の認定を申請することができる。
1. 日本国の薬剤師免許を有し，薬剤師として優れた識見を備えていること。
2. 申請時において，日本薬剤師研修センター認定薬剤師，日本病院薬剤師会生涯研修履修認定薬剤師，あるいは日本医療薬学会認定薬剤師であること。（海外での研修，教育を受けた者は別途審査する）
3. 薬剤師歴が5年以上あり，日本薬剤師会，日本病院薬剤師会，日本薬学会，日本医療薬学会，日本環境感染学会のいずれかの会員であること。
4. 申請時において，引き続いて3年以上，病院等施設内の感染対策委員会またはICTメンバーとして感染防止対策に関与していること（病院長あるいは施設長等の証明が必要），あるいはICD制度協議会が認定するインフェクションコントロールドクター（ICD）の資格を有していること。
5. 認定対象となる講習（厚生労働省，日本病院薬剤師会，各都道府県病院薬剤師会が実施する感染対策領域の講習会，日本環境感染学会の教育セミナーなど）を所定の単位以上履修していること。
6. 日本薬学会，日本医療薬学会，日本環境感染学会，日本薬剤師会学術大会，関連する国際学会あるいは全国レベルの学会において感染制御・防止対策に関する学会発表が3回以上（うち，少なくとも1回は発表者），複数査読制のある国際的あるいは全国的な学会誌・学術雑誌に感染制御・防止対策に関する学術論文が2編以上（うち，少なくとも1編は筆頭著者），病院・施設内における感染制御・防止対策に関与した業務内容報告の提出，の全てを満たしていること。
7. 所属長（病院長あるいは施設長等）の推薦があること
8. 日本病院薬剤師会が行う認定試験に合格していること

日本病院薬剤師会HPより

第6章

救急および重症患者の全身管理に用いる薬剤

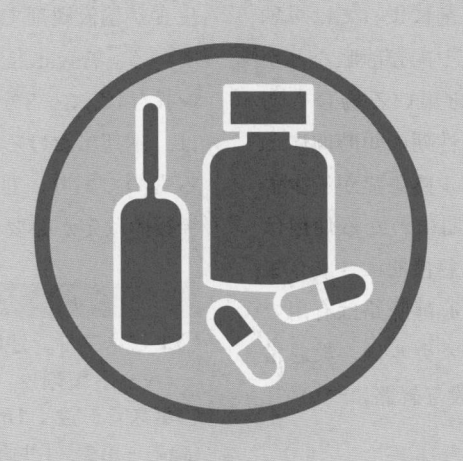

第6章 救急および重症患者の全身管理に用いる薬剤

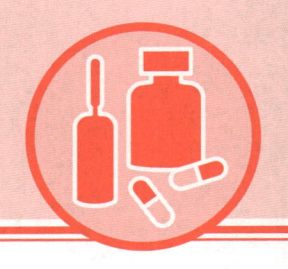

6.1 緊急対応を要する循環病態とその薬物治療

　救急常備薬は緊急時に使用される薬剤として，救急初療室や集中治療室をはじめ病棟ナースステーションにレスキューセットとして常備されている。患者の緊急時には救命を急ぐ状況があり，医師のみならず看護師や薬剤師も薬剤の種類と収納位置を熟知しているとよい。

　救急医薬品には，さまざまな種類と共に，使用の優先順位がある。これらの医薬品を使用する場合には，その薬理作用に精通し，症状と疾患に適した薬品を，適切に使用しなければならない。救急医薬品はそのほとんどが注射薬であるために，救急医薬品を投与するために，静脈路の確保を必要とする。通常は末梢静脈路を用いるが，製剤によっては単独ルートとして，鎖骨下静脈や内頸静脈などから挿入された中心静脈路を用いる場合もある。中心静脈路の使用は急性期の短時間にとどめることによりカテーテル感染症が減少するため，1週間を超える長期にわたる使用は避けられる傾向があるが，急性期にさまざまな薬物を使用する際に，中心静脈路は有用である。以上のようにコメディカルは，救急常備薬の使用目的，使用法，投与経路について，把握する必要がある。

　以下に使用頻度の高い救急医薬品の概要を示す。各医薬品の用量，使用法などの詳細については，各添付文書等を参照されたい。

6.1.1 心停止の補助治療とカテコールアミン

　心停止は，現在，心電図上，asystole（心静止），PEA（無脈性電気活動），VF（心室細動），Pulseless VT（脈なし心室粗動）の4つに分類される。心停止により全身臓器が虚血となると，特に脳の虚血によるダメージは強く，3分程度で不可逆的な変化をきたす。このACLS（advanced cardiac life support）に使用する薬物は，近年，標準化され，選択順位，投与量などが整理されてきている。

　まず，薬価収載薬品として，心停止の補助治療の目的では，エピネフリン注0.1％シリンジ，ボスミン注があり，いずれも成分はアドレナリンである。AsystoleとPEAにおいては，通常成人では1回1mg（1mL）を急速静注し，生食か輸液製剤で後押しすることが推奨されている。AsystoleとPEAにおけるアドレナリン投与は，3～5分後ごとに繰り返す。これらは，本邦における薬剤添付文書の記載と異なるものであり，世界標準の使用基準であり，今後の改定が必要とされる。

アドレナリン

○エピネフリン注0.1％シリンジ：1mg/1mL（キット製剤）
○ボスミン注：1mg/1mL1管

〔適応ー用量〕〔共通〕①心停止の補助治療，①急性低血圧またはショック時の補助治療，②気管支喘息または百日咳に基づく気管支痙攣の緩解—1回0.2～1mg（0.2～1mL）を皮下注射または筋肉内

注射。蘇生などの緊急時には，1回0.25mg（0.25mL）を超えない量を生理食塩液などで希釈し，できるだけゆっくりと静注する。必要があれば5～15分ごとにくりかえす。

［ボスミン注のみ］①局所麻酔薬の作用延長―血管収縮薬未添加の局所麻酔薬10mLに1～2滴添加して用いる。②手術時の局所出血の予防と治療―単独にまたは局所麻酔薬に添加し局所注入。③虹彩毛様体炎時における虹彩癒着の防止―0.1mg（0.1mL）以下を点眼するか結膜下に注射。

〔禁忌〕（1）次の薬剤を投与中の患者；①ハロタン等のハロゲン含有吸入麻酔薬，②ブチロフェノン系・フェノチアジン系等の抗精神病薬，α遮断薬，③イソプロテレノール等のカテコールアミン製剤，アドレナリン作動薬（ただし，蘇生等の緊急時はこの限りでない）。（2）狭隅角や前房が浅いなど眼圧上昇の素因のある患者（点眼・結膜下注射使用時）〔閉塞隅角緑内障患者の発作を誘発することがある〕。

〔副作用〕心室性不整脈等。

〔注意〕アルカリ剤との混注は不可。

バゾプレシン

○ピトレシン注射液20：20単位/1mL1管

〔適応―用量〕①ショック―0.03～0.04単位/分の持続投与，②心肺停止―40単位の1回静脈内投与。

〔副作用〕臓器血流量低下，尿量減少。

〔注意等〕敗血症性ショックや心停止での使用が注目されている。V_1受容体を介して血管平滑筋を収縮させるため，血圧上昇が期待できる。

アトロピン硫酸塩

○アトロピン硫酸塩注：0.5mg/1mL1管

〔適応―用量〕徐脈―0.5mgを静注。0.04mg/kgを1回使用の上限とする。

〔副作用〕口渇，頻脈。

〔注意等〕徐脈に対する第1選択である。緑内障では眼圧を上昇させるため禁忌であり，前立腺肥大症では相対的禁忌である。

l-イソプレナリン塩酸塩／l-塩酸イソプロテレノール

○プロタノールL注：0.2mg/1mL1管・1mg/5mL1管

〔適応〕①アダムス・ストークス症候群（徐脈型）の発作時（高度の徐脈，心停止を含む），あるいは発作反復時，②心筋梗塞や細菌内毒素等による急性心不全，③手術後の低心拍出量症候群，④気管支喘息の重症発作時，電気生理学的カテーテル検査では，催不整脈薬として用いる。

〔用量〕0.2～1mgを点滴静注。

〔注意〕心室性不整脈に注意する。また，心収縮力とともに心拍数を増加させるため，心筋酸素消費量を増大させる。したがって，虚血性心疾患の患者では心電図モニターによる虚血性変化に注意する。

6.1.2 ショックに対する薬物治療

ショックは急性循環不全と同義であり，血圧低下，組織低灌流，組織酸素代謝失調により，組織や臓器の恒常性が損なわれる病態である。出血性ショック，敗血症性ショック，アナフィラキシーショック，心原性ショック，神経原性ショック，外傷性ショック，熱傷性ショックなどのさまざまな命名が1970年までになされたが，近年はショックを導く直接の心血管病態をもとに，急性循環不全の分類としてショックは再編成されている。さまざまなショックの管理において微小循環を維持するためには，微小循環の臨界閉鎖圧を超えて血圧を維持する必要がある。従来，心原性ショックでは，正常者であれば収縮期圧90mmHg以下，高血圧症患者であれば通常の収縮期圧の60mmHg以上の低下，また，収縮期血圧が110mmHg以下の低血圧症患者であれば20mmHg以上の血圧低下により，微小循環障害を疑い，ショックの評価と治療にあたるとされてきた。

出血性ショックは，循環血液量の絶対的低下によるため，十分な輸液や輸血が必要とされる。末梢循環が悪く，交感神経も緊張しているためノルアドレナリンを用いて末梢血管を収縮させても十分な血圧上昇や組織循環を

得にくい場合が多い。敗血症性ショックは，感染に起因した血管抵抗減弱を基盤としたショックであるため，相対的に循環血液量が低下した状態となる。出血性ショックと同様に十分な輸液を行うことが必須である。昇圧のための第1推奨の薬物は，現在も結論が出ていないものの，病態生理学的には末梢循環の保たれたwarm shockではノルアドレナリン，末梢循環の損なわれたcold shockや心原性ショックを併発した際には，ドブタミンが推奨される。敗血症性ショックには，バゾプレシンやアドレナリンも持続投与で用いることができる。いずれの薬物を使用するにせよ，循環血液量減少性ショックには十分な輸液療法が優先される。

蜂刺症や飲食物などのⅠ型アレルギーにより発症するアナフィラキシーショックは気道や循環の緊急性が高いため，アドレナリンでなければ対応できない場合がある。しかし，アナフィラキシーに対してのアドレナリンの投与量は1アンプル1mgまで使用することはなく，1回静注では0.05mgの用量で収縮期圧が50mmHgか250mmHgを越えて一時的に上昇する。

以上より，アナフィラキシーに対するアドレナリンの使用は皮下注射や筋肉注射量として0.3mgレベルでよいと評価されており，これで対応できない重篤なアナフィラキシーショックではアドレナリンの持続静注が必要となる。ハチ刺症によるアナフィラキシーショックでは，簡便型自己注射器，エピペン注射液（アドレナリン）が使われている。アレルギー反応の抑制には，合成糖質ステロイドも有効である。アナフィラキシー反応は，病状が進行性であり，しびれ感，違和感，口唇の浮腫，気分不快，吐き気，嘔吐，腹痛，じん麻疹，咳込みなどを初期症状とするものの患者により主訴は異なることが多い。本剤の注射時期については，初期症状やショック症状が発現する前の時点や，過去にアナフィラキシーを起こしたアレルゲンを誤って摂取し明らかな異常症状を感じた時点を目安とし指導する。

これらに加えて，心原性ショックは循環作動薬を用いて治療に当たる。敗血症やアナフィラキシーは心原性ショックに移行することもあり，ショックの管理では，体血管抵抗と心収縮性を同時に評価して，治療に当たることが要求される。

ドパミン塩酸塩

○イノバン注，イノバン注シリンジ
○カコージン注，カコージンD注

〔適応一用量〕昇圧，心収縮性増強―0.5〜15μg/kg/分を持続静注。
〔副作用〕頻脈，不整脈，多尿。
〔注意〕低用量では腎血流増加。3μg/kg/分以上では陽性変力作用。10μg/kg/分以上では末梢血管収縮。

ドブタミン塩酸塩

○ドブトレックス：注射液100mg/5mL1管，点滴静注用200mg/200mL1袋・600mg/200mL1袋

アドレナリン作動性β_1受容体刺激により，用量依存性に1回心拍出量を増大させる。しかし，陽性変時作用として頻脈傾向が生じるため，心筋の酸素消費量が増大することに留意が必要である。また，アドレナリン作動性β_2受容体刺激作用により体血管抵抗が減少するため，敗血症などで循環血液量が減少した状態では，十分な輸液のない限り血圧が低下する可能性が強い。循環血液量が十分に保持され，血圧の極度な低下がない患者に対しては，細動脈を拡張させて末梢循環を増加させ，末梢組織への酸素運搬量の改善が期待できる。しかし，近年は，急性期循環管理においても，慢性心不全と同様に，不必要に本剤を用いてアドレナリン作動性β_1受容体刺激を行わない。常用量は0.5〜5μg/kg/分レベルであり，早期離脱を心がける。

〔適応〕心原性ショック。
〔用量〕0.5〜10μg/kg/分, 持続静注。
〔副作用〕高用量で頻脈。
〔注意〕心血管外科術後などにみられたドパミンとの併用は, 現在は, 推奨されない循環管理である。

ノルアドレナリン

○ノルアドレナリン注：1mg/1mL1管

　強力なα_1受容体刺激により, 拡張血管を収縮させ, 昇圧する。体血管抵抗が減少した相対的循環血液量減少性ショックにおいて, 輸液療法と共に用いられる。十分な輸液が行われない場合には, 腸間膜動脈領域をはじめとする臓器虚血が進行する可能性がある。

〔適応-用量〕重症敗血症の血圧維持—0.05〜0.3μg/分の持続静注。
〔副作用〕臓器虚血。
〔注意〕アドレナリンよりもα_1作用が強い。血圧維持に必要な最小量を使用し, 早期離脱を心がける。

アドレナリン

○エピペン注射液：0.3mg（2mg/2mL1管）, 0.15mg（1mg/2mL1管）

〔適応〕蜂毒, 食物及び薬物等に起因するアナフィラキシー反応に対する補助治療（アナフィラキシーの既往のある人またはアナフィラキシーを発現する危険性の高い人に限る）アナフィラキシー（アナフィラキシー反応）, 食物アレルギー, 蜂刺虫症, 薬物過敏症（薬物アレルギー反応）。

〔用量〕アドレナリンとして0.01mg/kgが推奨用量であり, 患者の体重を考慮して, 0.15mgまたは0.3mgを筋肉内注射する。

* 1：通常, 成人には0.3mg製剤を使用し, 小児には体重に応じ0.15mg製剤または0.3mg製剤を使用する。

* 2：0.01mg/kgを超える用量, すなわち, 体重30kg未満の患者に本剤0.3mg製剤, 体重15kg未満の患者に本剤0.15mg製剤を投与すると, 過量となるおそれがあるので, 副作用の発現等に十分な注意が必要であり, 本剤以外のアドレナリン製剤の使用についても考慮する必要があるが, 0.01mg/kgを超える用量を投与することの必要性については, 救命を最優先し, 患者ごとの症状を観察した上で慎重に判断すること。

〔注意〕(1) アナフィラキシー反応は, 病状が進行性であり, 初期症状（しびれ感, 違和感, 口唇の浮腫, 気分不快, 吐き気, 嘔吐, 腹痛, じん麻疹, 咳込みなど）が患者により異なることがあるので, 本剤を患者に交付する際には, 過去のアナフィラキシー発現の有無, 初期症状等を必ず聴取し, 本剤の注射時期について患者, 保護者またはそれに代わり得る適切な者に適切に指導すること。(2) 注射時期については, 次のような目安も参考とし, 注射時期を逸失しないよう注意すること：①初期

NOTE

ドパミンはボーラス投与ではなく, 持続投与として用いる。ドパミンにはドパミン受容体刺激作用, アドレナリン作動性β_1受容体刺激作用, アドレナリン作動性α_1受容体刺激作用があり, 投与量・血中維持濃度により3つの作用が期待できるが, 厳密な循環管理には適さない。通常, 0.5〜2μg/kg/分レベルの少量で持続投与すると, 選択的にドパミンDA_1受容体が刺激され, 腎臓の血流が増加し, 尿細管再吸収が抑制され, 尿量が増加する。中等量（3〜10μg/kg/分）では, β_1受容体刺激作用による心収縮性が増加し, 心拍出量の増大が得られる。高濃度（10μg/kg/分以上）ではα_1受容体刺激作用が優位となり, 末梢血管収縮と血圧上昇作用が得られる。このように, 塩酸ドパミンには持続投与量に依存して, さまざまな効果が期待できるが, 高濃度で用いた場合はα_1受容体作用以外の他の受容体作用が複合的に現れていることに留意すべきである。ショックの病態に合わせた適切なカテコラミンの選択が重要であるため, 現在はドパミンの利用は少ない。アドレナリン作動性β_1受容体刺激が必要な際はドブタミン, アドレナリン作動性α_1受容体刺激が必要な際はノルエピネフリンの持続投与を用いるのがよい。低用量のドパミン投与には腎保護作用が期待できないことも多くの臨床研究で明らかとされており, 低用量ドパミン持続投与を行う必然性はない。

症状が発現し，ショック症状が発現する前の時点。②過去にアナフィラキシーを起こしたアレルゲンを誤って摂取し，明らかな異常症状を感じた時点。

6.1.3 緊急を要する不整脈とその薬物治療

救急治療を要する不整脈は，心室細動（VF）と心室性頻脈（VF）の致死性不整脈か，ショックを惹起する徐脈や頻脈である。不整脈は，心肺停止に至る致死的不整脈に加え，ショックや心原性肺水腫などに至る可能性がある。まず，緊急時には，3誘導か5誘導の持続心電図を装着し，脈拍，呼吸の有無を確認する。心肺停止では心肺蘇生術を継続し，その他の場合には血圧，SpO2を直ちに評価し，酸素投与と換気補助を行う。不整脈の最終診断は原則として，12誘導心電図で行う。抗不整脈の選択は，不整脈の種類を心電図により鑑別して決定する。心室細動，心室頻拍，完全房室ブロック，心房細動を伴うWolff-Parkinson-White Syndrome（WPW）症候群，洞性徐脈，発作性上室性頻拍，心房細動，心房粗動などは治療に緊急性を要する。

従来，抗不整脈薬は従来Vaughan-Williams分類に基づいて選択されてきた。しかし，Williams分類の同一クラス内の薬剤でも，臨床上治療の対象となる不整脈が異なることも多い。近年は，不整脈の発症機序に基づいたSicilian Gambit分類が病態生理学的薬剤選択法のために用いられている。除細動の適応に加えて，使用できる薬物を理解するとよい。

アミオダロン塩酸塩

○アンカロン100：100mg1錠

適応は他剤が無効な致死的心室性不整脈，肥大型心筋症に合併した心房細動とされているが，心機能抑制作用が少ないため，急性心筋梗塞後などの心機能低下の心室性不整脈に対して使用される頻度が高い。しかし，間質性肺炎などの重篤な副作用があるため，使用に際しては適応を十分考慮し，副作用発生に留意する必要がある。

〔作用〕Vaughan-Williams分類第Ⅲ群に属する抗不整脈薬で，Kチャネル抑制による活動電位持続時間（APD）延長作用がある。また，Naチャネル抑制作用（Ⅰ群），β遮断作用（Ⅱ群），Caチャネル抑制作用（Ⅳ群）をも合わせ持つ。有効性の半面，多発する副作用および重篤な副作用のため，致死的不整脈に対する最終選択薬として位置付けられている。

〔適応〕生命の危険のある以下の再発性不整脈で他の抗不整脈薬が無効か，または使用できない場合：心室細動，心室性頻拍，肥大型心筋症に伴う心房細動。

〔用量〕維持量を最初から投与した場合には，最大効果の発現まで数週間を要するとされており，400〜800mg/日から開始し，この用量を1〜2週間続けた後，100〜200mg/日を維持量とする。副作用を減じるため，日本人には100mg/日でも十分とする見解がある。急性効果を期待して1,200〜1,600mgを数日間内服させる場合もあるが，最近はニフェカラント静注で代用することが多い。

〔副作用〕間質性肺炎，急性肝傷害，不整脈の悪化，心不全，肝障害など。

〔警告〕①施設の限定：致死的不整脈治療の十分な経験のある医師に限り，諸検査の実施が可能で，緊

NOTE

Wolff-Parkinson-White Syndrome (WPW)症候群
ウォルフ-パーキンソン-ホワイト症候群
通常の房室結節以外に心房と心室を連絡する副伝導路が存在する疾患群を心室早期興奮症候群（ventricular preexcitation syndrome）または副伝導路症候群（syndrome of accessory pathway）といい，その中で心房筋と心室筋を直接連絡するケント束を有するものをWPW症候群という。WPW症候群では20〜40％に頻拍発作を合併する。偽性心室頻拍と呼ばれ，心室細動への移行から突然死することがある（ハイリスク群）。治療には薬物療法と根治を目的にしたカテーテル・アブレーションがある。

急時にも十分に対応できる施設でのみ使用すること。②患者の限定：他の抗不整脈薬が無効か，または副作用により使用できない致死的不整脈患者にのみ使用すること。本剤による副作用発生頻度は高く，致死的な副作用（間質性肺炎，肺胞炎，肝障害）が発現することも報告されているため。③患者への説明と同意：患者またはその家族に本剤の有効性及び危険性を十分説明し，可能な限り同意を得てから，入院中に投与を開始すること。④副作用に関する注意：長期投与した際，消失半減期が19〜53日と極めて長く，中止後も本剤が血漿中及び脂肪に長期間存在するため，副作用発現により投与中止，あるいは減量しても副作用がすぐには消失しない場合があるので注意すること。⑤相互作用に関する注意：本剤は種々の薬剤との相互作用が報告されており，これらの薬剤を併用する場合，また本剤中止後に使用する場合にも注意すること。

ニフェカラント塩酸塩

○シンビット静注用：50mg1瓶

Vaughan-Williams分類第Ⅲ群に分類される抗不整脈薬（注射薬）。選択的K+チャネル遮断薬。心筋細胞のK+電流を遮断して心筋活動電位持続時間および有効不応期を延長して，リエントリー回路を遮断もしくは回路の成立を阻止することで抗不整脈効果を示す。心筋収縮力に対する影響は少なく，心機能低下例など緊急治療を要する致死的心室性不整脈に対して用いられる。

〔適応〕生命に危険のある以下の不整脈で他の抗不整脈薬が無効か，または使用できない場合：心室頻拍，心室細動。

〔用量〕①単回静注法：1回0.3mg/kgを5分間かけて心電図の連続監視下に静脈内投与。②維持静注法：単回静注が有効で効果の維持を期待する場合には，通常1時間あたり0.4mg/kgを等速度で心電図の連続監視下に静脈内投与。

＊生食液または5％ブドウ糖液で溶解して使用。

〔副作用〕催不整脈〔心室頻拍（torsades de pointesを含む），心室細動，心室性期外収縮，心房細動，心房粗動等が現れることあり〕など。

〔警告〕①施設の限定：本剤の使用は致命的不整脈治療の十分な経験のある医師に限り，かつ諸検査の実施が可能で，緊急時に十分対応できる設備・装置を備えている医療機関でのみ使用すること。②患者の限定：他の抗不整脈薬が無効か，副作用により使用できないか，または心機能が低下しているために使用できない致命的心室性不整脈患者にのみ使用すること。

リドカイン塩酸塩

○静注用キシロカイン2％：100mg/5mL1管

〔作用〕Vaughan-Williams分類Ⅰb群不整脈薬。活動電位第4相の勾配を低下させる。

〔適応〕心室性頻脈，電気的除細動不応の心室細動，除細動および急性心筋梗塞における心室性不整脈の予防など。

〔用量〕1mg/kgをbolus静注。その後は10分ごとに0.5mg/kgずつ追加（総量3mg/kgまで）。維持量：1mg/kg/hを持続静注。

〔副作用〕痙攣，意識障害，徐脈，心不全など。

〔注意〕静注用，点滴用，局麻用アンプルを間違えないこと。

メキシレチン塩酸塩

○メキシチール点滴静注：125mg/5mL1管

〔適応〕リドカインに準ずる。

〔用量〕125mgを5〜10分で静注。

〔副作用〕血圧低下，徐脈，ブロック。

プロカインアミド塩酸塩

○アミサリン注：100mg/1mL1管・200mg/2mL1管

〔作用〕Vaughan-Williams分類Ⅰa群抗不整脈薬。

〔適応〕心室頻脈，上室性頻脈。

〔用量〕50mg/分以下の速度で静注。15mg/kgまで。その後は2〜5mg/分を持続静注。

〔副作用〕血管拡張と陰性変力作用による低血圧，QRS幅の拡大，QT延長。

〔注意〕心不全，急性心筋梗塞では慎重投与。徐脈，ブロック，重症筋無力症では禁忌。

《プロプラノロール塩酸塩》

○インデラル注射液：2mg/2mL1管

〔作用〕Vaughan-Williams分類Ⅱ群抗不整脈薬。

〔適応〕他薬剤に不応の頻脈性不整脈，心機能正常で

頻脈を伴う高血圧（急性大動脈解離など）。
〔用量〕5分ごとに1～3mg静注，総量0.1mg/kgまで。
〔副作用〕徐脈，心不全。
〔注意〕徐脈，房室ブロック，心不全，喘息は禁忌。

ベラパミル塩酸塩

○ワソラン静注：5mg/2mL1管
〔作用〕Vaughan-Williams分類Ⅳ群抗不整脈薬。
〔適応〕発作性上室性頻脈，心房粗動・細動による頻脈。
〔用量〕5～10mgを2～3分で静注。
〔副作用〕房室ブロック，低血圧。
〔注意〕WPW症候群の心房細動，重症心不全，洞不全症候群，房室ブロック，低血圧では禁忌。

l-イソプレナリン塩酸塩／l-塩酸イソプロテレノール

○プロタノールL注：0.2mg/1mL1管・1mg/5mL1管

β受容体刺激により心収縮力増強作用と心拍数増加作用，末梢血管拡張作用を有する。適応はアトロピンに反応しない房室ブロックなどの徐脈性不整脈，緊急ペーシング時の薬物療法として使用される。しかし，酸素消費量が増えるため急性心筋梗塞には使用しない。

〔適応〕アトロピン無効の徐脈発作，頻脈誘発（torsades de pointesの治療）。
〔用量〕2μg/分より徐々に増量。
〔副作用〕頻脈性不整脈。
〔注意〕効果を認めても早期に経静脈ペースメーカー挿入を考慮。HOCMでは禁忌。

アデノシン三リン酸ニナトリウム（ATP）

○アデホスLコーワ注：10mg/2mL1管
〔適応〕発作性上室性頻脈。
〔用量〕10mg bolus静注。
〔副作用〕徐脈，悪心，嘔吐。
〔注意〕20mg，40mgのアンプルもあるので間違えぬように注意。

硫酸マグネシウム・ブドウ糖

○静注用マグネゾール：2g/20mL1管
〔適応〕上室性および心室性不整脈，torsades de pointes。
〔用量〕1アンプルを1分以上かけて静注。
〔副作用〕熱感，紅潮，口渇，PR延長，QRS幅拡大など。
〔注意〕Mgは心臓と中枢神経系の抑制薬。腎不全，房室ブロックでは禁忌。

ジゴキシン

○ジゴシン注：0.25mg/1mL1管
〔適応〕心房粗動・細動による頻脈。
〔用量〕10～15μg/kg（0.5mg）静注により5～30分で効果出現。最大効果は1.5～3時間後。
〔副作用〕ジギタリス中毒。
〔注意〕低K血症では中毒を起こしやすい。WPWによる心房細動，HOCMでは禁忌。

6.2 アテローム血栓症に対する薬物治療

　ここでは，緊急性の高いアテローム血栓症である，脳卒中〔脳梗塞〕，心筋梗塞，狭心症を中心に述べる。

6.2.1 狭心症に対する冠血管拡張薬

　冠循環は酸素摂取率が高く，冠動静脈間の酸素含有量の差は体循環に比較して大きい。したがって，酸素需要を満たすためには冠動脈を拡張して冠血管血流量を増す必要がある。硝酸イソソルビドに代表される亜硝酸塩は，NOの放出による血管平滑筋細胞のグアニル酸シクラーゼを活性化し，cGMPの増加により平滑筋細胞内のCa^{2+}濃度を減少させることによって平滑筋を弛緩させる。一方，不安定狭心症や心筋梗塞などの急性冠症候群では，冠動脈のアテローム性プラークの破綻に引き続いて起こる血栓形成が病態の本態であることが考えられている。したがって，容易に破綻する不安定なプラークが存在する場合には冠血管拡張薬を用いても心筋梗塞を予

防することが困難である。

硝酸イソソルビド

○ニトロール：注5mg/10mL1管，点滴静注バッグ：50mg/100mL1袋・100mg/200mL1袋，スプレー1.25mg：163.5mg/10g1瓶（1回噴霧＝1.25mg）

ニトロール錠の舌下投与に比べ，口腔粘膜からの吸収が速やかで，血漿中濃度の上昇が速く，狭心症発作を速効的に抑制する。また携帯に便利で，投与も簡便である。

〔適応〕心筋虚血，心不全。
〔用量〕1.5～8mg/時間を持続静注。胸痛時はスプレー1回噴霧（追加1回）。
〔副作用〕低血圧（極端な徐脈，頻脈では血圧が低下しやすい）。
〔注意〕スプレーは舌下錠より速効。

ニトログリセリン

○ミリスロール注：1mg/2mL・5mg/10mL・25mg/50mL・50mg/100mL各1管
○ミオコールスプレー0.3mg：0.65％7.2g1缶（1回噴霧＝0.3mg）

〔適応〕心筋虚血，心不全。
〔用量〕0.05～5μg/kg/分を持続静注。胸痛時はスプレー1回噴霧（追加1回）。
〔副作用〕低血圧（極端な徐脈，頻脈では血圧が低下しやすい）。
〔注意〕塩化ビニルチューブの静脈ラインでは初期に16％が吸着されるので，テフロンチューブで持続静注。スプレーは舌下錠より速効。

6.2.2 心筋梗塞および脳梗塞に対する血栓溶解薬

急性心筋梗塞，肺血栓塞栓症，脳梗塞などは血管の血栓性閉塞により突然に発症する重篤な疾患である。血栓溶解薬は閉塞血栓を早期に溶解し，虚血性障害を最小にとどめる。救命に有効な一方，脳出血など副作用が発現する可能性があるので，適応決定とインフォームド・コンセント取得に十分注意する。

脳梗塞急性期は今や脳血管緊急症すなわちbrain attackとして対応すべき疾患である。脳梗塞時における血栓に対する薬物療法は，急性期には，血栓溶解療法，抗凝固療法があり，虚血性脳血管障害超急性期には，t-PA（tissue plasminogen activator）という血栓溶解剤が使われる。日本脳卒中学会はその適正使用法に関し厚生労働省，企業サイドと検討して，このt-PA使用に関して以下の4条件を挙げている。

1. CT・MRI検査が24時間可能な施設であること。
2. 集中治療のため十分な人員を中心とするストロークチームおよびSCUまたはそれに準ずる設備があること。
3. 脳内出血などの不慮の事故に際し，脳神経外科的処置が迅速に行える体制があること。
4. 急性期脳梗塞（発症後24時間以内）治療の経験が十分（例えば年間50例以上）あること。

アルテプラーゼ

○アクチバシン注：600万IU，1200万IU，2400万IU

〔作用〕t-PA製剤である。フィブリン親和性が高く，血栓に特異的に吸着し血栓中でプラスミノーゲンをプラスミンに変換させ，生成したプラスミンがフィブリンを分解し，血栓を溶解する。分子量約6万4,000。全身的出血傾向をきたしにくい点がウロキナーゼと異なる。
〔適応〕①脳梗塞（発症後3時間以内），②急性心筋梗塞（発症後6時間以内）。
〔用量〕①脳梗塞：体重kg当たり34.8万IU（0.6mg/kg）を静脈内投与。投与量の上限は3,480万IU（60mg）まで。総量の10％を1～2分間で急速投与し，残りを1時間で投与。②急性心筋梗塞：体重kg当たり29万～43.5万IU（0.5mg/kg～0.75mg/kg）を静脈内投与。総量の10％を1～2分

間で急速投与し，残りを1時間で投与。
〔副作用〕出血，特に高齢者では脳出血に注意。また，出血の増大に伴い出血性ショックに至ることがあるので注意。
〔併用注意〕①血液抗凝固阻止作用を有する薬剤（ヘパリン，ワルファリン，アルガストロバン等）：出血傾向増強（血液凝固作用を阻害することで凝固時間を延長），②血小板凝集抑制作用を有する薬剤（アスピリン，ジピリダモール，塩酸チクロピリジン等）：出血傾向増強（血小板凝集を抑制）。

ウロキナーゼ

○ウロナーゼ：冠動注用12万単位，静注用24万単位・6万単位

〔作用〕ウロキナーゼはプラスミノーゲンに作用して，プラスミンに転化し，血栓を溶解する。担癌体に及ぼす作用として，癌塊周辺部のフィブリン障壁溶解，癌細胞内ライソゾーム酵素の遊離促進，腫瘍の転移抑制効果がある。分子量約5万4,000。

〔適応〕［冠動注12万，静注24万］急性心筋梗塞における冠動脈血栓の溶解（発症後6時間以内）。［静注6万］①脳血栓症（発症後5日以内で，コンピューター断層撮影において出血の認められないもの），②末梢動・静脈閉塞症（発症後10日以内）。

〔用量〕［冠動注12万］48万〜96万IUを2.4万IU/4mL/分。［静注24万］96万IUを30分。［静注6万］①1日1回6万IUを約7日間，②初期1日量6万〜24万IU，以後漸減し約7日間。

〔副作用〕出血。特に高齢者では脳出血に注意。t-PA製剤では出血性ショックの報告があるので注意。

〔警告〕［静注6万］出血性脳梗塞を起こしやすい脳塞栓の患者に投与することがないよう，脳血栓の患者であることを十分確認する。

〔注意〕［共通］ゼラチン含有製剤。ゼラチン含有製剤の投与により，ショック，アナフィラキシー様症状（蕁麻疹，呼吸困難，口唇浮腫，喉頭浮腫等）の報告→問診，投与後は観察を十分に。［静注24万］以下の場合にのみ投与①PTCRが実施できない施設で行う場合，②PTCR実施までに時間を要する場合，③カテーテル挿入が困難な患者の場合，④その他PTCRの実施により危険性を伴うと判断される場合。

オザグレルナトリウム

○カタクロット：注射液20mg/2.5mL1管・40mg/5mL1管，注射用（凍結乾燥品）20mg1バイアル・40mg1バイアル

〔作用〕トロンボキサンA2合成酵素の選択的阻害薬で，臨床的には脳血栓症急性期（特にラクナ梗塞）における運動障害（片麻痺）の改善と，くも膜下出血後の脳血管攣縮及びこれに伴う脳虚血症状の改善に効果が認められている。

〔適応〕①くも膜下出血術後の脳血管攣縮およびこれに伴う脳虚血症状の改善，②脳血栓症（急性期）に伴う運動障害の改善。

〔用量〕80mgを2時間で点滴静注，1日2回。

6.2.3 脳浮腫治療

　グリセオール注はアテローム血栓性脳梗塞や心原性脳塞栓症に，マンニットール注は高度の脳浮腫や切迫脳ヘルニアの症例に投与する。心不全や水電解質バランスに注意する。ステロイド薬は脳梗塞には用いないが，髄膜炎や膠原病などの血管炎に随伴する脳梗塞に投与する。生命に関わる重症脳浮腫には開頭外減圧術を行う場合もある。

濃グリセリン

○グリセオール注：10％
（200mL・300mL・500mL袋）

〔作用〕高浸透圧物質であるグリセリン（グリセオール）は，静脈内に投与されると血清浸透圧を上昇させ，脳組織から血管内へ浮腫液を引き込むことで抗脳浮腫効果を発揮する。現在，急性期脳卒中の治療薬としても最も汎用されている薬剤であり，さらには速やかな眼内圧下降作用などをも有する。

〔適応〕脳浮腫。

〔用量〕1回200〜500mL，1日1〜2回100〜300mL/時間の速度で点滴静注。

〔副作用〕血尿。

〔注意〕果糖5％含有。①グリセリン製剤のベースは生食水であるので，心不全患者への投与には十分な注意が必要，②急性硬膜外血腫や硬膜下血腫，

くも膜下出血では，高張溶液を術前に急速投与すると，頭蓋内圧の急速な下降により一時止血していた出血源が再出血することがあるので，投与速度に注意。

D-マンニトール

○マンニトール：20％注射液（300mL・500mL瓶），マンニトールS注射液：D-マンニトール15％・D-ソルビトール5％（300mL・500mL瓶）

〔適応〕生体内ではほとんど代謝されず，糸球体で容易に濾過され尿細管で再吸収されないため，浸透圧性利尿作用を示す。投与開始後速やかに脳圧が降下し始め，脳容積を縮小して脳圧亢進ならびに随伴症状を改善する。また，細胞内に侵入しにくく，細胞外液にだけ分布するので細胞内液に侵入する脳圧降下薬（尿素，高張ブドウ糖注射液等）に比べ反動的脳圧上昇が少ない。
〔適応〕脳浮腫，眼圧亢進。
〔用量〕[20％注] 1回10〜20mL/kgを100mL/3〜10分の速度で点滴静注。過飽和のため結晶析出あり→加温溶解後，体温まで冷却して使用。[S注] 7〜20mL/kgを100mL/3〜10分の速度で点滴静注。
〔副作用〕急性腎不全（大量投与で急性腎不全），電解質異常（代謝性アシドーシス，高K血症，低Na血症）。
〔禁忌〕急性頭蓋内出血。(S注のみ) 遺伝性果糖不耐症，低張性脱水症。

6.2.4 脳保護療法

本邦開発，世界初の脳保護薬（フリーラジカルスカベンジャー）であるラジカット注は，発症24時間以内の脳梗塞に適応がある。肝・腎機能障害には十分注意する。

エダラボン

○ラジカット注：30mg/20mL1管
〔作用〕フリーラジカルを消去し脂質過酸化を抑制する作用により，脳細胞（血管内皮細胞・神経細胞）の酸化的障害を抑制する。
〔適応〕脳梗塞急性期に伴う神経症候，日常生活動作障害，機能障害の改善。
〔副作用〕重大：急性腎不全，ネフローゼ症候，劇症肝炎など。
〔注意〕高カロリー輸液，アミノ酸製剤との混合または同一経路からの点滴禁（エダラボンの濃度低下）。抗痙攣薬の注射液（ジアゼパム，フェニトインNa等）と混合禁（白濁）。カンレノ酸Kと混合禁（白濁）。

6.2.5 脳梗塞時の合併症対策 （嚥下性肺炎治療薬）

重症の脳梗塞や高齢者では嚥下性肺炎を起こしやすい。抗生物質の安易な予防的投与は控える。嚥下性肺炎に対しては嫌気性菌をもカバーできるものを用いる。ストレス潰瘍による消化管出血を避けるために抗潰瘍薬の予防的投与も必要である（消化器系薬剤の項参照）。発熱時には体表冷却または解熱薬の投与により速やかに解熱を図る。

セフトリアキソンナトリウム

○ロセフィン：静注用0.5g・1g1バイアル，点滴静注用1gバッグ（生食液100mL付）
〔作用〕作用は殺菌的であり細菌細胞壁ペプチドグリカン架橋形成を阻害して殺菌的に作用する。
〔適応〕急性気管支炎，肺炎，肺膿瘍，膿胸，慢性呼吸器病変の二次感染など。
〔副作用〕重大：ショック，アナフィラキシー様症状など。
〔注意〕①静脈内大量投与により，血管痛，血栓性静脈炎，ほてり感，嘔気，嘔吐→注射速度はできるだけ遅く，②製品の品質保持のため，本品を包んでいる外袋は使用時まで開封しない，③点滴静注は30分以上かける。

6.3 呼吸困難を起こす疾患

最近話題になっているエコノミークラス症候群（下肢深部静脈血栓症と肺塞栓症の合併症）として知られている急性肺塞栓症の薬物治療についてまず解説する。次に，肺水腫，急性喘息，急性間質性肺炎（特発性間質性肺炎の急性型），急性呼吸促迫症候群の薬物治療について解説する。

6.3.1 急性肺塞栓症

下肢深部静脈血栓症は下肢深部静脈の血栓性閉塞により，静脈の還流障害，肢のうっ血をきたすものである。急性期の治療が予後に大きく影響するので，早期診断が重要である。肺塞栓を合併すると，時に致命的となることもある。ほぼ男女差はなく，誘因としては手術，癌，外傷が多く，その他に下肢過労，膠原病，長期臥床，脈管疾患，血液疾患，出産などに起因する。左右別では左側に多い。肺塞栓症を合併した場合は，エコノミークラス症候群としてもマスコミでも取り上げられている。急性肺塞栓症では右心不全，ショック，低酸素血症などに対する呼吸循環動態の改善を目指す。また，再び血栓を起こさせないための抗凝固療法，起こってしまった血栓性塞栓を溶かすための血栓溶解療法，遊離した血栓を途中で捕捉するための下大静脈フィルター留置が治療の主体である。このために，まず発症後少なくとも5日間はヘパリンによる管理を行うが，ヘパリンにはアンチトロンビンⅢの存在が必要であるから，減少しているときは補充する。

低血圧を伴い心エコーで右室壁運動異常が認められる例では抗凝固療法に加えてウロキナーゼや組織プラスミノーゲンアクチベータなどを用いた血栓溶解療法を行ったほうが予後がよいといわれる。モンテプラーゼの作用はt-PAと同様にフィブリン親和性を有するため血栓上で作用し，効率的に血栓を溶解させます。モンテプラーゼは従来のt-PAと異なり血中半減期が長い点が特徴で，簡便な単回静注で使用できる。

モンテプラーゼ

○クリアクター静注用：
40万・80万・120万単位

〔作用〕遺伝子組換えt-PA製剤。不安定な血行動態を伴う急性肺塞栓症における肺動脈血栓の溶解。生物由来製品。

〔適応〕急性肺塞栓症

〔用量〕体重kg当たり1万3,750～2万7,500 IUを静脈内投与。1回最大投与量は2万7,500 IU/kgまで。

〔副作用〕〔重大〕脳出血，消化管出血，肺出血等の重篤な出血，心破裂，心室中隔穿孔，心タンポナーデに至る心嚢液貯留，心室細動，心室頻拍，ショックなど。

〔注意〕①基礎治療としてヘパリンを併用する場合，出血の危険性があるため，出血の確認とヘパリンの投与量の調整を行う。ヘパリン投与量は，活性化部分トロンボプラスチン時間（APTT）が正常値の2倍前後（1.5～2.5）になるように注意して調整。②投与後に再発が起こることがあるので十分注意。

6.3.2 肺水腫, ALI・ARDS

肺水腫は循環動態性肺水腫と血管透過性肺水腫に大別される。循環動態性肺水腫は肺毛細血管圧の上昇，膠質浸透圧の低下によって生じ，血管透過性肺水腫は毛細血管の透過性亢進によって生じる。血管透過性肺水腫では肺動脈楔入圧（PCWP）が18cmH2Oである。循環動態性肺水腫は，左心不全，輸液・輸血過剰，腎不全などで生じる。

一方，血管透過性肺水腫は，敗血症，誤嚥性肺炎，急性膵炎，肺脂肪塞栓症，神経原性

肺水腫，ウイルス性肺炎，カリニ肺炎，パラコート中毒などで生じ，急性呼吸窮迫症候群（同義語：急性呼吸促迫症候群，ALI・ARDS (acute lung injury・acute respiratory distress syndrome)）と総称されている。血管透過性肺水腫には，エラスポールを用いる。

フロセミド

○ラシックス注：20mg/2mL1管

〔適応〕肺水腫（利尿以外にも静脈拡張により肺うっ血を改善）。

〔用量〕10mg静注，10分後に利尿を認めなければ20mg，さらに40mg静注。腎不全のために利尿が得られなければ0.25〜0.75mg/kg/時間で持続静注。

〔副作用〕脱水，低血圧，低K血症，難聴

〔注意〕大量利尿では塞栓症を誘発する過度の脱水に注意。

シベレスタットナトリウム水和物

○静注用エラスポール100：100mg1バイアル

〔作用〕SIRSの病態では高サイトカイン血症となり，活性化された好中球が肺に集積し，好中球エラスターゼを遊離する。この好中球エラスターゼは肺血管内皮細胞や肺胞上皮細胞を傷害し，肺血管透過性を亢進させ，急性肺障害を誘発させる。本剤は好中球エラスターゼを選択的に阻害することにより，急性肺障害を改善する。

〔適応〕肺水腫，全身性炎症反応症候群に伴う急性肺障害の改善。

〔用量〕1日量4.8mg/kgを250〜500mLの輸液で希釈し，24時間（0.2mg/kg/hr）かけて静脈内に持続投与，投与期間は14日以内，肺障害発症後72時間以内に開始が望ましい。

〔副作用〕呼吸困難，白血球減少，血小板減少症

〔注意〕以下の（1）及び（2）の両基準を満たす患者に投与──（1）全身性炎症反応症候群に関しては，以下の項目のうち，2つ以上を満たすもの：①体温＞38℃または＜36℃。②心拍数＞90回/分，③呼吸数＞20回/分またはPaCO2＜32mmHg，④白血球数＞12,000/μL，＜4,000/μLまたは桿状球＞10％。（2）急性肺障害に関しては，以下の全項目を満たすもの：①肺機能低下（機械的人工呼吸管理下でPaO2/FIO2300mmHg以下）が認められる，②胸部X線所見で両側性に浸潤陰影が認められる，③肺動脈楔入圧が測定された場合には，肺動脈楔入圧≦18mmHg，測定されない場合には，左房圧上昇の臨床所見を認めない。

6.3.3 急性喘息発作治療

喘息で呼吸困難により，緊急治療を必要とするのは，中発作以上の場合であり，医療機関においての対応となる。まずβ_2刺激薬をネブライザーで吸入させる。血管を確保したうえで，アミノフィリンを投与する。大発作の場合，呼吸困難は強度で会話は途切れがちとなる。呼気時間が延長し呼吸音の減弱がみられる。SpO2は91％以下，学童以上の喘息児についてのピークフロー値は予測値または自己最良値の30％以下であることが多い。

オルシプレナリン硫酸塩

○アロテック吸入液2％：20mg/1mL

〔作用〕交感神経β_2受容体刺激作用をもつことにより，選択的に気管支拡張作用を現す。心臓血管系に対する作用はイソプレナリンより弱い。

〔適応〕喘息発作の初期治療。

〔用量〕1回0.2〜0.5mL，吸入1日4回。

〔副作用〕頻脈。

サルブタモール硫酸塩

○ベネトリン吸入液0.5％：5mg/1mL

〔作用〕β_2受容体に選択的に作用。

〔適応〕喘息発作の初期治療。

〔用量〕1回0.3〜0.5mL，吸入1日4回。

〔副作用〕[重大]重篤な血清K値の低下──β_2刺激剤により重篤な血清K値の低下の報告。また，β_2刺激剤による血清K値の低下作用は，キサンチン誘導体，ステロイド剤及び利尿剤の併用により増強→重症喘息患者では特に注意。

アミノフィリン

○ネオフィリン注：250mg/10mL1管

〔適応〕気管支喘息，肺水腫。

〔用量〕250mgを50mL・5%D/Wに溶解し，15分で点滴静注。その後に持続静注（総量750～1000mg/日）。

〔副作用〕不整脈（急速静注は致死的不整脈を誘発する），悪心，嘔吐。

〔注意〕急速な静注で熱感，不整脈，過呼吸を起こすことがある。頭痛，吐き気，動悸，期外収縮等の中毒症状が認められたら中止する。すでに他医で投与されている場合があるので，疑えば投与前にベッドサイドで血中濃度を測定する。

テオフィリン

○テオドリップ点滴静注用：200mg/200mL1袋

この点滴製剤はテオフィリンの溶解補助薬のエチレンジアミンが入っていない分，副作用の心配がない製剤であり，また，バイアルから点滴液に混入する手間が省ける利点がある。作用はアミノフィリンと全く同じである。

〔適応〕気管支喘息，喘息性（様）気管支炎，閉塞性肺疾患（肺気腫，慢性気管支炎など）における呼吸困難。

〔用量〕200mLを15分以上かけて点滴静注。その後に持続静注（1袋を5～7時間）。

〔副作用〕不整脈（急速静注は致死的不整脈を誘発する），悪心，嘔吐。

〔注意〕血中テオフィリン濃度が10～20mg/mLになるように血中濃度をモニターし（アキュメータ・テオフィリン：日研化学），中毒症状の出現で中止。

6.3.4 急性間質性肺炎
（特発性間質性肺炎の急性型）

急性間質性肺炎Acute Interstitial Pneumonia（AIP）は，臨床的に特発性の急性呼吸促迫症候群（ARDS：acute respiratory distress syndrome）を呈し，病理組織学的にびまん性肺胞傷害（DAD：diffuse alveolar damage）を呈するものである。通常，それまで健康であった人に発症し，急速（数日ないし数週間）に進行するまれな劇症型の肺傷害であり，滲出期，増殖期，および（ないし）線維化期のDADを呈する。臨床的に発熱，咳嗽，呼吸困難が高頻度にみられ，胸部X線写真では，びまん性両側性の気腔を埋める陰影がみられる。胸部CTでは，両側性，斑状，対称性のスリガラス状の肺野濃度上昇域が認められ，濃い肺野濃度上昇域もしばしば存在する。ほとんどの症例が中等度から高度の低酸素血症を呈し，呼吸不全に陥る。予後は不良で致死率は60%以上であるが，救命できた症例では，肺は正常に回復することもある。

薬物療法は副腎皮質ステロイド薬と免疫抑制剤が主体となるが，AIPに確立された薬物療法はないのが現状である。

メチルプレドニゾロンコハク酸エステルナトリウム

○ソル・メドロール静注用：40mg1バイアル，125mg1バイアル，500mg1バイアル

〔作用〕プレドニゾロンのステロイド核6α位にメチル基をもつ合成副腎皮質ホルモン剤。抗炎症作用はhydrocortisoneの6倍。

〔適応〕急性間質性肺炎，喘息重症発作，ARDS（肺毛細血管内皮細胞の透過性亢進により，肺間質，肺胞内に血漿成分が滲出することで呼吸不全となる），脳浮腫（感染性ショックなどに有効）。＊外用薬を用いても効果が不十分な場合，あるいは十分な効果を期待し得ないと推定される場合にのみ用いること。

〔用量〕病態により異なる。慢性あるいは緩徐な進行が，急性転化した場合，ステロイドの大量療法が従来行われていた。しかし，このようなステロイドパルス療法が効果的とされる病態は見直されている。ステロイドパルス療法は，メチルプレドニゾロン1日1gを3日間静注する方法である。プレドニゾロン1mg/kgで維持し，必要ならば1, 2週ごとにこのパルス療法を繰り返す。病状が安定すれば，プレドニゾロンをゆっくりと減量してゆく。パルス療法は，急性間質性肺炎，カリニ肺炎，脂肪塞栓症には有用

だが，他の呼吸器病態には有用性が認められない。

6.3.5 その他の呼吸興奮薬

ドキサプラム塩酸塩水和物

○ドプラム注射液：400mg/20mL1バイアル
〔作用〕末梢性化学受容器を介して，呼吸中枢に選択的に作用することにより，呼吸促進作用を示す。また，麻薬性の鎮痛薬の鎮痛作用に影響を与えず呼吸抑制を改善し，他に覚醒時間を短縮することも認められている。
〔適応〕CO_2ナルコーシスに対する呼吸促進。
〔用量〕1～2mg/kg/時間を持続静注。
〔副作用〕興奮，振戦など。
〔注意〕効果は一時的。気管内挿管の準備をして投与。

6.4 電解質異常に対するアルカリ化薬，電解質補充

電解質異常は，救急の初期治療において，意識障害を起こす原因の1つである。さらに電解質異常を起こす原因もさまざまである。一方，集中治療では電解質異常は患者管理が良好か否かの判断材料となる。したがって，電解質の補正をする上では原疾患の治療のみならず水のinとoutのバランスや尿浸透圧などを確認して的確な処置が求められる。

一般に代謝性アシドーシスはアニオンギャップ（AG）で計算され，正常値12±4mEq/Lとの差で病態を判断する。

$$AG = Na^+ - (Cl^- + HCO_3^-)$$

アシドーシス補正のための炭酸水素ナトリウムの投与は，AGが正常なアシドーシスやpH7.2以下の高度なアシドーシスで，不整脈や心機能の低下が見られ，増悪傾向を示す場合に適応が限られている。

1）アルカリ化薬

炭酸水素ナトリウム

○メイロン静注：7％（20mL管，250mL袋），8.4％（20mL管，250mL袋）
〔適応─用量〕①アシドーシス：通常用量を次式で計算し静注。[7％製剤] 必要量（mL）＝不足塩基量（mEq/L）×0.25×体重（Kg）。[8.4％製剤] 必要量（mL）＝不足塩基量（mEq/L）×0.2×体重（Kg）。
②薬物中毒の際の排泄促進（但し，pHの上昇により尿中排泄の促進される薬物に限る），動揺病，メニエル症候群，その他の内耳障害に伴う悪心・嘔吐及びめまい，急性蕁麻疹：1回12～60mEqを静注。
〔副作用〕CO_2産生による細胞内アシドーシス，高Na血症，高浸透圧。
〔注意〕心肺停止には無効。ナトリウム摂取制限を受けている患者（高ナトリウム血症，浮腫，妊娠中毒症等）は禁忌。

2）電解質補充

塩化カルシウム

○塩化カルシウム注射液2％（0.4g/20mL1管）
①低Ca血症に起因するテタニー，テタニー関連症状の改善，②鉛中毒症，Mg中毒症，③妊婦・産婦の骨軟化症におけるカルシウム補給に用いられる。
〔適応〕高K血症，低Ca血症，Ca拮抗薬中毒
〔用量〕2～4mg/kg静注，不足なら10分後に同量追加。
〔副作用〕徐脈。
〔注意〕現在は塩化カルシウムの投与による心肺停止には効果が認められず，かつ理論的に有害であるということで禁忌になっている。ジギタリス投与中の患者では中毒を誘発。

塩化カリウム

○K.C.L.点滴静注：15％
（40mEq/20mL1管）
K+は主として細胞内にあって細胞浸透圧の保持

に役立ち，細胞外液のNa+と平衡し，細胞内グリコーゲンおよび蛋白質の生合成や分解に関与して，骨格筋，心筋，平滑筋の生理に影響を与える。一般にK+欠乏時はCl-欠乏とアルカローシスを伴う場合が多い。分子量74.55。

〔適応〕重症嘔吐，下痢，K摂取不足及び手術後
〔用量〕必ず緩徐に点滴静注（10mEq/1時間以上）。投与総量は病態により異なる。
〔副作用〕急速静注により致死的不整脈（刺激伝導障害）。
〔注意〕血管痛あり。

6.5 消化器系薬剤

救急医療において，腹痛や悪心・嘔吐を訴える患者は多い。腹痛の薬物療法としてはブチルスコポラミンがある。しかしながら，腹痛を訴える患者には腹膜炎やイレウスなど緊急手術が必要となる疾患もあるため，注意が必要である。

悪心・嘔吐は原因の探索とともに対症療法が求められる。この場合，消化管機能改善薬が用いられることが多い。しかし，悪心・嘔吐では脳圧亢進症状，中毒，代謝性疾患等の生命予後不良をきたす疾患もあるため，慎重な鑑別が求められる。災害時や脳梗塞時などは，ストレス潰瘍が起きやすい。この対策としてヒスタミンH2受容体遮断薬が用いられる。

6.5.1 悪心・嘔吐・腹痛

メトクロプラミド

○プリンペラン注射液：10mg/2mL1管

〔作用〕中枢性嘔吐，末梢性嘔吐のいずれにも抑制する作用がある。また，胃の蠕動運動を亢進し，あるいは消化管の運動異常を調整して胃部停滞を除去し，消化機能異常症状を改善する。
〔適応〕胃炎，胃炎・胃十二指腸潰瘍による消化管機能障害（悪心・嘔吐，食欲不振）。
〔用量〕1回10mg，筋注，静注。
〔併用注意〕①フェノチアジン系薬剤（プロクロルペラジン，クロルプロマジン，チエチルペラジン等），ブチロフェノン系薬剤（ハロペリドール等），ラウオルフィアアルカロイド薬剤（レセルピン等），ベンザミド系薬剤下痢：めまい，眠気，内分泌機能調節異常または錐体外路症状が発現しやすくなる（本剤及びこれらの薬剤は抗ドパミン作用をもつため，併用により抗ドパミン作用が強く現れる。②ジギタリス剤：ジギタリス剤の飽和時の指標となる悪心・嘔吐，食欲不振症状を不顕化。③カルマバゼピン：カルバマゼピンの中毒症状（眠気，悪心・嘔吐，眩暈等）があらわれる。④抗コリン薬（硫酸アトロピン，臭化ブチルスコポラミン等）：相互に消化管における作用を減弱（本剤は消化管運動を亢進するため，抗コリン薬の消化管運動抑制作用と拮抗）。

プロクロルペラジン

○ノバミン筋注：5mg/1mL1管

〔作用〕フェノチアジン誘導体でピペラジン側鎖を有する抗精神病薬。ドパミンD2受容体に対する拮抗作用を有する。体内からは主に代謝により消失する。静穏作用および運動抑制作用を発揮して，統合失調症の治療（錠剤のみの適応）に有効。また，術前・術後などの悪心・嘔吐にも有効。
〔適応〕悪心，嘔吐。
〔用量〕1回5mg，筋注。
〔副作用〕不安，口喝。

ブチルスコポラミン臭化物

○ブスコパン注：20mg/1mL1管

〔作用〕鎮痙効果は主として副交感神経節遮断作用による。消化管運動抑制作用，胃液分泌抑制，胆嚢収縮抑制，膀胱内圧上昇抑制，子宮収縮抑制作用などが認められる。
〔適応〕胃炎・胃十二指腸潰瘍などによる消化管運動機能亢進。
〔用量〕10～20mgを皮下注，筋注，静注。
〔副作用〕頻脈，口喝，視力減退。
〔注意〕緑内障，前立腺肥大，心疾患では注意。

6.5.2 ストレス潰瘍

　胃粘膜壁細胞の抗ヒスタミンH2レセプターに特異的に拮抗し，強力かつ持続的に胃酸分泌を抑制する。胃液量の減少に伴いペプシン分泌も抑制される。攻撃因子および防御因子に対する作用が総合的に発揮され，抗潰瘍効果を示すと思われるが，基本的には強力な酸分泌抑制作用が寄与している。胃酸とペプシンによる血管の直接侵襲防止ならびにpH上昇による血液凝固能の正常化が止血効果に寄与する。また，プロトンポンプの働きを阻害し，各種酸分泌刺激物質による胃酸分泌を強く抑制するプロトンポンプ阻害剤や胃粘膜保護薬なども用いられる。

シメチジン

○タガメット注射液：200mg/2mL1管

〔適応〕上部消化管出血，アナフィラキシー，逆流性食道炎，上部消化管出血（消化性潰瘍，急性ストレス潰瘍）。
〔用量〕1回200mgを1日4回静注。
〔副作用〕血液・肝障害など。
〔注意〕クマリン系抗凝固薬，ジアゼパムなどの作用増強。

ラニチジン塩酸塩

○ザンタック注射液：50mg/2mL1管，100mg/4mL1管

〔作用〕ヒスタミンＨ２受容体遮断薬。
〔適応〕上部消化管出血，ストレス潰瘍。
〔用量〕1回50mgを1日3～4回静注または筋注。
〔副作用〕血液・肝障害など。
〔注意〕クマリン系抗凝固薬，ジアゼパムとの薬物相互作用を認めない。

ファモチジン

○ガスター注射液：10mg/1mL1管・20mg/2mL1管

〔作用〕ヒスタミンＨ２受容体遮断薬。
〔適応〕上部消化管出血，ストレス潰瘍

〔用量〕1回20mgを1日2回静注。
〔副作用〕過敏症状，肝障害など。

オメプラゾールナトリウム

○オメプラール注用20：20mg1瓶
〔作用〕プロトンポンプの働きを阻害し，各種酸分泌刺激物質による胃酸分泌を強く抑制する。
〔適応〕①経口投与不可能な以下の疾患：出血を伴う胃潰瘍，十二指腸潰瘍，急性ストレス潰瘍及び急性胃粘膜病変，②経口投与不可能なZollinger-Ellison症候群。
〔用量〕1回20mgを1日2回静注。
〔副作用〕ショック，アナフィラキシー様症状，血管浮腫など。

スクラルファート

○アルサルミン：内容液10%（10mL），細粒90%（900mg/g），錠（250mg）
〔作用〕基質蛋白保護作用（胃粘膜保護作用），胃液ペプシン活性抑制作用，制酸作用等を有する。胃粘膜保護作用は潰瘍底の白苔中の蛋白成分と強力に結合し，保護層を形成することによって胃液の強力な消化力から潰瘍患部を化学的に保護し，治癒を促進するものと考えられる。
〔適応〕①胃潰瘍，十二指腸潰瘍，②以下の疾患の胃粘膜病変（びらん，出血，発赤，浮腫）の改善：急性胃炎，慢性胃炎の急性増悪期。
〔用量〕液：1回10mL1日3回。細粒：1回1～1.2g1日3回。錠：1回4錠1日3回。
〔副作用〕便秘，口渇，悪心，嘔気など。

6.5.3 急性膵炎

　急性膵炎の病態は炎症性物質の体内漏出による強度の炎症である。血管透過性は亢進し，細胞外液は減少するため，脱水症状を示す。治療にあたっては，バイタルサインを把握し，急速輸液を含めた輸液管理を行うことが重要である。その上で，疼痛の緩和，抗菌薬の投与，蛋白分解酵素阻害薬の投与，膵内外分泌抑制を考慮する。播種性血管内凝固症候群

（DIC）の治療に関しても，バイタルサインの安定を図った上でDICの基礎疾患の除去，蛋白分解酵素阻害薬などの薬物療法を併用する。

ナファモスタットメシル酸塩

○注射用フサン：10mg・50mgバイアル
〔適応〕急性膵炎，DIC。
〔用量〕10mgを5%D/W500mLに溶解して1日1〜2回点滴静注。DICでは0.06〜0.2mg/kg/時間で持続静注。
〔副作用〕ショック，過敏症，下痢，肝機能障害など。

ガベキサートメシル酸塩

○注射用エフオーワイ：100mg，500mgバイアル
〔適応〕急性膵炎，DIC。
〔用量〕1回100〜300mgを点滴静注。DICでは20〜39mg/kg/日を持続静注。
〔副作用〕ショック，過敏症，下痢，肝機能障害など。

ウリナスタチン

○ミラクリッド注射液：2.5万単位，5万単位，10万単位
〔適応〕急性膵炎，急性循環不全。
〔用量〕膵炎では2.5〜5万単位を点滴静注，1〜3回/日。急性循環不全では1回10万単位を静注，1〜3回/日。
〔副作用〕顆粒球減少，肝障害，下痢など。

6.5.4 急性肝不全

急性肝不全は予後不良であり，基礎肝疾患の治療に全力を尽くす。慢性肝不全に伴う脳症では増悪因子があることが多い（薬剤，便秘，脱水，電解質異常，感染，消化管出血，高蛋白食等）。その発見と治療を優先させる。肝性脳症に対する特異的な薬物治療はむしろ補助的と考える。

アミノ酸配合

○アミノレバン点滴静注：200mL袋，500mL袋
〔特徴〕従来アミノ酸注射液の投与が禁忌とされてきた肝性脳症に対して，本剤は血漿遊離アミノ酸パターンの不均衡を是正し，速やかに肝性脳症を改善する。
〔適応〕肝性脳症。
〔用量〕500〜1,000mLを糖質輸液等に混和し，24時間かけて中心静脈内に維持注入。
〔副作用〕過敏症状，悪心。

6.6 神経系薬剤（鎮痛薬を含む）

疼痛の除去は，基礎疾患の増悪を防ぐ意味でも重要である。疼痛は損傷の種類，重症度，経過時間等により異なっている。一方，多くの鎮痛薬は血圧低下，呼吸抑制，過鎮静をきたす可能性があり，このような副作用を考慮しながら最も効果的な薬物を選択する必要がある。外傷や処置における疼痛管理には，ペンタゾシンなどの非麻薬性鎮痛薬やモルヒネなどの麻薬性鎮痛薬が使用される。

6.6.1 疼痛

モルヒネ塩酸塩

○モルヒネ塩酸塩注射液：10mg/1mL，50mg/5mL，200mg/5mL1管
〔作用〕麻薬。鎮痛作用は強力で，鎮静，鎮咳，止瀉作用もある。
〔適応〕鎮痛（胸痛など），慢性心疾患の代償不全による肺水腫に対してモルヒネが奏効する。起座位とし，第1選択薬としてモルヒネ（5mgの筋注あるいはゆっくり静注）が用いられる。静脈系血管を拡張し静脈還流を減少，過呼吸を抑制し，換気仕事量の減少に働き，呼吸困難は寛解する。
〔用量〕①皮下及び静脈内投与：1回5〜10mgを皮下注。麻酔の補助として，静注することあり。中等度から高度の疼痛を伴う各種癌における鎮痛において持続点滴静注または持続皮下注する場合には1回50〜200mg。②硬膜外投与：1回2〜6mgを硬膜外腔に注入。持続注入する場合は，1日量2〜10mg。③くも膜下投与：1回0.1〜0.5mgをくも

膜下腔に注入。
〔副作用〕呼吸抑制，血圧低下，嘔気，嘔吐，徐脈。
〔注意〕総量10mgを超えると呼吸抑制，腸管運動低下。

ペンタゾシン

○ソセゴン注射液：15mg/1mL1管
○ペンタジン注射液：15mg/1mL1管
〔適応〕鎮痛，急性膵炎の疼痛，胆石症発作時の疼痛に対して，アヘンアルカロイドやペンタゾシンが使用されることが多い。オピオイドには，呼吸抑制作用，オッジ筋の収縮作用がある。麻痺性イレウスには禁忌とされているが，急性膵炎の除痛効果はその副作用による弊害を上回る。
〔用量〕1回15mgを皮下注または筋注。
〔副作用〕呼吸抑制，幻覚，悪心・嘔吐。
〔注意〕血管抵抗上昇，左室拡張気圧上昇，左室駆出率低下のため急性心筋梗塞では禁忌。

6.6.2 発熱

熱中症や悪性高体温症のように体温が41～42℃以上になるときには危篤状態になる。この場合にはアルコール湿布と送風，冷却ブランケットなどを用いて体温を下げる。この際，種々の病態が合併するから十分な維持療法が必要である。中等度の熱でも氷嚢，氷枕などで物理的に熱を下げるようにする。解熱薬は病態をみきわめてから使用する。解熱薬は体温調節中枢に働き，体温を下げる。通例鎮痛作用も示すので鎮痛解熱薬ともいわれる。

スルピリン

○メチロン：注10％（200mg/2mL管）・20％（250mg/1mL管・500mg/2mL管），末100％
〔適応―用量〕〔注射〕他の解熱薬では効果が期待できないか，あるいは他の解熱薬の投与が不可能な場合の緊急解熱―1回0.25g，最大0.5g，皮下注・筋注，1日2回を限度。〔内服〕急性上気道炎（急性気管支炎を伴う急性上気道炎を含む）の解熱―1回0.3g頓用，原則1日2回まで，1日最大0.9gを限度，＊空腹時回避。
〔副作用〕〔重大〕①ショック（胸内苦悶，血圧低下，顔面蒼白，脈拍異常，呼吸困難等）→中止し処置，②皮膚粘膜眼症候群（Stevens-Johnson症候群），中毒性表皮壊死症（Lyell症候群），剥脱性皮膚炎→中止し処置，③再生不良性貧血，無顆粒球症→中止し処置，④黄疸→中止し処置，⑤急性腎不全（急性間質性腎炎等）→乏尿，血尿等及び尿蛋白，BUN・血中クレアチニン上昇，高K血症等の検査所見異常時，直ちに中止し処置。
〔用法・用量の注意〕〔注射〕①低出生体重児・新生児・乳児・幼児・小児・高齢者・衰弱者には10％製剤を使用。やむを得ず25％製剤を投与する場合は5％ブドウ糖液または注射用水で適宜希釈，②皮下・筋肉内投与時，以下のことに注意――a）注射部位については神経走行部位を避けて慎重に，b）くり返し注射する場合は同一注射部位を避ける。低出生体重児・新生児・乳児・幼児・小児には連用回避，c）注射針刺入時，激痛や血液の逆流をみた場合は直ちに針を抜き，部位を変える。
〔基本的注意〕①過敏症状等を予測するため，十分な問診を実施，②対症療法であることに留意，③過度の体温降下，虚脱，四肢冷却等出現→特に高熱を伴う幼小児及び高齢者または消耗性疾患の患者では十分注意，④急性疾患：a）発熱の程度を考慮，b）原則として同一薬剤の長期投与回避（原則として5日以内），c）原因療法があれば行う，⑤感染症を不顕性化するおそれ→感染による炎症には抗菌薬を併用し慎重に。

6.6.3 痙攣（けいれん）

痙攣発作が30分以上続いた場合を痙攣重積症と呼ぶ。痙攣重積症では，呼吸抑制が起こり，その結果として脳の低酸素状態や高体温を招く。これは，脳に不可逆的な障害を起こす可能性があるため，迅速な対応が必要となる。フェニトインを鎮静薬と伴に投与する例が多い。

フェノバルビタール

○フェノバール注射液：100mg/1mL1管

〔適応〕てんかん発作の予防，不安。
〔用量〕1回50〜200mg，筋注。
〔副作用〕過敏症，精神神経症状（眼振，眠気，運動失調）など。
〔注意〕フェニトインとの併用は血中濃度を上昇させる。

フェニトイン

○アレビアチン注：250mg/5mL1管

〔作用〕I群抗不整脈薬。
〔適応〕ジギタリス中毒による不整脈，てんかん発作予防。
〔用量〕250mgを5分以上かけて静注。
〔副作用〕低血圧，徐脈，血管痛。
〔注意〕溶解には生理食塩水を用いる（5%D/Wでは白濁）。

6.6.4 不穏・不眠・全身麻酔・精神異常

救急疾患において鎮静が必要な場合は，交感神経緊張時，不穏時，人工呼吸器管理が長期化する可能性のあるときである。持続鎮静としてプロポフォールの使用頻度が高い。

ジアゼパム

○セルシン注射液：5mg/1mL1管・10mg/2mL1管

〔適応〕痙攣発作，不安。
〔用量〕1回5〜10mgをゆっくり静注。
〔副作用〕呼吸抑制，低血圧，精神症状など。
〔注意〕血管痛あり。

ヒドロキシジン塩酸塩

○アタラックス-P注射液：25mg/1mL1管・50mg/1mL1管

〔適応〕神経症による不安・緊張，蕁麻疹。
〔用量〕1回25〜50mgを静注，50〜100mgを筋注。
〔副作用〕眠気，倦怠感。

プロポフォール

○1％ディプリバン注：0.2g/20mL1管・0.5g/50mL1管

フェノール誘導体の全身麻酔薬。水にほとんど溶けないため，ダイズ油および精製卵黄レシチンなどを配合した静注用脂肪乳剤（水中油型）として製剤化。全身麻酔の導入（2.0〜2.5mg/kg）および維持（4〜10mg/kg/hr）に使用。体内での分布および代謝（グルクロン酸抱合体として投与量の68.3％が尿中に排泄）が急速なので，麻酔導入が速やかかつ投与終了後の覚醒・回復も早い。

〔適応―用量〕①全身麻酔の導入及び維持―導入：2.0〜2.5mg（0.20〜0.25mL）/kg。維持：4〜10mg（0.4〜1.0mL）/kg/時。②集中治療における人工呼吸中の鎮静―0.3〜3.0mg（0.03〜0.30mL）/kg/時。
〔副作用〕低血圧，舌根沈下，一過性無呼吸，気管支痙攣，アナフィラキシー症状など。

ミダゾラム

○ドルミカム注射液：10mg/2mL1管

抑制性のGABAニューロンのシナプス後膜に存在するベンゾジアゼピン受容体にアゴニストとして高い親和性で結合し，GABA親和性を増大させることにより，GABAニューロンの作用を特異的に増強する。

〔適応〕①麻酔前投薬，②全身麻酔の導入及び維持，③集中治療室における人工呼吸中の鎮静
〔用量〕①麻酔前投薬：1回0.08〜0.1mg/kg手術前30分〜1時間，筋注，②全身麻酔の導入及び維持：1回0.15〜0.3mg/kg，静注，③集中治療室における人工呼吸中の鎮静：導入時は初回0.03mg/kgを1分以上かけて静注 ＊0.03〜0.18mg/kg/hの範囲が推奨。
〔副作用〕薬物依存，無呼吸，呼吸抑制，舌根沈下，アナフィラキシーショック，心停止，心室頻拍，心室性頻拍，悪性症候群など。

チオペンタールナトリウム

○ラボナール注射用：0.3g1管，0.5g1管

マロン酸とチオ尿素から縮合によって生じた化合物で，超短時間作用性のチオペンタールとチアミラールが静脈麻酔薬として麻酔の導入に使用さ

れる。脳保護作用があり，低酸素状態や虚血による障害から脳を保護することから，低体温療法時に使用される。

〔適応〕①全身麻酔，②全身麻酔の導入，③局所麻酔薬・吸入麻酔薬との併用，④精神神経科における電撃療法の際の麻酔，⑤局所麻酔薬中毒・破傷風・子癇等に伴う痙攣，⑥精神神経科における診断。

〔用量〕①全身麻酔の導入：最初に2.5％液2〜4mL（50〜100mg）を注入して全身状態，抑制状態等により追加量を決定する。②短時間麻酔：最初に2.5％液2〜3mL（50〜75mg）を10〜15秒位の速度で注入後30秒間，麻酔の程度，患者の全身状態を観察。短時間で手術が終了しない場合は，注射針を静脈中に刺したまま呼吸，脈拍，血圧，角膜反射，瞳孔対光反射等に注意しながら手術の要求する麻酔深度を保つように2.5％液1〜4mL（25〜100mg）を分割注入する（1回の最大使用量は1gまで）。③併用使用：2.5％液2〜4mL（50〜100mg）を間歇的に静注。④電撃療法：1回2.5％液12mL（300mg）を25〜35秒で注入し，必要な麻酔深度に達したことを確認後直ちに電撃療法施行。⑤痙攣時：2.5％液2〜8mL（50〜200mg）を痙攣が止まるまで徐々に注入。⑥麻酔インタビュー：約1mL/分の速度で3〜4mL注入し入眠。その後2〜10分で呼びかければ覚醒し，質問に答えるようになればインタビューを実施。

〔副作用〕ショック，呼吸停止，呼吸抑制など。

チアミラールナトリウム

○イソゾール注射用：0.5g1瓶

　超短時間型のバルビツレートであり，その麻酔作用はチオペンタールNaに比し約1.5倍強力で（イヌ），作用の発現は早く，持続時間は長い。

〔適応〕全身麻酔，全身麻酔の導入，局所麻酔薬・吸入麻酔薬との併用，精神神経科における電撃療法の際の麻酔，局所麻酔薬中毒・破傷風・子癇等に伴う痙攣。

〔用量〕チオペンタールナトリウム参照。

〔副作用〕ショック（呼吸困難，血圧低下等）呼吸停止，呼吸抑制など。

クロルプロマジン塩酸塩

○コントミン筋注：10mg/2mL1管・25mg/5mL1管・50mg/5mL1管

〔適応〕神経症による不安・緊張，精神分裂病。

〔用量〕1回10〜50mg，筋注。

〔副作用〕血圧低下，頻脈，不整脈，腸管麻痺，肝障害など。

ハロペリドール

○セレネース注：5mg/1mL1管

〔適応〕精神分裂病，躁病。

〔用量〕1回5mg，筋注，静注。

〔副作用〕血圧低下，頻脈，肝障害など。

6.6.5　その他（重症筋無力症の診断）

エドロホニウム塩化物

○アンチレクス静注：10mg/1mL1管

〔適応〕重症筋無力症の診断。

〔用量〕2〜10mg，静注。

〔副作用〕流涙，流涎，徐脈，血圧低下など。

〔注意〕喘息，消化管通過障害，尿閉では禁忌。

6.7　抗生物質

　易感染性宿主となった患者が感染症にかかると重症感染症や敗血症に移行して生命予後が悪くなる。抗菌薬は，感染源の特定，起炎菌の同定・薬剤感受性の情報によって選択されるべきである。しかしながら，現実には，これらの情報が得られる前に抗菌薬治療を開始することになる（empiric therapy：経験的治療）。抗菌薬は経験的治療から始まり，監視培養や感染に起因する局所・全身炎症所見の推移，臓器機能（肝機能，腎機能など），アレルギーの有無に基づいて抗菌薬の選択，変更，中止を行うことが重要である。

6.7.1 よく使われる抗生物質

1) テトラサイクリン系

ミノサイクリン塩酸塩

○ミノマイシン点滴静注用：100mg1瓶
〔作用〕細菌の蛋白合成系における蛋白合成を阻害する。
〔適応〕敗血症，深在性皮膚感染症，慢性膿皮症，扁桃炎，急性気管支炎，肺炎，慢性呼吸器病変の二次感染，膀胱炎，腎盂腎炎，腹膜炎，炭疽，つつが虫病，オウム病。
〔用量〕初回100〜200mg，以後12時間ないし24時間ごとに100mgを補液に溶かし，30分〜2時間かけて点滴静注。
〔副作用〕ショック，アナフィラキシー様症状，SLE様症状の増悪，皮膚粘膜眼症候群，中毒性表皮壊死症，剥脱性皮膚炎，血液障害，重篤な肝機能障害，急性腎不全，間質性腎炎，呼吸困難，間質性肺炎，PIE症候群，膵炎，痙攣，意識障害等精神神経障害，出血性腸炎，偽膜性大腸炎。

2) ペニシリン系（広域ペニシリン）

スルタミシリントシル酸塩水和物

○ユナシン錠：375mg1錠
〔作用〕アンピシリンとβ-ラクタマーゼ阻害薬のスルバクタムのプロドラッグ。
〔適応〕表在性皮膚感染症，深在性皮膚感染症，リンパ管・リンパ節炎，慢性膿皮症，咽頭・喉頭炎，扁桃炎，急性気管支炎，肺炎，肺膿瘍，慢性呼吸器病変の二次感染，膀胱炎，腎盂腎炎，淋菌感染症，子宮内感染，涙嚢炎，角膜炎（角膜潰瘍を含む），中耳炎，副鼻腔炎。
〔用量〕1回375mgを1日2〜3回。
〔副作用〕ショック，アナフィラキシー様症状，皮膚粘膜眼症候群，中毒性表皮壊死症，剥脱性皮膚炎，急性腎不全，間質性腎炎，血液障害，出血性大腸炎，偽膜性大腸炎，肝機能障害，黄疸。

ピペラシリンナトリウム

○ペントシリン：静注用1gバッグ・2gバッグ，筋注用1g
〔作用〕細菌の細胞壁合成を阻害する。
〔適応〕敗血症，急性気管支炎，肺炎，肺膿瘍，膿胸，慢性呼吸器病変の二次感染，膀胱炎，腎盂腎炎，胆嚢炎，胆管炎，バルトリン腺炎，子宮内感染，子宮付属器炎，子宮旁結合織炎，化膿性髄膜炎。
〔用量〕静注用：1日2〜4gを2〜4回に分けて静注または筋注。小児には1日50〜125mg/kgを2〜4回に分けて静注。難治性または重症感染症には症状に応じて，成人1日8g，小児1日200mg/kgまで増量。筋注用：1日2〜4gを2〜4回に分割。難治性または重症感染症には適宜増量。
〔副作用〕ショック，アナフィラキシー様症状，中毒性表皮壊死症，皮膚粘膜眼症候群，急性腎不全，間質性腎炎，汎血球減少症，無顆粒球症，血小板減少，溶血性貧血，偽膜性大腸炎，PIE症候群，横紋筋融解症，肝機能障害，黄疸。

3) セフェム系（オキサセフェム系）

フロモキセフナトリウム

○フルマリン：静注用0.5g・1g，キット静注用1g
〔作用〕細菌の細胞壁合成を阻害する。
〔適応〕敗血症，感染性心内膜炎，外傷・熱傷及び手術創等の二次感染，咽頭・喉頭炎，扁桃炎，急性気管支炎，慢性呼吸器病変の二次感染，膀胱炎，腎盂腎炎，前立腺炎（急性症，慢性症），尿道炎，腹膜炎，腹腔内膿瘍，胆嚢炎，胆管炎，バルトリン腺炎，子宮内感染，子宮付属器炎，子宮旁結合織炎，中耳炎，副鼻腔炎。
〔用量〕1日1〜2gを2回に分割して静注または点滴静注。小児には1日60〜80mg/kgを3〜4回。未熟児，新生児には1回20mg/kgを，生後3日までは1日2〜3回分割，4日以降は1日3〜4回分割。難治性または重症感染症には，成人1日4gまでを2〜4回分割。未熟児，新生児，小児1日150mg/kgまでを3〜4回分割。
〔副作用〕ショック，アナフィラキシー様症状，急性腎不全，汎血球減少，無顆粒球症，血小板減少，

溶血性貧血，偽膜性大腸炎，皮膚粘膜眼症候群，中毒性表皮壊死症，間質性肺炎，PIE症候群，肝機能障害，黄疸。

セファゾリンナトリウム

○セファメジンα：注射用0.25g・0.5g・1g・2g，筋注用0.25g・0.5g，点滴用キット1g・2g

〔作用〕作用機序は細菌細胞壁の合成を阻害する。

〔適応〕敗血症，感染性心内膜炎，表在性皮膚感染症，深在性皮膚感染症，リンパ管・リンパ節炎，慢性膿皮症，外傷・熱傷及び手術創等の二次感染，びらん・潰瘍の二次感染，乳腺炎，骨髄炎，関節炎，咽頭・喉頭炎，扁桃炎，急性気管支炎，肺炎，肺膿瘍，膿胸，慢性呼吸器病変の二次感染，膀胱炎，腎盂腎炎，腹膜炎，胆嚢炎，胆管炎，バルトリン腺炎，子宮内感染，子宮付属器炎，子宮旁結合織炎，眼内炎（全眼球炎を含む），中耳炎，副鼻腔炎，化膿性唾液腺炎。

〔用量〕1日量成人には1g，小児には体重kg当り20～40mgを2回に分けて緩徐に静注・筋注・点滴静注。効果不十分の場合には，1日量成人1.5～3gを，小児には体重kg当り50mgを3回に分割投与。症状が特に重篤な場合には，1日量成人5g，小児体重kg当り100mgまでを分割投与。

〔副作用〕ショック，アナフィラキシー様症状，血液障害（汎血球減少，無顆粒球症，溶血性貧血，血小板減少），肝障害，重篤な腎障害，大腸炎，皮膚障害（皮膚粘膜眼症候群，中毒性表皮壊死症，間質性肺炎，PIE症候群，痙攣。

セフォチアム塩酸塩

○パンスポリン：静注用0.25g・0.5g・1g・1gバッグS・1gバッグG，筋注用0.25g

〔作用〕細菌の細胞壁の合成を阻害する。

〔適応〕敗血症，深在性皮膚感染症，慢性膿皮症，外傷・熱傷及び手術創等の二次感染，骨髄炎，関節炎，扁桃炎（扁桃周囲炎，扁桃周囲膿瘍を含む），急性気管支炎，肺炎，肺膿瘍，膿胸，慢性呼吸器病変の二次感染膀胱炎，腎盂腎炎，前立腺炎（急性症，慢性症），腹膜炎，胆嚢炎，胆管炎，バルトリン腺炎，子宮内感染，子宮付属器炎，子宮旁結合織炎，化膿性髄膜炎，中耳炎，副鼻腔炎。

〔用量〕[静注用] 1日0.5～2gを2～4回。小児には1日40～80mg/kgを3～4回。成人の敗血症には1日4gまで，小児の敗血症，化膿性髄膜炎等の重症・難治性感染症には1日160mg/kgまで増量可。
[筋注用] 1日0.5～2gを2～4回。

〔副作用〕ショック，アナフィラキシー様症状，急性腎不全，顆粒球減少，汎血球減少，溶血性貧血，無顆粒球症，偽膜性大腸炎，間質性肺炎，PIE症候群，皮膚粘膜眼症候群，中毒性表皮壊死症，痙攣，肝炎，肝機能障害，黄疸。

セフトリアキソンナトリウム

○ロセフィン：静注用0.5g・1g，点滴静注用1gバッグ

〔作用〕細菌の細胞壁合成阻害する。

〔適応〕敗血症，咽頭・喉頭炎，扁桃炎，急性気管支炎，肺炎，肺膿瘍，膿胸，慢性呼吸器病変の二次感染，膀胱炎，腎盂腎炎，精巣上体炎（副睾丸炎），尿道炎，子宮頸管炎，骨盤内炎症性疾患，腸炎，腹膜炎，腹腔内膿瘍，胆嚢炎，胆管炎，バルトリン腺炎，子宮内感染，子宮付属器炎，子宮旁結合織炎，化膿性髄膜炎，角膜炎（角膜潰瘍を含む），中耳炎，副鼻腔炎，顎骨周辺の蜂巣炎，顎炎。

〔用量〕[成人] 1日1～2gを1～2回に分けて静注または点滴静注。難治性または重症感染症には症状に応じて1日量を4gまで増量し，2回分割。淋菌感染症については次の通り――①咽頭・喉頭炎，尿道炎，子宮頸管炎，直腸炎：1gを単回静注または単回点滴静注。②精巣上体炎（副睾丸炎），骨盤内炎症性疾患：1日1回1gを静注または点滴静注。[小児] 1日20～60mg/kgを2回に分けて静注または点滴静注。難治性または重症感染症には症状に応じて1日量を120mg/kgまで増量し，2回に分けて投与。未熟児・新生児の生後0～3日齢には1回20mg/kgを1日1回，生後4日齢以降には1回20mg/kgを1日2回。難治性または重症感染症には症状に応じて1回量を40mg/kgまで増量し，1日2回。生後2週間以内の未熟児・新生児には1日50mg/kgまで。

〔副作用〕ショック，溶血性貧血，無顆粒球症，血小板減少，肝機能障害，黄疸，黄疸，急性腎不全，偽膜性大腸炎，皮膚粘膜眼症候群，中毒性表皮壊死症，間質性肺炎，PIE症候群，胆石，胆嚢内沈殿物，腎・尿路結石。

セフォゾプラン塩酸塩

○ファーストシン：静注用0.5g・1g・1gバッグS・1gバッグG

〔作用〕細菌の細胞壁の合成を阻害する。

〔適応〕敗血症，外傷・熱傷及び手術創等の二次感染，咽頭・喉頭炎，扁桃炎（扁桃周囲膿瘍を含む），肺炎，肺膿瘍，膿胸，慢性呼吸器病変の二次感染，複雑性膀胱炎，腎盂腎炎，前立腺炎（急性症，慢性症），腹膜炎，腹腔内膿瘍，胆嚢炎，胆管炎，肝膿瘍，子宮内感染，子宮付属器炎，子宮旁結合織炎，化膿性髄膜炎，眼窩感染，角膜炎（角膜潰瘍を含む），眼内炎（全眼球炎を含む），中耳炎，副鼻腔炎，化膿性唾液腺炎。

〔用量〕［成人］1日1〜2gを2回に分けて静注または点滴静注。難治性または重症感染症には1日4gまで増量し2〜4回に分けて投与。［小児］1日40〜80mg/kgを3〜4回に分けて静注または点滴静注。難治性または重症感染症には1日160mg/kgまで増量し3〜4回。化膿性髄膜炎には1日200mg/kgまで増量できる。ただし，成人における1日最大用量4gを超えないこと。新生児（低出生体重児を含む）：1回20mg/kgを0日齢（生後24時間未満）は1日1〜2回，1（生後24時間以降）〜7日齢は1日2〜3回，8日齢以降は1日3〜4回。重症または難治性感染症には1回40mg/kgまで増量できる。

〔注意〕本剤の使用に際しては，投与開始後3日をめやすとしてさらに継続投与が必要か判定し，投与中止またはより適切な他剤に切り替えるべきか検討を行うこと。さらに，本剤の投与期間は，原則として14日以内とすること。

〔副作用〕ショック，アナフィラキシー様症状，急性腎不全，汎血球減少，無顆粒球症，顆粒球減少，偽膜性大腸炎，間質性肺炎，PIE症候群，皮膚粘膜眼症候群，中毒性表皮壊死症，痙攣，DIC，肝炎，肝機能障害，黄疸。

4）カルバペネム系

メロペネム水和物

○メロペン点滴用：バイアル0.25g・5g，キット0.5g

〔作用〕細菌の細胞壁合成（細胞壁ペプチドグリカンの架橋形成）を阻害する。

〔適応〕敗血症，深在性皮膚感染症，リンパ管・リンパ節炎，外傷・熱傷及び手術創等の二次感染，肛門周囲膿瘍，骨髄炎，関節炎，扁桃炎（扁桃周囲膿瘍を含む），肺炎，肺膿瘍，膿胸，慢性呼吸器病変の二次感染，複雑性膀胱炎，腎盂腎炎，腹膜炎，胆嚢炎，胆管炎，肝膿瘍，子宮内感染，子宮付属器炎，子宮旁結合織炎，化膿性髄膜炎，眼内炎（全眼球炎を含む），中耳炎，副鼻腔炎，顎骨周辺の蜂巣炎，顎炎。

〔用量〕1日0.5〜1gを分2〜3。小児には1日30〜60mg/kgを分3。重症・難治性感染症には，成人1日2gまで，小児には1日120mg/kgまで増量可（ただし，1日2gを超えない）。

〔注意〕本剤の使用に際しては，投与開始後3日を目安としてさらに継続投与が必要か判定し，投与中止またはより適切な他剤に切り替えるべきか検討を行うこと。本剤の使用に際しては，投与開始後3日を目安としてさらに継続投与が必要か判定し，投与中止またはより適切な他剤に切り替えるべきか検討を行うこと。

〔副作用〕ショック，アナフィラキシー様症状，急性腎不全，偽膜性大腸炎，間質性肺炎，PIE症候群，痙攣，意識障害，中毒性表皮壊死症，皮膚粘膜眼症候群，汎血球減少，無顆粒球症，溶血性貧血，白血球減少，血小板減少，肝機能障害，黄疸。

パニペネム・ベタミプロン合剤

○カルベニン点滴用：0.25g・5g

〔作用〕パニペネムは，ペニシリン結合蛋白への高い親和性を示し，細菌細胞壁の合成阻害による殺菌作用を示す。ベタミプロンによりパニペネムの腎皮質への取り込みを抑制し，腎毒性を軽減できる。

〔適応〕敗血症，感染性心内膜炎，深在性皮膚感染症，リンパ管・リンパ節炎，外傷・熱傷及び手術創等の二次感染，肛門周囲膿瘍，骨髄炎，関節炎，咽頭・喉頭炎，扁桃炎（扁桃周囲炎，扁桃周囲膿瘍を含む），急性気管支炎，肺炎，肺膿瘍，膿胸，慢性呼吸器病変の二次感染，膀胱炎，腎盂腎炎，前立腺炎（急性症，慢性症），精巣上体炎（副睾丸炎），腹膜炎，腹腔内膿瘍，胆炎，胆管炎，肝膿瘍，バルトリン腺炎，子宮内感染，子宮付属器炎，子宮旁結合織炎，化膿性髄膜炎，眼窩感染，眼内炎

（全眼球炎を含む），中耳炎，副鼻腔炎，化膿性唾液腺炎，顎骨周辺の蜂巣炎，顎炎．
〔用量〕1日1gを2回に分割し，30分以上かけて点滴静注．重症または難治性感染症には1日2gまで増量し2回に分割投与．ただし，成人に1回1g投与する場合は60分以上かける．小児には1日30〜60mg/kgを3回に分割し，30分以上かけて点滴静注．重症または難治性感染症には1日100mg/kgまで増量し3〜4回に分割投与．ただし，投与量の上限は1日2gまで．
〔副作用〕ショック，アナフィラキシー様症状，皮膚粘膜眼症候群，中毒性表皮壊死症，急性腎不全，痙攣，意識障害，偽膜性大腸炎，肝障害，無顆粒球症，汎血球減少症，溶血性貧血，間質性肺炎，PIE症候群．

イミペネム・シラスタチンナトリウム合剤

○チエナム点滴静注用：0.25g・0.5g，キット0.5g

〔作用〕細菌のペプチドグリカン細胞壁の特異的合成阻害により強力な殺菌作用を有する．イミペネムは優れた抗菌力を示すにもかかわらず，腎の酵素により代謝を受け，不活性化されることから，この不活性化を抑制するためにシラスタチンナトリウムが配合されている．
〔適応〕敗血症，感染性心内膜炎，外傷・熱傷及び手術創等の二次感染，骨髄炎，関節炎，急性気管支炎，肺炎，肺膿瘍，膿胸，慢性呼吸器病変の二次感染，膀胱炎，腎盂腎炎，前立腺炎（急性症，慢性症），腹膜炎，胆嚢炎，胆管炎，肝膿瘍，バルトリン腺炎，子宮内感染，子宮付属器炎，子宮旁結合織炎，角膜炎（角膜潰瘍を含む），眼内炎（全眼球炎を含む）．
〔用量〕1日0.5〜1gを2〜3回に，小児には1日30〜80mg/kgを3〜4回に分割し，30分以上かけて点滴静注．重症・難治性感染症には，成人で1日2gまで，小児で1日100mg/kgまで増量可．
〔副作用〕痙攣，呼吸停止，意識障害，ショック，アナフィラキシー様症状，皮膚粘膜眼症候群，中毒性表皮壊死症，重篤な肝障害（劇症肝，肝炎），気管支痙攣，間質性肺炎，PIE症候群，汎血球減少症，骨髄抑制，無顆粒球症，溶血性貧血，急性腎不全，尿崩症，偽膜性大腸炎，血栓性静脈炎．

5）リンコマイシン系

クリンダマイシン

○ダラシンS注射液：300mg/2mL1管・600mg/4mL1管

〔作用〕細菌のリボゾーム50S Subunitのペプチド転移酵素反応を阻止して蛋白合成を阻害する．
〔適応〕敗血症，咽頭・喉頭炎，扁桃炎，急性気管支炎，肺炎，慢性呼吸器病変の二次感染，中耳炎，副鼻腔炎．
〔用量〕[点滴静注] 1日600〜1,200mgを2〜4回，小児1日15〜25mg/kgを3〜4回に分けて点滴静注．難治性または重症感染症には症状に応じて，1日2,400mgまで増量し2〜4回，小児1日40mg/kgまで増量し3〜4回に分けて投与．[筋注] 1日600〜1,200mgを2〜4回に分けて筋注．
〔副作用〕ショック，アナフィラキシー様症状，偽膜性大腸炎，皮膚粘膜眼症候群，中毒性表皮壊死症，間質性肺炎，PIE症候群，心停止，汎血球減少，無顆粒球症，血小板減少，肝機能障害，黄疸，急性腎不全．

6）ホスホマイシン系

ホスホマイシン

○ホスミシンS：静注用0.5g・1g・2gバイアル，バッグ点滴静注用1g・2g

〔作用〕細胞壁ペプチドグリカンの生合成を阻害することにより抗菌作用を示す．
〔適応〕敗血症，急性気管支炎，肺炎，肺膿瘍，膿胸，慢性呼吸器病変の二次感染，膀胱炎，腎盂腎炎，腹膜炎，バルトリン腺炎，子宮内感染，子宮付属器炎，子宮旁結合織炎．
〔用量〕[点滴静注] 1日2〜4g，小児には1日100〜200mg/kgを2回に分け，補液100〜500mLに溶解して，1〜2時間かけて点滴静注．[静注] 1日2〜4g，小児には1日100〜200mg/kgを2〜4回に分け，5分以上かけてゆっくり静注．
〔副作用〕偽膜性大腸炎，ショック，アナフィラキシー様症状，汎血球減少，無顆粒球症，血小板減少，肝機能障害，黄疸，痙攣．

7) アミノグリコシド系

ゲンタマイシン硫酸塩

○ゲンタシン注：10（10mg/1mL1管）・20（20mg/1mL1管）・60（60mg/1.5mL1管）

〔作用〕細菌の蛋白合成を阻害することにより殺菌作用を示す。
〔適応〕敗血症，外傷・熱傷及び手術創等の二次感染，肺炎，膀胱炎，腎盂腎炎，腹膜炎，中耳炎。
〔用量〕1日80〜120mgを2〜3回に分割して筋注または点滴静注。小児では1回0.4〜0.8mg/kgを1日2〜3回筋注。点滴静注は30分〜2時間かける。
〔副作用〕ショック，急性腎不全，第8脳神経障害。

アミカシン硫酸塩

○アミカシン硫酸塩注射液：100mg/1mL1管・200mg/2mL1管
○ビクリン注射用：100mg/1mL1管・200mg/2mL1管
○アミカマイシン注射液：100mg/1mL1管・200mg/2mL1管

〔作用〕細菌の蛋白合成を阻害することにより，殺菌作用を示す。アミノグリコシド系抗生物質を不活化する種々の酵素に対して強い抵抗を示す。
〔適応〕敗血症，外傷・熱傷及び手術創等の二次感染，肺炎，肺膿瘍，慢性呼吸器病変の二次感染，膀胱炎，腎盂腎炎，腹膜炎。
〔用量〕［点滴静注〕1回100〜200mgを1日2回。小児は1日4〜8mg/kgとし，1日2回。新生児（未熟児を含む）は1回6mg/kgを1日2回。100〜500mLの補液中に100〜200mgの割合で溶解し，30分〜1時間かけて投与。［筋注〕1回100〜200mgを1日1〜2回。小児は1日4〜8mg/kgとし，1日1〜2回。
〔副作用〕ショック，第8脳神経障害，急性腎不全。

6.7.2 MRSA対策

MRSA（Methicillin-resistant Staphylococcus aureus：メチシリン耐性黄色ブドウ球菌）の特徴は，①強毒菌で外毒素（各種エンテロトキシン，TSST-1など）を産生する，②β-ラクタム薬に耐性を示し治療薬が限定される，③院内感染を起こしやすい，ことであり，臨床的に大きな意義をもっている。MRSA肺炎に対しては，治療の第1選択はバンコマイシンの全身投与であり，TDMを行い，適量を投与する。

リネゾリド

○ザイボックス：錠600mg，注射液600mg/300mL1袋

〔作用〕細菌リボソームと結合し，翻訳過程の70S開始複合体の形成を妨げ，細菌の蛋白合成を阻害する。また，ポリソームの伸長あるいはペプチド結合の合成は阻害阻害せず，作用機序は従来の抗菌薬と異なる。
〔適応菌種〕本剤に感性のバンコマイシン耐性エンテロコッカス・フェシウム。
〔適応症〕各種感染症。
〔用量〕［内〕1日1,200mg，分2，12時間毎。［注〕1日1,200mg，分2，12時間毎，30分〜2時間かけて点滴静注。＊添加物としてブドウ糖5％含有。点滴速度は，10mL/kg/hr（ブドウ糖として0.5g/kg/hr）以下。
〔副作用〕可逆的な貧血・白血球減少・汎血球減少・血小板減少等の骨髄抑制など。

アルベカシン硫酸塩

○ハベカシン注射液：25mg/0.5mL・75mg/1.5mL・100mg/2mL1管

〔作用〕細菌の蛋白合成阻害作用があり，MRSAの算出する各種不活化酵素に安定で殺菌的に作用する。
〔適応菌種〕アルベカシンに感性のメチシリン耐性黄色ブドウ球菌（MRSA）。
〔適応症〕敗血症，肺炎。
〔用量〕1日150〜200mg，分2，筋注，点滴静注（30分〜1時間かける）。小児は1日4〜6mg/kg，分2，30分かけて点滴静注。
〔副作用〕ショック，痙攣，第8脳神経障害，急性腎不全等の重篤な腎障害，汎血球減少など。
〔注意〕本剤過敏症は禁忌。原則禁忌は，①本人またはその血族がアミノ配糖体系による難聴者またはその他の難聴者（難聴が発現または増悪するおそ

れ）、②腎障害（高い血中濃度持続し、腎障害が悪化、第8脳神経障害等の副作用が強く現れるおそれ）、③肝障害（悪化）。

テイコプラニン

○注射用タゴシッド：200mg/3mL1バイアル

〔作用〕細菌の細胞壁合成阻害により、殺菌作用を示す。

〔適応〕敗血症、深在性皮膚感染症、慢性膿皮症、外傷・熱傷及び手術創等の二次感染、肺炎、膿胸、慢性呼吸器病変の二次感染。

〔用量〕初日400mgまたは800mgを分2、以後1日1回200mgまたは400mgを30分以上かけて点滴静注。敗血症には初日800mgを分2、以後1日1回400mgを30分以上かけて点滴静注。乳児、幼児または小児には10mg/kgを12時間間隔で3回、以後6～10mg/kg（敗血症などの重症感染症では10mg/kg）を24時間ごとに30分以上かけて点滴静注。新生児（低出生体重児を含む）には初回のみ16mg/kgを、以後8mg/kgを24時間ごとに30分以上かけて点滴静注。

〔副作用〕ショック、アナフィラキシー様症状、第8脳神経障害、皮膚粘膜眼症候群、中毒性表皮壊死症、紅皮症、無顆粒球症、血小板減少、急性腎不全、肝機能障害、黄疸。

バンコマイシン塩酸塩

○塩酸バンコマイシン点滴静注用：0.5g、キット0.5g

〔作用〕細胞壁合成阻害作用を示し、殺菌効果を示す。更に細菌の細胞膜の透過性に変化を与える。

〔適応〕敗血症、感染性心内膜炎、外傷・熱傷及び手術創等の二次感染、骨髄炎、関節炎、肺炎、肺膿瘍、膿胸、腹膜炎、化膿性髄膜炎。

〔用量〕1日2gを1回0.5g6時間ごとまたは1回1g12時間ごとに、分割してそれぞれ60分以上かけて点滴静注。高齢者には1回0.5g12時間ごとまたは1回1g24時間ごとに、それぞれ60分以上かけて点滴静注。小児、乳児には1日40mg/kgを2～4回に分割して、それぞれ60分以上かけて点滴静注。新生児には、1回投与量を10～15mg/kgとし、生後1週までの新生児に対しては12時間ごと、生後1ヶ月までの新生児に対しては8時間ごとに、それぞれ60分以上かけて点滴静注する。

〔副作用〕ショック、アナフィラキシー様症状、急性腎不全、間質性肺炎、汎血球減少症、無顆粒球症、血小板減少症、皮膚粘膜眼症候群、中毒性表皮壊死症、剥脱性皮膚炎、第8脳神経障害、偽膜性大腸炎、肝機能障害、黄疸。

〔注意〕急速静注により、顔・頸・体幹の紅斑性充血・そう痒などが出現することがある。このため、60分以上かけて点滴静注する。

6.8 解毒薬

発生状況から何らかの急性中毒が疑われた場合、または原因不明の嘔気・嘔吐、意識障害、異常呼吸臭、知覚異常、痙攣、瞳孔異常などの臨床症状があった場合は急性中毒を考える。このとき、全身の所見を観察するとともに中毒発生状況などを家族や関係者から情報収集する必要がある。急性中毒の場合、対症療法と特異的解毒薬の投与が治療の基本となる。解毒薬とは、毒物を中和する、あるいはその影響を消去する薬物をいう。これには化学的解毒薬（毒物と結合して無毒の化合物に変化させる薬物）、機械的解毒薬（毒物の吸収を予防する薬物）、生理的解毒薬（ある薬物の全身作用と反対の全身作用を発揮する薬物）がある。このほか、蛇毒解毒薬（ビブロン解毒薬Bibron a.）、水銀中毒解毒薬（ファンタス解毒薬Fantus a.）、昇汞中毒用解毒薬（ホール解毒薬Hall a.）、万能解毒薬（universal a.）などがある。

6.8.1 有機リン剤中毒解毒薬

有機リン系農薬は主として合成殺虫剤として使用されているが、殺菌剤、除草剤の分野にまで応用されており、化合物は百数十種類に達する。中毒の本体は、強力なコリンエステラーゼ（ChE）阻害作用による。有機リン

剤は，神経の化学伝達物質アセチルコリンの分解酵素であるコリンエステラーゼ（ChE）の酵素活性中心に結合することで，本来のアセチルコリン分解作用を失活させる。そのことにより増長したアセチルコリンの作用が意識障害，徐脈，血圧低下，縮瞳などの中毒症状を引き起こす。この解毒には，プラリドキシムヨウ化メチルが用いられる。プラリドキシムヨウ化メチルは，酵素活性中心に結合した有機リン剤を切断解離させる作用をもち，その結果ChEの活性を回復させるので有機リン剤に対する解毒作用をあらわす。パラチオンなど，初期の有機リン剤は致死的中毒を引き起こすものであったが，現在は低毒性の有機リン剤が使用されている。無差別テロに使われた毒ガスのサリン，ソマンなどの解毒にも有効である。

プラリドキシムヨウ化メチル

○パム静注：500mg/20mL1管
〔作用〕有機リン剤中毒により生体ChEが阻害されるのに対し，リン酸エステルをChEより離脱させ，ChE酵素活性を復活させる。
〔適応〕有機リン剤中毒。
〔用量〕1回1g静注。

6.8.2　シアン中毒解毒薬

　塩化シアン（CNCl，ClCN）は青酸の塩素化合物で，無色の液体または気体（沸点12.5℃）である。化学式はClC＝N。家屋，船舶などの燻蒸清毒に使用し，ネズミや害虫の駆除に使用する。毒性は青酸の約1/10で，小動物には致死的に働くが，ヒトや大型動物には流涙を起こさせる程度で危険性は少ない。飲用するとシアン化水素を遊離して毒性を現す。したがって，飲用すると毒性は強く1〜15分で死に至る。アンズ種子，タピオカなど自然界にも存在し，これらを長期摂取して慢性中毒になると，局所性運動障害，脱力，痴呆状態などが出現する。チオ硫酸ナトリウムが解毒に用いられる。

《チオ硫酸ナトリウム》

○デトキソール静注液：2g/20mL1管
〔作用〕ミトコンドリア内の酵素ロダナーゼによりシアンと本剤が反応し，尿中に排泄されやすいチオシアン酸塩を生成する。分子量248.19。
〔適応〕シアン及びシアン化合物による中毒，ヒ素剤による中毒。
〔用量〕ヒ素剤中毒：1日1〜2g静注。シアン中毒：1回12.5〜25g静注。
〔注意〕①注射速度はできるだけ遅く，②連用で効果漸次低下の傾向→7〜10回投与で適宜休薬が望ましい，③沈殿物や混濁したものは使用不可。
〔副作用〕過敏症。

6.8.3　ベンゾジアゼピン受容体拮抗薬

　ベンゾジアゼピン誘導体は，鎮静薬，マイナートランキライザー，抗不安薬，睡眠誘導薬として広く用いられる。この系の薬剤（商品名）には，エスタゾラム（ユーロジン），エチゾラム（デパス），オキサゾラム（セレナール），クロキサゾラム（セパゾン），クロルジアゼポキシド（コントール，バランス），ジアゼパム（セルシン，ホリゾン，セレンジン），ニトラゼパム（カルスミン，ネルボン，ベンザリン），ヒドロキシジン（アタラックス）などがある。傾眠，錯乱，昏睡，痙攣，呼吸抑制，血圧低下を起しやすい。胃洗浄，補液，吸着炭，下剤により体外への排泄を促し，血液吸着や呼吸管理により回復を目指す。拮抗薬としてフルマゼニル（アネキセート）を静注にて用いるが，リバウンド，副作用に注意する。

フルマゼニル

○**アネキセート注射液：0.5mg/5mL1管**

〔作用〕ベンゾジアゼピン系化合物の1つ。ベンゾジアゼピン様作用はほとんどなく、ベンゾジアゼピン受容体に特異的に拮抗作用を示す。その結果、ベンゾジアゼピン類の生物学的作用に拮抗する。ベンゾジアゼピン系剤により起こる麻酔・鎮静・中毒および呼吸抑制などの解除に有効。長期間ベンゾジアゼピン系剤を投与されているてんかん患者には禁忌。

〔適応〕ベンゾジアゼピン系薬剤による鎮静の解除及び呼吸抑制の改善

〔用量〕初回0.2mgを緩徐に静注。投与後4分以内に望まれる覚醒状態が得られない場合は更に0.1mgを追加投与。以後必要に応じ、1分間隔で0.1mgずつを総投与量1mgまで、ICU領域では2mgまで投与を繰り返す。

〔注意〕副作用は痙攣など。

6.10 その他の薬剤

その他の薬剤として、各病態に合わせて次の薬剤を使用する。

ブドウ糖注射液

○**20/50％プレフィルドシリンジ**

〔適応〕①脱水症、特に水欠乏時の水補給、②循環虚脱、③低血糖時の糖質補給、④高カリウム血症、⑤注射剤の溶解希釈剤、⑥薬物・毒物中毒、⑦心疾患（GIK療法）、肝疾患、その他非経口的に水・エネルギー補給を必要とする場合。

〔用量〕水補給、薬物・毒物中毒・肝疾患に1回5％液500〜1,000mL、循環虚脱、低血糖時の糖質補給、高カリウム血症、心疾患（GIK療法）、その他非経口的に水・エネルギー補給を必要とする場合1回10〜50％液20〜500mLを静注（増減）。点滴静注速度はブドウ糖として0.5g/kg/時以下とする。注射剤の溶解希釈には適量を用いる。特に50/70％液は経中心静脈栄養など高カロリー輸液として中心静脈内に持続点滴注入。

〔注意〕低張性脱水症の患者では水分の過剰投与により、低張性脱水状態が進行し、症状が悪化するおそれがある。

加熱人血漿蛋白

○**プラズマプロテインフラクション静注液：4.4％（11g/250mL1瓶）**

〔作用〕血中（生体内）アルブミンは血漿蛋白の約60％を占めており、血液のコロイド浸透圧の約80％を担い循環血流量（特に血漿量）維持に主要な役割を果している。また薬剤や種々の化合物と結合し運搬する作用がある。

〔適応〕①アルブミンの喪失（熱傷、ネフローゼ症候群など）及びアルブミン合成低下（肝硬変症など）による低アルブミン血症、②出血性ショックの緊急治療。

〔用量〕1回人血清アルブミンとして11〜22g（250〜500mL）を緩徐に静注・点滴静注。投与速度は病態に応じて調節。

〔副作用〕過敏症状。

抗破傷風人免疫グロブリン

○**テタノブリン：250IU1瓶**

　破傷風は、嫌気性グラム陽性有芽胞桿菌であるClostridium tetaniの感染により、その産生する外毒素が神経筋接合部に作用し、痙攣などの症状を起こす重篤な疾患であり、届出伝染病である。

〔適応〕破傷風の発症予防ならびに発症後の症状軽減。

〔用量〕予防目的には250IUを筋注。治療には5,000IU以上を筋注。

〔副作用〕過敏症状、ショック（悪心・嘔吐、発汗、四肢冷感、血圧低下等）。

《チアミン塩化物塩酸塩》

○**メタボリン：注射液50mg/1mL1管，G注射液10mg/1mL1管・20mg/2mL1管**

〔適応〕ビタミンB1欠乏症の予防及び治療。ビタミンB1の需要が増大し、食事からの摂取が不十分な際の補給（消耗性疾患、甲状腺機能亢進症、妊産婦、授乳婦、はげしい肉体労働時等）、ウエルニッケ脳炎、脚気衝心など。

〔用量〕1日1〜50mgを皮下注・筋注・静注。

〔副作用〕ショック。

〔注意〕血管痛を起こすことがあるので，注射速度はできるだけ遅くすること。

メナテトレノン

○ケイツーN静注用：10mg/2mL1管

〔作用〕ビタミンKは生体内でトランス型ビタミンK2（メナテトレノン）に変換され，肝臓で凝血因子生合成を促進し，止血作用を示す。

〔適応〕クマリン系抗凝固薬投与中の出血性合併症（クマリン系殺鼠剤中毒時に起こる低プロトロンビン血症）。

〔用量〕1日40mg，分2，静注。症状，血液凝固能検査結果に応じ適宜増減。

〔副作用〕ショック。

〔注意〕近年，ショックの副作用報告が続いているので特に注意。投与部位（遅発性の硬結：筋注）。点滴静注する場合は，ビタミンの光分解を防ぐため遮光カバー等を使用。ポリ塩化ビニル製の輸液セット等の使用により可塑剤であるDEHP〔フタル酸ジ-（2-エチルヘキシル）〕が溶出するので，DEHPを含まない輸液セット等の使用が望ましい。

ヒトインスリン

○ヒューマリンR注100単位/mL：1000単位/10mL1バイアル

〔作用〕インスリン療法が適応となる糖尿病や統合失調症におけるインスリンショック療法（イスジリンのみ）に用いる即効性インスリン注射液である。

〔適応〕糖尿病性ケトアシドーシス，高浸透圧性非ケトン性糖尿病性昏睡。

〔用量〕1回4～20単位，毎食前に皮下注。維持量は1日4～100単位。糖尿病性昏睡静には，必要に応じ皮下注・筋注・静注・持続静注。

〔副作用〕低血糖，アナフィラキシーショック，血管神経性浮腫。

〔注意〕血糖を頻回に測定して用量を調節。遺伝子組換え品。

クロルフェニラミンマレイン酸塩

○クロール・トリメトン注：10mg/1mL1管

〔作用〕眠気の強い古典的抗ヒスタミン薬である。

〔適応〕蕁麻疹，皮膚疾患に伴うそう痒（湿疹・皮膚炎，皮膚そう痒症，薬疹），アレルギー性鼻炎，血管運動性鼻炎，枯草熱，感冒等上気道炎に伴うくしゃみ・鼻汁・咳嗽，血管運動性浮腫。

〔用量〕1回5～10mgを1日1～2回，皮下注・筋注・静注。

話題9 抗凝固薬あれこれ

　血液は血管外に出ると，凝固する。だから血液浄化を行う際に，回路に血液を潅流して，何の手段も講じなければ，回路（ダイアライザーを含む）内で血液が凝固して，治療を継続できなくなる。それゆえ，透析などの体外循環治療を行う場合，今のところ抗凝固薬の投与は必須である。この目的で使用される薬剤は，従来からのヘパリン，低分子ヘパリン，メシル酸ナファムスタット（FUT，フサンR）およびメシル酸ガベキサート（FOY）である。このうち，最も歴史が長いのがヘパリンである。ヘパリンは半減期が比較的長く，回路内に投与しても効果は全身に及ぶ。適切なヘパリン量を決める目的で，あらかじめ『ヘパリン感受性試験』を実施するのが良い。まず凝固検査の容器に患者の血を採血する。これを用いて，ヘパリンを加えない場合と，3段階の濃度でヘパリンを加えて凝固検査を実施し，グラフにプロットする。APTTが50〜60秒になる範囲が体外循環時の至適ヘパリン量である。あとは，身長と体重から患者の循環血液量を推定し，実際のヘパリン投与量を計算する。

　従来のヘパリンは凝固因子のうちトロンビンを阻害し，凝固時間を延長させる。だから投与によりどうしても出血傾向を招く。局所ヘパリン化法より，メシル酸ナファムスタット，メシル酸ガベキサートを使用するほうが管理は容易である。いずれも，『蛋白分解酵素阻害薬』に分類される薬剤である。メシル酸ガベキサートは，アンチトロンビンIIIの存在を必要とせずにトロンビン及び活性型第X因子を阻害すると共に，血小板凝集をも抑制する。メシル酸ナファモスタットは活性化部分トロンボプラスチン時間及びウロキナーゼ活性化フィブリン塊溶解時間を延長させ，キニン生成を抑制するなどして広範囲に作用するため，体外循環時の抗凝固法として利用可能である。また，血液中で速やかに分解されて作用を失うため，全身の出血傾向を招くことはなく，出血傾向や出血性病変の存在する患者，あるいは術後患者に使用するには最も安全である。しかし，値段はヘパリンが格段に安価であるが，蛋白分解酵素阻害薬は非常に高価なことである。

メシル酸ナファモスタット　分子量539.59

　最近，『低分子ヘパリン』が実用化された。低分子ヘパリンの抗凝固作用は抗Xa活性が主体で，凝固時間が伸びにくく，従来のヘパリンと比較すれば出血傾向を起こしにくい。また従来ヘパリンで問題となっていた，血小板凝集の亢進や脂質代謝への悪影響も，低分子ヘパリンでは少ない。現在，低分子ヘパリンは，フラグミンの商品名で発売されている。

MEMO

死の定義と判定

　死とは，個体の生命活動が永久に停止することであり，この判定基準は慣例的に自発呼吸の停止，心拍動の停止，瞳孔の散大（中枢神経機能の停止）をもって三徴候死とされてきた。この背景として，個体の死は，心臓，肺臓，脳の機能が不可逆的にその機能を停止・喪失した状態であるという考えに基づいている。そして，死を判定した医師は**死亡診断書・死体検案書**を作成し，また遺族は**死亡届け**を提出する一連の流れが成されてきている。

　一方，近年において，医療技術の発展に全脳機能が不可逆的喪失状態に陥っても，人工的に呼吸や循環を管理することによって，ある程度の期間は脳以外の臓器の機能を維持することが可能となった。これは脳死と呼ばれる新しい死の概念である。しかし，この状態もいずれは心臓や肺臓の機能は不可逆的に停止することになり，医学的には脳死は個体の死と理解されている。

1）脳死

　人工呼吸器をはじめとする生命維持装置の発達によって生み出された「新たな死」の概念である脳死は，すでに世界の大多数の国で「人の死（個体死）」として認められている。しかしながら，「脳死後進国」である日本では，その定義・判定基準をめぐる議論は続いている状況である。

　日本で脳死判定基準のスタンダードとされる「厚生省基準」（竹内基準）では，脳死の定義として「脳幹を含む全脳髄の不可逆的な機能喪失の状態」を掲げている。したがって，脳死は，脳の機能停止を臨床的に確認することにより，現在の医療では治療が不可能な時点（＝蘇生限界点）をもって「不可逆」とす

> **NOTE**
>
> **死亡診断書**とは，診療中の患者が死亡した場合，その死亡を医学的・法律的に証明する文書である。**死体検案書**とは，実際に自分が診療をしていない人が死亡した時，その死体を検案してその死亡原因を医学的に診断し，これを証明する文書である。先に述べた医師法第19条第2項「診察若しくは検案をし，又は出産に立ち会った医師は，診断書若しくは検案書又は出生証明書若しくは死産証書の交付の求があった場合には，正当な事由がなければ，これを拒んではならない」は，死亡診断書の場合にも当てはまる。なお，医師が死体を検案して異状があると判断した時は，24時間以内に所轄の警察署に届け出なければならない。（医師法第21条）

> **MEMO**
>
> **異状死体とは**
> ①初診時にすでに患者が死亡している場合
> ②交通事故，労災事故，中毒など外因子が死亡の原因と疑われる場合
> ③病死か外因死か不明の場合
> ④死因が明らかでない場合
> ⑤初診患者が受診後ごく短時間で死亡した場合
> ⑥特に医療行為に関連した予期しない死亡，およびその疑いのあるもの

> **MEMO**
>
> **死亡届出の義務**：戸籍法第86条第1項「死亡の届出は，届出義務者が，死亡の事実を知った日から7日以内に，これをしなければならない。」
> 第2項「届書には，次の事項を記載し，診断書又は検案書を添付しなければならない。」（以下略）

> **MEMO**
>
> **死亡診断書の提出数**：死亡届の死亡診断書は，死者の本籍地へ届け出るときは1通，本籍地以外の死亡地あるいは現住所の役所に届け出るときは2通必要である。市町村によっては1通でよいところもある。

る見解といえる。判定基準で脳死と判定されれば、「生き返ることはない」し「生き返った例もない」ということになる。しかしながら近年、「不可逆」をめぐるこうした議論に、「視床下部の機能残存」や「低体温療法による脳死患者の治療可能性」といった問題が新たに加わってきた。

そもそも、「脳の機能または細胞の死」をもって「人の死」としてよい根拠は何だろうか。人間に最も固有の営みである意識および精神活動や個としてのアイデンティティの座が脳である、という答えが提示される。他の身体部位や臓器は（可能的には）すべて交換可能であるのに対し、脳だけは——とりわけ当人の「人格」を形づくる記憶を保持する脳細胞は——代替不可能であり、それを喪失したときその人はもはや存在しないということになる。

一方、脳死患者に対して、最小限の生命維持措置とケアを続ける医療従事者（施設）がある。感覚的に死体として扱うことに抵抗があるというだけでなく、親しい者（主に家族）による死の看取りの時間と場を供与するというのがその理由であると見られる。血色がよく温かい身体（声をかけると血圧が上がることもあるという）を死者として受容するためには、科学を超えた日本人特有の宗教観による脳死患者と家族への対応が背景として考えられる。一方で、別の理由から脳死患者を手厚く扱う場合がある。移植臓器の供給資源としてである。しかしながら、移植を成功させるためにはできるだけ「新鮮な臓器」がよいから、脳死をくい止める治療を途中で打ち切って、移植に使う臓器の保存処置に切り替えてしまうことはないのか、という疑問を与える問題もある。また、「役に立たない」脳死者への生命維持措置は「医療資源の空費」という声も聞かれる。このように、「脳死」は、様々な問題を抱えている。

2）安楽死と尊厳死

「人には〈死ぬ権利〉あるいは〈死に方を選ぶ権利〉はあるのか」、「〈生きるに値しない生〉があるとしたら、それはどのような生か」。これらの問いが安楽死や尊厳死の問題の基調をなしている。従来、安楽死は「回復不能の末期患者に、耐え難い肉体的苦痛から解放するために、本人の意思を尊重して、苦しまずに安らかな死を迎えさせること」というように定義されてきた。安楽死は以下の2つに整理してとらえることができる。

①消極的安楽死

悪性腫瘍末期患者のように生命を維持すること自体が本人にとって苦痛を伴う場合、患者の余命を縮めることを承知の上で苦痛を軽減する薬剤を投与するもの。

②積極的安楽死

患者の命をたちどころに奪ってしまう行為をいう。一般には、自発呼吸をしていない患者の人工呼吸を外したり、塩化カリウムを静脈内投与したりする行為である。

しかしながら、近年の延命医療技術の進歩や人々の意識の変化に伴い、その内容の変質が進んで行く。とくに、「耐え難い肉体的苦痛」は、鎮痛療法（ペイン・クリニック）の発達により、一部の疾患を除いてほぼ除去可能となり、それを理由とする安楽死は解消に向かっていると見なされる。

急性薬物中毒による重度意識障害（植物状態）になった娘の生命維持措置の中止を求めた両親に対し、生命の尊重の原則よりも個人の死を選ぶ権利の優先を認めた判決（カレン裁判の州最高裁判決、一九七六年）が言い渡

されて以降、「死ぬ権利」＝「死の自己決定権」を主張する運動が急速に広がっていった。日本でも、「日本尊厳死協会」が「尊厳死の宣言書」（リビング・ウイル）の普及を中心とする活動を進め、多くの人々の関心を集めている。このように、人工的な生命維持装置の発達により生み出された新たな生、すなわち重い意識障害（植物状態）という「非人格的生」を拒否する「尊厳死」が中心的位置を占めるようになる。そこでは「本人の意思」が「リビング・ウイル」（生者の意思・生前発効の遺言書）によって確認されていることが不可欠の条件とされる。尊厳死の基本にある考えは、「回復の見込みのない患者（とくに重い意識障害の場合）に、当人の生前の意思に従って生命維持措置を中止し、人格の尊厳を保たせつつ死を迎えさせる」というものである。「死ぬ権利」に基づく「本人の意思」の尊重、そして意識および精神活動（理性と自己意識）を喪失した「非人格的生」を「生きるに値しない生」として拒否する発想が、尊厳死思想を支えていると言うことができる。

しかし問題がないわけではない。まず意思確認の困難さである。死をもたらすその時点での（しかも情報を得た上での）意思確認は不可能ではないのか、健康時の意思をそのまま（意思表明ができない）末期の意思と見なしうるのかといった点がしばしば指摘される。また、「死にたい」という言葉の含意（「そばにいてほしい」、「苦痛から逃れたい」、「惨めな最期はごめんこうむりたい」、「周囲に迷惑をかけたくない」、「生きるに値しない生は拒否する」など）を推察すれば、意思の「純粋な自発性」の背後にある様々な事情にも目を向ける必要があることが分かる。福祉や末期医療の「貧困」を置き去りにしたまま、「本人の意思」が一人歩きするという事態は避けねばならないである。

①ターミナルケア

「死が避けられないとき、あなたはどのような死に方（死の迎え方）を望みますか」という問いに対して、多くの人は、「安らかな死」や「苦痛のない死」と答えるであろう。病院で死ぬ人が七割を超える（がんの場合は九割以上）今日、末期医療の在り方への関心はますます高まっている。しばしば、「延命至上主義から苦痛の緩和中心へ」・「キュア（治療）中心からケア（世話・援助）中心へ」という標語が掲げられる。今なお多くの医療施設では、末期患者に対して、治療の可能性がない場合でも高カロリー輸液・抗生物質などを投与し、死に行く過程に入っている患者にも積極的な蘇生術（心臓マッサージや蘇生薬の投与など）を施すといった、「過剰な」延命措置が行われていると言われる。輸液ルート、導尿バルン、気道チューブ、動脈ライン、サチュレーションモニタなど身体中にチューブやセンサーが取り付けられた重症患者のことを『スパゲティ症候群』と呼び、末期医療に対するあり方を考えさせる。その一方で、家族や患者に対する病状の説明が不十分であったり、人間的な対話がほとんど行われないといった状況も見られる。「死は敗北」といった医師の側の意識、ケア中心の医療といっても、そのための知識・技術・時間・人員が十分ではないという医療の側の体制、現在の診療報酬システムのもとでの苦しい病院経営という経済的事情などがその理由として挙げられる。

回復の見込みがない末期患者にとって、身体的な苦痛を除去・緩和することが何よりもまず優先されねばならない。しかしその苦痛は、精神的（心理的）なレベルでの苦痛と切り離すことはできない。そこで、（とりわけ

末期がんの）患者が訴える，身体面（痛み，食欲不振，腹部不快感，全身倦怠感，悪心・嘔吐，咳・痰，呼吸苦，不眠，便秘，口渇など）および精神面（不安，恐れ，怒り，疑い，鬱状態，退行，混乱，あきらめなど）での様々な症状をトータルな視点で見る「全人的ケア」が提唱される。もちろんそれは，患者の「生命（生活）の質」を高めることを目的とするものである。

身体的な苦痛については，モルヒネを中心とした鎮痛薬や神経ブロック，理学療法，放射線治療などの鎮痛療法がほぼ確立している。しかし同時に，精神的な苦痛が身体に影響していることも少なくなく，その面でのケアも不可欠であるとされる。精神的なケアということで臨床にあたる医師や看護者が指摘しているのは，「コミュニケーションの作法」に関わることである。医師は患者のそばに座って同じ高さの視線で話をすることにより，対等の関係であるという了解が共有され，ゆっくり話をするという時間の保証を与えることができる。また，安易な励ましや，「はい／いいえ」で答えられてしまうような問いはできるだけ避けて，患者が話す主体として対話の継続が可能になるような工夫が必要であるとも言われる。

身体的・精神的なケア以外にも，末期患者には生活面でのケアや家族へのケアも重要な位置を占める。生活面では，食事，排泄，睡眠，清潔，姿勢・体位，部屋の環境，プライバシー，家族との面会といったことへの十分な配慮が求められる。末期患者の家族が抱える様々な負担を軽減するというのも，ターミナル・ケアの一部分をなす。病状の十分な説明を行うことにより，患者の容態の急変や悪化に対する心の準備をしてもらうこと，「予期悲嘆」の場を提供して死の受容の手助けをすること，そして，死別後のケアにより遺族の悲しみを癒す配慮といったことが挙げられる。また，入院の継続による経済的負担や，当人の職場での立場や責任といった面にも目を向ける必要がある。そのために，医師，看護者，理学療法士，カウンセラー，ソシアルワーカー，ボランティアといった様々な立場の者によるチーム医療のサポート態勢が必要である。

こうした手厚いケアが供与された患者であれば，おそらく「安らかな死」を迎えることが可能かもしれない。しかし現状はどうであろうか。末期医療の知識と技術を備え，しかも人間観察やコミュニケーションでも意欲的で献身的な医療従事者に囲まれるという状況は，きわめてまれであろう。そんなことができる人員も時間もないし，仮にできたとしてもそれでは病院経営は成り立たない，という医療現場の声も聞こえてくる。そこで注目を集めるのがホスピスである。

主に末期がん患者に対して，苦痛の緩和を中心とする豊かで充実したケアにより，「安らかな死」を提供しようというのがホスピス（緩和ケア病棟）である。その基本理念は，入院および在宅の両方の場で，患者および家族に対し，チーム医療により，身体的・精神的・社会的・信仰的なケアを供与する，というものである。日本でもわずかながら増えていく傾向が見られる。しかし，高齢化社会の到来による保険医療システムの劣悪化（自己負担の増加）や病院の経営難などを考え合わせると，医療施設に「安らかな死」を求めるのは困難な状況である。そこで，「家で家族に見守られながら死にたい」という人々の願いもあって，「在宅ケア」に目が向けられるようになる。だれもが安らかで豊かな死を迎えられるような末期医療体制は，施設ケアと在宅ケアを一体のものとすることにより可能となる，という指摘に耳を傾けねばならない。

付録

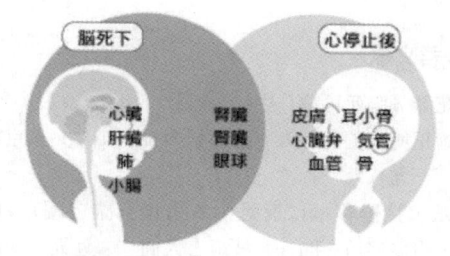

図1　臓器を提供するための条件

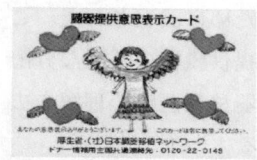

図2　臓器提供意思表示カード
本人が書面へ必要事項を簡単に記入しておくものとして，臓器提供意思表示カードがある。
左は表面で右が裏面である。裏面には，「脳死判定に従う」ことと「臓器を提供する」ことに関する意思表示が本人の署名とともに示されている。

もちろんそのためには，医療のネットワーク化，訪問看護や家庭での介護体制の整備，介護機器のレンタルシステムなど，課題は少なくない。

②臓器移植と臓器提供システム

　臓器移植とは，臓器の機能低下や不全状態に対する唯一の根治療法といえる。臓器移植には，家族などの健常人からの臓器提供による生体間移植と脳死患者や心臓停止後患者からの提供による移植の2通りの方法がある。日本ではすでに，1979年（昭和59年）からの「角膜及び腎臓の移植に関する法律」の施行により，心臓停止後の腎臓と角膜の移植が行われてきた。また，1997年（平成9年）10月16日に，「臓器の移植に関する法律」が施行されて，脳死下からの心臓，肺，肝臓，腎臓，膵臓，小腸などの臓器移植ができるようになった。

　移植のために提供できる臓器には，心臓停止後に提供できる臓器と脳死から提供できる臓器がある。皮膚や心臓弁などの組織については，臓器移植法では規定されていないが，移植は可能であり，その場合は御家族の承諾が必要となる。

　移植用の臓器は，心臓停止後に提供できる臓器と脳死下で提供できる臓器がある。腎臓や眼球はいずれの場合においても提供可能である。皮膚や心臓弁などの組織は，臓器移植法では規定されていないが，家族の承諾が得られれば移植は可能でとなっている。

　臓器を提供するための条件は，次の通りとなっている。

心臓停止後の提供の場合：

　腎臓や眼球等は，本人の意思表示がない場合でも，家族の承諾で提供することができる。

脳死からの提供の場合：

　本人の書面による「臓器を提供する」と「脳死判定に従う」意思表示と，家族の承諾が必要となる。で書面へ必要事項を簡単に記入しておくものとして，臓器提供意思表示カードがある。

　臓器提供システムについては，（社）日本臓器移植ネットワークが対応している。アメリカではUNOS（全米臓器分配ネットワーク）が84年に創設され，公的な機関として，臓器移植希望者を登録し，提供者が現れたとき厳格な医学的基準に基づきレシピエントを決定している。また，ヨーロッパにも，いくつか臓器移植ネットワークがあり，ユーロ・トランスプラントやスカンジナビヤ・トランスプラントは，数カ国にまたがる機関として有名である。これらもUNOSと同様地区内の移植

を公平かつ円滑に行うために設立された。これらのネットワークは提供臓器の公平な分配を行うだけでなく，臓器移植医療の理解を広める役割も果たしている。

移植ネットワークのシステムでは，救急救命センターから提供者の情報がネットワーク（ブロックセンター）によせられ，コーディネーターが赴き患者家族に提供についての説明を行う。ここで提供の承諾（脳死での提供には，本人が脳死判定と臓器提供の意思を書面により表示していることが必要）得られると，本部または各支部に検査用の血液やドナーの情報を送り，レシピエントを探すこととなる。腎臓移植では，HLAの適合性や地域，待機期間を考慮し，心臓，肝臓などの場合は患者の緊急度を最重点に考慮し決定している。亡くなった後摘出された臓器は主にコーディネーターによって移植施設へ移送され待っているレシピエントに移植されることとなる。このように移植医療は，提供側である救急救命施設の協力は必須であるが，ネットワークの役割は非常に大きく，特にコーディネーターが移植の成否を握っているといっても過言ではない。

諸外国に比較して厳格な意思確認が要求されている日本では，脳死下での提供は年間数人程度である。また，家族の同意で提供できる腎臓さえも提供者は年間百人にも満たない状況となっている。移植医療が国民に理解され，一般医療として定着するためには，ネットワークや移植関係者だけでなく国と地方の行政が積極的に加わり，全ての国民が自分自身の問題として考えることが必要である。

〈参考文献〉

立花隆『脳死再論』中央公論社　一九八八
森岡正博『脳死の人　生命学の視点から』東京書籍　一九八九
脳死・臓器移植に反対する市民会議（編）『脳死・臓器移植を問う』技術と人間　一九九一
立花隆『脳死臨調批判』中央公論社　一九九二
柳田邦男『犠牲（サクリファイス）わが息子・脳死の日』文藝春秋　一九九五
小松美彦『死は共鳴する　脳死・臓器移植の深みへ』勁草書房　一九九六
宮川俊之『安楽死の論理と倫理』東京大学出版会　一九七九
日本尊厳死協会（編）『尊厳死　充実した人生を生きるために』講談社　一九九〇
中山研一・石原明（編著）『資料に見る尊厳死問題』日本評論社　一九九三
ブルース・グレイソン／チャールズ・P・フリン（編）『臨死（ニア・デス）体験　生と死の境界で人はなにを見るのか』春秋社　一九九一
立花隆『臨死体験』文藝春秋　一九九四
柏木哲夫『死を学ぶ　最期の日々を輝いて』有斐閣　一九九五
額田勲『終末期医療は今』ちくま新書　一九九五
澤田愛子『末期医療からみたいのち　死と希望の人間学』朱鷺書房　一九九六

執筆者
小野寺憲治　横浜薬科大学・医療薬学科・薬物治療学研究室・教授

編集協力
松田直之　京都大学大学院医学研究科・初期診療・救急医学分野・准教授
松田佳和　日本薬科大学・医療薬学科・病態生理学分野・准教授

執筆者
市川勤　　　徳島文理大学・薬学部・医療薬学講座・教授
稲尾公子　　埼玉医科大学短期大学看護学科・母性看護学・教授
氏家良人　　岡山大学大学院医歯薬学総合研究科・救急医学・教授、日本集中治療医学会理事
大井良之　　日本大学・歯学部・歯科麻酔科・教授
岡野善郎　　徳島文理大学・薬学部・医療薬学講座・教授
小野信文　　福岡大学・薬学部・医薬品情報学・教授
小野寺憲治　横浜薬科大学・医療薬学科・薬物治療学研究室・教授
加納隆　　　埼玉医科大学・保健医療学部・医用生体工学科・教授、東京都臨床工学技士会会長
北島勲　　　富山大学大学院医学薬学研究部・臨床分子病態検査学講座・教授
佐伯由香　　筑波大学大学院人間総合科学研究科・看護科学系・教授
佐藤信範　　千葉大学大学院薬学研究院・臨床教育学・教授
鈴木妙　　　埼玉医科大学短期大学・看護学科・成人看護学・教授
田口真穂　　横浜市救急医療センター・薬剤部
谷口良彦　　広島国際大学・薬学部・病態薬物治療学・准教授
長野修　　　岡山大学大学院医歯薬学総合研究科・救急医学・講師
橋本敬太郎　横浜薬科大学・医療薬学科・臨床薬理学研究室・教授
羽二生久夫　信州大学・医学部・統合生理学講座（カーボン研究所）・助教
原田健右　　富山大学大学院医学薬学研究部・臨床分子病態検査学講座・医員
弘瀬雅教　　信州大学・医学部・分子薬理学講座・准教授
松田直之　　京都大学大学院医学研究科初期診療・救急医学分野・准教授
松田佳和　　日本薬科大学・医療薬学科・病態生理学研究室・准教授
若松秀俊　　東京医科歯科大学大学院保健衛生学研究科・生体機能支援システム開発学・教授
若林広行　　新潟薬科大学・臨床薬剤治療学研究室・教授

コメディカルによるバイタル異常・急変・ME機器での アラームサインへのアプローチ
緊急治療を要する疾患の病態生理と薬物治療

2010年4月30日　第1刷発行
2013年3月31日　第2刷発行
編集　　小野寺憲治
発行　　株式会社薬事日報社　　http://www.yakuji.co.jp/
　　　　東京都千代田区神田和泉町1番地　電話03-3862-2141
印刷製本　株式会社渋谷文泉閣
本文レイアウト　アプリオリ
表紙デザイン　　アプリオリ

ISBN978-4-8408-1140-8